Kohlhammer

## Die Herausgeber

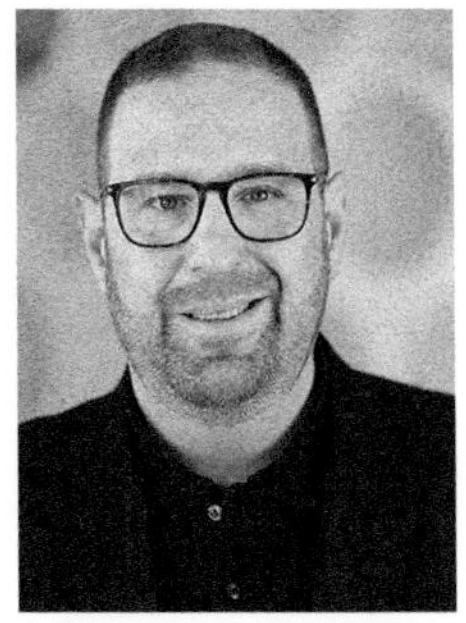

**Georg Johannes Roth**, B. A., MBA, ist Pflegepädagoge, Pflegeexperte für Intensivpflege und Ressortleiter im Leitungsteam der Berufsfachschule am BGS Chur sowie Projekt- und Studiengangsleiter des Lehrgangs Berufsbildungsfachfrau/-mann. Seine Schwerpunkte liegen in der Berufspädagogik, Erwachsenenbildung, Praxisanleitung und Kommunikation. Er verfügt über langjährige Erfahrung als Bildungsverantwortlicher, klinischer Pflegelehrer und Praxisanleiter in der Aus-, Fort- und Weiterbildung von Gesundheitsfachpersonen. Er bildet angehende Praxislehrende in Didaktik und innovativen Lehr-Lernformen in der Praxis aus und weiter, ist Lehrbeauftragter an Hochschulen und Weiterbildungsstätten – u. a. an der Ostschweizer Fachhochschule St. Gallen – sowie Autor von Fachpublikationen. Bildungszentrum Gesundheit und Soziales (BGS), Chur, Schweiz; georg.roth@bgs-chur.ch

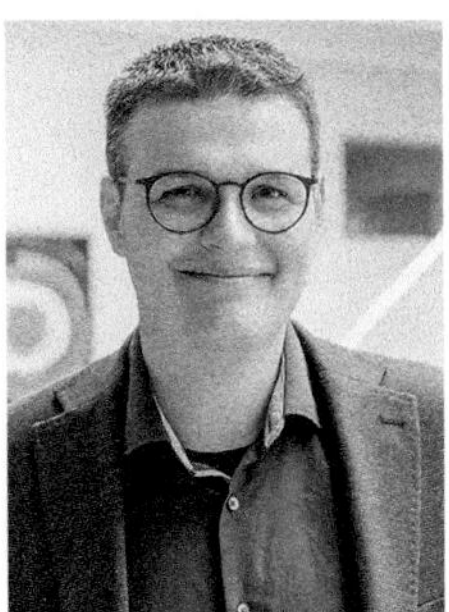

**Martin Schniertshauer**, M. Sc., ist Psychologe, Fachgesundheits- und Krankenpfleger für Intensivpflege und Anästhesie sowie Notfallsanitäter. Seit vielen Jahren in der theoretischen und praktischen Aus-, Fort- und Weiterbildung aktiv. Neben seiner langjährigen Tätigkeit im Bereich der Notfallmedizin, Intensiv- und Anästhesiepflege beschäftigt er sich insbesondere mit psychologischen Fragestellungen im Gesundheitswesen. Sein Fokus liegt neben der Pädagogik auf den Themen Entscheidungsverhalten unter Unsicherheit, Stressbewältigung und psychosoziale Unterstützung im Kontext medizinischer Extrem- und Notfallsituationen; mail@martin-schniertshauer.de

Georg Johannes Roth
Martin Schniertshauer
(Hrsg.)

# Praktische Ausbildung in High-Care-Bereichen

## Berufspädagogische Anleitung und situationsorientierte Lehre

Verlag W. Kohlhammer

1. Auflage 2026


Gesamtherstellung: W. Kohlhammer GmbH, Heßbrühlstr. 69, 70565 Stuttgart
produktsicherheit@kohlhammer.de

Print:
ISBN 978-3-17-042857-7

E-Book-Formate:
pdf: ISBN 978-3-17-042858-4
epub: ISBN 978-3-17-042859-1

# Weiterentwicklung der Aus- und Weiterbildung – ein Geleitwort

*Katja Hornung*

Auch wenn meine eigene Berufstätigkeit als Pflegefachperson in der Anästhesie- und Intensivpflege bereits ein paar Jahre zurück liegt, kann ich mich noch sehr gut an meine Einarbeitungszeit in diesen Spezialbereichen erinnern. Behalten habe ich Gefühle der Faszination bis zu negativen Emotionen wie Ohnmacht bezüglich der Herausforderungen in diesem »hochintensiven« und »spezialisierten« pflegerischen Tätigkeitsfeld. In diesem Kontext möchte ich den Begriff »High-Care« mit hochintensiver, spezialisierter Pflege gleichsetzen.

Dies bedeutet beispielsweise, dass man in einer Kürze der Zeit sehr viel Spezialwissen zur Verfügung haben muss, um mit speziellen Fähigkeiten in außergewöhnlichen, sehr unverhofft eintretenden Situationen adäquat handeln zu können. Es bedeutet aber auch, dass kleine Fehler schon große oder gravierende, bis sogar lebensbedrohliche Auswirkungen haben könnten.

Gesundheitsberufe in »High-Care-Bereichen« wiederum verorten sich aktuell in einer sehr heterogenen Berufsgruppe. Es wird erwartet, dass Personen mit unterschiedlichen Qualifikationen in einem Team zusammenarbeiten. Dies sind beispielsweise AkademikerInnen, also Menschen, die eine klassische Hochschullaufbahn durchlaufen haben, wie traditionell die Ärzteschaft. Diese wiederum trifft im Gesundheitswesen auf Personen, welche auf verschiedensten Skills- und Grade-Levels miteinander tätig sind, welche ganz unterschiedliche schulische, berufliche und fachhochschulische Ausbildungen in verschiedenen Ländern zu unterschiedlichen Zeitpunkten absolviert haben.

Nun darf ein Buch über die praktische Ausbildung in High-Care-Bereichen zunächst einmal aus dem Blickwinkel der Schule, aus Sicht des theoretischen Lernortes betrachtet werden.

Durch diese »Brille« betrachtet, ist es unerlässlich, stets zu überprüfen, dass das gleiche Fachwissen und Können der in einer Abteilung Tätigen möglichst ideal abgeglichen und auf dem neusten Stand gehalten wird. Wissenslücken und auseinanderdriftende Grundhaltungen müssen möglichst effizient und unkompliziert identifiziert werden. Mit dem Fokus auf eine nachhaltige, entwicklungsorientierte Bildung aller TeammitgliederInnen kann dies gelingen.

Im vorliegenden Werk finden sich wichtige Grundlagen der Pädagogik, welche zur Ausgestaltung einer effizienten Praxisanleitung unabdingbar sind. Es werden wichtige Herausforderungen wie der Generationenmix bei Lernenden/Studierenden/Auszubildenden und WeiterbildungsteilnehmerI beleuchtet, und Tipps für das Anleiten mit wenig Zeit gegeben.

Spannend finde ich ebenfalls, dass Best-Practice-Beispiele, also bereits erfolgreiche Lehr-Lernprozesse mit Strahlkraft zur Nachahmung dargestellt werden. Auch die Möglichkeiten, digitale Tools sowie Virtual Reality zur besseren Entwicklung von »Seamless-Learning«, also zum Brückenbau zwischen Theorie und Praxis, einzusetzen, werden vorgestellt. Das Angebot und der Nutzen für die Pflegepraxis werden zunehmend größer!

Ich wünsche den Herausgebern dieses Buches, dass es als hilfreiches Lehrbuch und

Nachschlagewerk zur Weiterentwicklung der Aus- und Weiterbildung im »High-Care-Bereich« genutzt wird!

Dr. Katja Hornung
Rektorin, Bildungszentrum Gesundheit & Soziales Kanton Glarus, Schweiz

# Wissen erweitern und Fähigkeiten verbessern – ein Geleitwort

*Anke Jentzsch*

Liebe Leser und Leserinnen,

ich freue mich außerordentlich, Ihnen dieses Buch mit einem Vorwort präsentieren zu dürfen. Es wurde geschaffen, um Ihnen fundiertes Fachwissen, Einblicke und Inspirationen in die praktische Ausbildung von High-Care-Bereichen zu bieten.

Die Bedeutung von lebenslangem Lernen insbesondere in der praktischen Ausbildung, ist ein wesentlicher Bestandteil von professionellem Handeln und hat positive Auswirkungen auf die Qualität der Patientenversorgung. Dieses Buch bietet die Möglichkeit, aktuelles Wissen zu vertiefen, neue Fähigkeiten zu erlernen und bewährte Praktiken zu verbessern. Es unterstützt uns dabei, die bestmögliche Pflege zu bieten und das Wohlergehen unserer PatientInnen dort zu verorten, wo es hingehört, ins Zentrum unseres Handelns. Fort- und Weiterbildungen spielen daher eine entscheidende Rolle in der Entwicklung und Aufrechterhaltung der hohen Fachkompetenzen als Pflegende in High-Care-Bereichen.

Die Komplexität des patientenorientierten Versorgungsprozesses, die mit der Anforderung einer hohen technischen Kompetenz einhergeht, stellt die praktische Ausbildung vor mannigfaltige Herausforderungen. Hinzu kommt der situationsadäquate Einbezug von An- und Zugehörigen in eine patientenorientierte Versorgung, um eine bestmögliche Behandlung zu gewährleisten.

Die Pädagogik in High-Care-Bereichen, wie beispielsweise der Arbeit mit schwer erkrankten oder traumatisierten PatientInnen, erfordert ein besonderes Maß an Sensibilität und Fachkompetenz. In diesen Bereichen steht nicht nur die Vermittlung von Wissen im Vordergrund, sondern vor allem auch die Unterstützung, Begleitung und Förderung der individuellen Entwicklung und Integration der betroffenen Personen. Basierend auf einem ganzheitlichen Ansatz, der die individuellen Bedürfnisse und Fähigkeiten der Menschen fokussiert. Insbesondere in der praktischen Ausbildung ist die Entwicklung von geeigneten pädagogischen Konzepten und Methoden, die Förderung von Selbstbestimmung und Autonomie sowie die Stärkung von sozialen Kompetenzen und emotionaler Stabilität deshalb so wichtig. Zudem spielt die interdisziplinäre Zusammenarbeit mit anderen Berufsgruppen, wie zum Beispiel mit ÄrztInnen, PsychologInnen und TherapeutInnen, eine wichtige Rolle, um einen ganzheitlichen und individuellen Betreuungs- und Unterstützungsansatz zu gewährleisten.

High-Care-Bereiche sind anspruchsvolle Bereiche des Gesundheitswesens, die spezielle Kompetenzen und eine hohe Professionalität erfordern. Das Berufsbild der Pflege ist geprägt von fachlichem Anspruch, Fokussierung, Spezialisierung, Transparenz, Multidisziplinarität, Patientenorientierung, Vernetzung, Offenheit und einer überprüfbaren Wirksamkeit.

Dieses Buch hat zum Ziel, Ihnen eine Übersicht über verschiedene Aspekte der praktischen Ausbildung in High-Care-Bereichen zu geben. Die AutorInnen, bieten eine breite Palette von Themen, die für High-Care-Bereiche von Relevanz sind – von Grundlagen der Pädagogik/Praxisanleitung und Herausforderungen bis hin zu situationsorientierter Didaktik und ethischen Aspekten. Ein weiteres Kapitel wird dem Thema Humor in der Pflege gewidmet, dies kann eine wertvolle Ressource sein, um eine positive Atmosphäre zu schaffen, den Stress zu reduzieren und das Wohlbefinden von PatientInnen und Pflegekräften zu fördern. Humor kann eine gute Möglichkeit sein, Barrieren abzubauen, das Eis zu brechen und eine Verbindung zu schaffen. Zusätzlich enthält das Buch Best-Practice-Beispiele und Tools, die es Ihnen ermöglichen, gezielt Fortbildungen zu erstellen, die den beruflichen Zielen und Interessen Ihrer TeilnehmerInnen entsprechen.

High-Care-Bereiche sind geprägt von einer ständigen Weiterentwicklung. Ich wünsche Ihnen, dass Sie durch dieses Werk einen wertvollen Einblick in die Möglichkeiten der praktischen Ausbildung gewinnen und in Ihrer persönlichen Weiterentwicklung unterstützt werden. Es ist meine Überzeugung, dass Ihnen dieses Buch hilft, eine neue Perspektive zu entwickeln, neue Lösungsansätze zu finden und Ihr berufliches Potenzial voll auszuschöpfen.

Ich danke allen AutorInnen und ExpertInnen, die ihre Erfahrungen und Kenntnisse für dieses Buch zur Verfügung gestellt und damit die Qualität dieses Werkes ermöglicht haben.

Ich möchte Sie ermutigen, dieses Buch nicht nur als Leseerlebnis zu betrachten, sondern als Werkzeug, um Ihr Wissen zu erweitern und Ihre Fähigkeiten zu verbessern. Nutzen Sie die darin enthaltenen Informationen, um in Ihrer ganz individuellen Situation Herausforderungen bestmöglich zu meistern, neue Möglichkeiten zu entdecken und die Wirksamkeit unseres Berufes bestmöglich auszuschöpfen.
Ich wünsche Ihnen viel Vergnügen beim Lesen dieses inspirierenden Buches.

Dr. Anke Jentzsch
Ehem. Pflegedirektorin der Charité – Universitätsmedizin Berlin

# Inhaltsverzeichnis

# 1 Grundlagen der Pädagogik

*Prof. Dr. Jörg Wendorff*

Das Wissen darüber, wie die Lernprozesse der Auszubildenden unterstützt werden können, sollte die Grundlage für alle Ausbildungsaktivitäten sein, weshalb das Kapitel mit den Grundlagen des Lernens und der Pädagogik beginnt (▶ Kap. 1.1). Anschließend werden die drei pädagogischen Grundbegriffe Pädagogik, Didaktik und Methodik präsentiert, die im weiteren Verlauf des Buches eine wichtige Rolle spielen (▶ Kap. 1.2). Eine Möglichkeit zur systematischen Erfassung der vielfältigen Kompetenzen, die Auszubildende für ihre spätere Berufstätigkeit benötigen, wird vorgestellt (▶ Kap. 1.3). Zunächst wird beschrieben, was Berufspädagogik im Allgemeinen ausmacht und welche Aufgaben die berufspädagogische Didaktik im Besonderen hat (▶ Kap. 1.4). Des Weiteren wird der Lernfeldansatz als wichtiger Ansatz in der beruflichen Bildung, auch in der Pflege, mit den damit verbundenen Herausforderungen zusammenfassend beschrieben (▶ Kap. 1.5). Den Abschluss dieses Kapitels bilden die beiden Themen Onlinelehre im Bereich der praktischen Berufspädagogik (▶ Kap. 1.6) und Lernortkooperation in der Pflegeausbildung (▶ Kap. 1.7).

## 1.1 Lernen und Lehren

Ein grundlegendes Verständnis der Prozesse, die beim Lernen im Gehirn ablaufen, hilft zu verstehen, wie Lernen effektiv unterstützt werden kann. In den letzten zwei Jahrzehnten wurden im Bereich der Neurodidaktik zahlreiche Forschungsergebnisse erzielt, die zu einem besseren Verständnis der beim Lernen ablaufenden Prozesse beitragen.

Das Gehirn eines erwachsenen Menschen besteht aus etwa 100 Milliarden Nervenzellen, den Neuronen. Das sind faserartige Fortsätze mit so genannten Axonen an ihren Enden. Jedes Neuron hat über seine Axone, etwa 10.000 Verbindungen zu anderen Neuronen. Die Nervenzellen berühren sich nicht, sondern kommunizieren über einen so genannten synaptischen Spalt miteinander. Die Nervenzellen senden elektrische Impulse an ihre Synapsen, über die Neurotransmitter, das sind chemische Botenstoffe, in den Spalt ausgeschüttet werden. Diese docken an Rezeptoren benachbarter Nervenzellen an und lösen dort Reaktionen aus. Lernen findet dann unter anderem statt, wenn sich verschiedene Nervenzellen über diese Botenstoffe wiederholt gegenseitig stimulieren. Ihre Verbindungen untereinander werden stabiler. Bildlich gesprochen werden dann aus »Trampelpfaden« Autobahnen, also befestigte Erinnerungswege, neuronale Bahnen werden durch wiederholte Nutzung stärker und effizienter. Gelerntes kann dann gut erinnert und abgerufen werden (Wendorff 2021).

Grundsätzlich ist es sinnvoll, wenn sich die Auszubildenden in den theoretischen und praktischen Lerneinheiten selbst aktiv mit den Inhalten auseinandersetzen, dann kommunizieren ihre Gehirnzellen stärker miteinander und sie selbst ermüden nicht so schnell.

### 1.1.1 Informationen Bedeutung geben

> »Neugierverhalten als die Suche nach bedeutungsvoller Erfahrung ist angeboren und erlahmt bei bedeutungslosen oder nicht erklärungsbedürftigen Sachverhalten. Das Nachlassen der Neugier als Lust auf Lernen wird durch selbstbestimmtes Erkunden und Aneignen vermieden« (Herrmann 2020, S. 13).

Das limbische System des Gehirns spielt eine entscheidende Rolle bei der Bewertung von Informationen, da es diese nach verschiedenen Kriterien wie z. B. Nützlichkeit und Erwünschtheit sortiert und die als bedeutsam empfundenen weiterleitet an höhere Gehirnbereiche. Daraus ergibt sich folgende Konsequenz für Lehrtätigkeiten:

Die Lernenden müssen die Relevanz des zu Lernenden für sich selbst erkennen, da dies ihre Aufmerksamkeit und Motivation direkt beeinflusst. Die Lehrkraft kann die Relevanz immer wieder verdeutlichen, indem sie z. B. den konkreten Nutzen für die Pflegepraxis aufzeigt oder die Lernenden dazu anregt, sich über die Relevanz des Themas auszutauschen. Dies kann den Verstehensprozess unterstützen und die Motivation, sich mit dem Lernstoff auseinanderzusetzen, erhöhen, mit weiteren positiven Folgen: Auch dazu gibt es neurodidaktische Erkenntnisse. Je mehr Aufmerksamkeit einem Lernstoff geschenkt wird, desto besser werden die Informationen im Gehirn gespeichert. Dies wirkt sich positiv auf das Behalten dieser Inhalte und die Genauigkeit des Erinnerns darüber aus (Medina 2009, S. 76).

### 1.1.2 Beziehungen im Lernprozess fördern

> »Unsere Lernfähigkeit ist in unserem Bedürfnis nach Beziehung verankert. Dies führt in der Konsequenz dazu, dass die Qualität unseres Lernprozesses von der Beziehung zu dem Lehrenden abhängt« (Medina 2009, S. 46).

Lernen ist auch als sozialer Prozess zu verstehen, da eine gute persönlichen Beziehung zu den dabei Beteiligten den Lernprozessen positiv beeinflussen kann. Der vertrauensvollen Beziehung zwischen Ausbildungsperson und Lernenden kommt dabei eine hohe Bedeutung zu. Daher sollte in der Berufspädagogik immer darauf geachtet werden, diese aufzubauen und zu pflegen. Daraus ergeben sich folgende Konsequenzen für die Ausbildung:

- Grundlage jeder Ausbildung sollte ein freundlicher und wertschätzender Umgang mit den Auszubildenden sein. Dies verbessert die Lernatmosphäre mit den beschriebenen positiven Auswirkungen auf die Lernprozesse. Ziel sollte dabei nicht ein freundschaftliches Verhältnis sein. Eine professionelle Distanz steht nicht im Widerspruch zum Prinzip der Freundlichkeit und Wertschätzung.
- Wichtig ist in diesem Zusammenhang, ausreichend transparent zu machen, was die Lehrperson als ihre Aufgabe ansieht, aber auch, was sie von den Lernenden z. B. an Engagement und Verhalten erwartet. Lehrende sollten in ihrem Verhalten konsistent und in ihren Erwartungen an die Lernenden transparent sein. Das schafft Vertrauen.
- Gleichzeitig sollte eine gute Beziehung zwischen den Auszubildenden gefördert werden. Der regelmäßige Austausch untereinander und das gemeinsame Erledigen von Aufgaben, z. B. bei Gruppenarbeiten, sind von großer Bedeutung. Gemeinsam erarbeitetes und gelerntes Wissen wird zudem nachhaltiger gespeichert.

### 1.1.3 Bewegung während des Lernprozesses ermöglichen

Körperliches Training erhöht die Durchblutung des Gyrus dentatus, der im Gehirn eine zentrale Rolle für die Gedächtnisfunktionen und das Erinnerungsvermögen spielt. Körperliche Aktivität stimuliert auch das Wachstum des Neurotrophins BDNF, das die Entwicklung von gesundem Gewebe und das Wachstum bestimmter Neuronen, insbesondere im Hypocampus, fördert und dazu führt, dass sich Nervenzellen bereitwilliger vernetzen (Medina 2009).

In unserer Schulzeit haben wir den Eindruck gewonnen, dass Lernen mit stillem Sitzen und ruhigem Zuhören verbunden zu sein scheint. Dass Lernen durch aktive Bewegung unterstützt wird, wird dabei zu oft übersehen. Daraus ergeben sich folgende Konsequenzen:

- Nicht nur in den Pausen zwischen den Lerneinheiten, sondern auch in diesen sollte den Auszubildenden die Möglichkeit gegeben werden, sich zu bewegen. Bei Gruppenarbeiten können die Gruppen aufgefordert werden, sich z. B. im hinteren Teil des Raumes oder, falls vorhanden, in separaten Arbeitsräumen zu besprechen.
- Die Lernenden sollten auch dazu aufgefordert werden, regelmäßig Bewegung in ihren Tagesablauf zu integrieren, da dies die Durchblutung des Gehirns verbessert und die Freisetzung von Neurotransmittern fördert. Beim Lernen zu Hause sollten regelmäßig Bewegungspausen eingelegt werden. Dabei reicht es nicht aus, nur das Smartphone zu bedienen, was eine häufige Pausenaktivität darstellt, sondern es ist wichtig, den ganzen Körper in Bewegung zu bringen.
- Wenn Auszubildende versuchen, komplexere Informationen zu lernen, wie z. B. theoretische Modelle, kann ein Spaziergang dabei unterstützend wirken. Und wenn sie beim Denken oder Schreiben »feststecken«, kann es hilfreich sein, sich ein wenig zu bewegen. Bildlich gesprochen können sie sich so von dem Schlauch, auf dem sie stehen, entfernen.

### 1.1.4 Lernunterstützung durch Emotionen

> »Registriert das Gehirn ein emotional besetztes Ereignis, schüttet die Amygdala Dopamin in das System aus. Das Dopamin hilft dem Gedächtnis und der Informationsverarbeitung auf die Sprünge, die so etikettierte Information wird intensiver weiterverarbeitet« (Medina 2009, S. 46).

Diese Aussage verdeutlicht, wie eng Emotionen mit der Verarbeitung und Speicherung von Informationen verknüpft sind. Für den Lehrprozess ergeben sich daraus folgende Konsequenzen:

- Einen emotionalen Bezug zum Lernstoff aufzubauen wird erleichtert, wenn die Lehrperson interessante Beispiele aus der Praxis sowie anschauliche Anekdoten einbringt.
- Darüber hinaus ist es lernförderlich, Lernprozesse abwechslungsreich und kreativ zu gestalten. Der Wechsel von Lernorten, Lernmedien und -methoden kann dazu beitragen, die Aufmerksamkeit aufrechtzuerhalten und durch die Erzeugung positiver Emotionen den Lernprozess zu fördern.

Ein optimaler Lernzustand wird unter leichter Anspannung und leichtem Stress ermöglicht. Ein gewisses Maß an Herausforderung fördert die Leistungsfähigkeit des Gehirns. Zu viel Stress oder Versagensängste können dagegen kontraproduktiv sein und die Lernfähigkeit negativ beeinflussen. Daher ist es wichtig, eine Balance zu finden, in der die Anforderungen motivierend, aber nicht stark überfordernd sind. Ich selbst habe dafür den Begriff »Didaktik der leichten Überforderung« (Wendorff 2021) geprägt. Diese leichte Überforderung bei allen Auszubildenden gleichzeitig zu erreichen, wird zugegebenermaßen mit zunehmender Heterogenität des Wissensstandes und der Motivation schwieriger.

## 1.2 Pädagogische Grundbegriffe

Nun werden drei wesentliche Grundbegriffe zum Thema Ausbildung: *Pädagogik*, *Didaktik* und *Methodik* vorgestellt, die im weiteren Verlauf des Buches immer wieder von Bedeutung sein werden.

### 1.2.1 Pädagogik: Von der Knabenführung zur professionellen Lehrgestaltung

Der Begriff »Pädagogik« hat seine Wurzeln im Altgriechischen und setzt sich zusammen aus »pais« (Kind) und »agein« (führen), was ursprünglich »Knabenführung« bedeutete. Denn zunächst war es im alten Griechenland primär die Aufgabe der Pädagogen, die Kinder auf dem Weg zur Schule zu begleiten. Erst später kam die Aufgabe der Erziehung hinzu. Im Laufe der Zeit entwickelte sich der Begriff Pädagogik zu einem Sammelbegriff für alle Formen der praktischen Erziehungsarbeit.

Erst im 18. Jahrhundert formierte sie sich zu einer eigenständigen Wissenschaft, die man Erziehungswissenschaft nannte, um die wissenschaftliche Fundierung zu unterstützen. Richtige Bedeutung erlangte sie jedoch erst nach dem Ersten Weltkrieg, als die Normen und Werte der Gesellschaft immer vielfältiger wurden und geschlossene Normensysteme, wie sie u. a. von den Kirchen vorgegeben wurden, an Bedeutung verloren. Sie war nun gefordert, Eltern und LehrerInnen Orientierung für die Erziehung zu geben.

In der Weimarer Republik entwickelte sich allmählich die »geisteswissenschaftliche Pädagogik« als Ausgangspunkt der heutigen modernen Erziehungswissenschaft. Die wesentliche Veränderung bestand darin, von nun an vom Standpunkt des Kindes aus zu denken und zu handeln, das heißt ihm zu helfen, seine Möglichkeiten zu entfalten und auszubilden. Die endgültige Professionalisierung begann mit dem Aufkommen des modernen Schulsystems in der Mitte des 20. Jahrhunderts, das ein planmäßiges und systematisches pädagogisches Vorgehen erforderte. Dies betraf den gesamten damaligen Schulbereich von der Volksschule über das Gymnasium bis zum beruflichen Ausbildungsbereich, in denen die Lehrkräfte nun wissenschaftlich ausgebildet werden sollten.

Heute befasst sich die Pädagogik mit einer Vielzahl von Aufgaben rund um Erziehung und Unterricht, wie z. B. der zielgerichteten Planung und Durchführung von Lehre, der Leistungsbeurteilung und der Beratung junger Menschen. Es haben sich verschiedene Teilgebiete der Pädagogik herausgebildet, darunter die Allgemeine Pädagogik, die Schulpädagogik, die Berufspädagogik und die Erwachsenenbildung bzw. Andragogik, die sich jeweils mit spezifischen Fragestellungen und Herausforderungen auseinandersetzen. Auf die Berufspädagogik, die im Kontext dieses Buches von Bedeutung ist, wird in ▸ Kap. 1.4 näher eingegangen.

### 1.2.2 Didaktik: Die Lehre vom Lehren und Lernen

Das Wort »Didaktik« stammt ebenfalls aus dem Griechischen und leitet sich von »didaskein« ab, was »lehren«, »unterrichten« und »auseinandersetzen« bedeutet. Didaktik befasst sich mit dem Prozess des Lernens und Unterrichtens in all seinen Formen, einschließlich der Lehrmethoden und Sozialformen. Sie bildet die theoretische und praktische Grundlage für die verschiedenen Bildungsstufen wie Primarstufe, Sekundarstufe (Berufsbildung), Tertiärstufe (Hochschulbildung) und Quartärstufe (Weiterbildung), ohne sich auf konkrete Lehrbereich zu konzentrieren. Erfolgt eine Spezialisierung auf einen fachlichen Inhalt, spricht man von Fachdidaktik, so gibt es z. B. die Fachdidaktik Pflege.

Didaktik kann sowohl aus erziehungswissenschaftlicher als auch aus erziehungspraktischer Perspektive betrachtet werden. Aus erziehungswissenschaftlicher Sicht lässt sich Didaktik als Wissenschaft vom Unterricht übersetzen. Hier steht die Erforschung der Voraussetzungen, Prozesse und Ergebnisse des durch Unterricht intendierten Lernens der Beteiligten im Mittelpunkt.

In erziehungspraktischer Hinsicht entspricht die Didaktik der allgemeinen Unterrichtslehre. In ihr werden die Ziele und Erfahrungen des Unterrichts systematisch geordnet und dargestellt. Insbesondere befasst sich die allgemeine Unterrichtslehre mit den Maßnahmen, die für das Lernen im Unterricht erforderlich sind, einschließlich der Konzepte für die Planung, Durchführung und Auswertung von Unterricht.

### 1.2.3 Unterrichtsmethoden: Der Weg zum erfolgreichen Lernen

Der Begriff »Methode« leitet sich vom griechischen Wort »methodos« ab, das mit »nachgehen, der Weg zu etwas oder die Art, etwas zu tun« übersetzt werden kann (Wahrig 2002, S. 668). Im pädagogischen Kontext bezieht sich der Einsatz von Methoden auf ein planvolles und folgerichtiges Vorgehen der Lehrperson. Unterrichtsmethoden sind somit Formen und Verfahren, die Lernenden helfen, sich die sie umgebende natürliche und soziale Wirklichkeit unter institutionellen Rahmenbedingungen anzueignen (Meyer 2020, S. 45).

Es ist nicht möglich, fachliche Inhalte und Kompetenzen direkt auf die Lernenden zu übertragen, da Lernen sehr individuell ist und das Gehirn dargebotene Informationen nie vollständig aufnehmen kann. Hier setzen Lehrmethoden an, die vom Lehrenden gezielt eingesetzt werden, um die Aneignung bzw. das Lernen zu unterstützen. Diese Methoden sollen dann dazu beitragen, dass Lernprozesse effektiver und effizienter ablaufen.

Es gibt verschiedene Arten von Lehrmethoden. Den traditionellen Frontalvortrag, Gruppenarbeit, Diskussion, Projektarbeit, praktische Übung und der Einsatz von Onlinelehre sind nur einige Beispiele für die Vielfalt der Möglichkeiten, die eingesetzt werden können.

Der Einsatz von Lehrmethoden hängt von verschiedenen Faktoren ab, u. a. den angestrebten Lernzielen, den zu lernenden Inhalten, den Bedürfnissen und vorhandenen Kompetenzen der Lernenden, die Bereitschaft der Lehrperson, unterschiedliche Methoden einzusetzen, ihrer pädagogischen Philosophie und der Ausstattung des Lernraums. Eine Kombination gezielt eingesetzter Methoden kann die Lernaktivitäten dynamischer und ansprechender gestalten, was wiederum das Lernengagement der Lernenden und damit die Lerneffektivität fördern kann.

Letztlich dienen Lehrmethoden nicht nur der Vermittlung von Fachwissen, sondern auch der Förderung einer Vielzahl von Kompetenzen, die im weiteren Verlauf dieses Kapitels vorgestellt werden.

### 1.2.4 Spezielle Methoden für die praktische Ausbildung

In der praktischen Ausbildung ist es besonders wichtig, dass die Lernenden nicht nur theoretisches Wissen erwerben, sondern auch Wissen, das sie direkt in realen Arbeitssituationen anwenden können. Die Ausbildungsverantwortlichen haben daher die Aufgabe, Methoden auszuwählen, die einen direkten Bezug zur beruflichen Realität haben. Das können zum Beispiel Fallstudien sein, die den Auszubildenden reale Aufgaben und Herausforderungen aus dem Berufsleben präsentieren.

Hinzu kommen praxisorientierte Lernmethoden wie Skillstrainings, Rollenspiele und Simulationen. Diese Methoden ermöglichen es den Auszubildenden, ihr Wissen direkt anzuwenden und praktische Fähigkeiten zu entwickeln. Im ▸ Kap. 12 werden diese und weitere Methoden vorgestellt.

## 1.3 Kompetenzen und Kompetenzentwicklung

Die Vermittlung von Fakten, Theorien und Modellen ist ein wichtiges, aber bei weitem nicht das einzige Ziel der beruflichen Ausbildungsaktivitäten. Schon immer, aber in der heutigen komplexen Lebens- und Arbeitswelt mehr denn je, benötigen ausgebildete Pflegekräfte ein breites Bündel an Kompetenzen, um den vielfältigen Anforderungen des Pflegealltags gerecht zu werden.

Zunächst soll kurz der Unterschied zwischen Qualifikationen und Kompetenzen verdeutlicht werden: BewerberInnen um eine Arbeitsstelle weisen durch Zeugnisse und Zertifikate nach, dass sie die mit einer beruflichen Tätigkeit verbundenen Qualifikationen (lat. qualitas facere: eine Eigenschaft oder Beschaffenheit herstellen) mitbringen (Schelten 2004). Qualifikationen beziehen sich also auf Fertigkeiten, die zur Bewältigung der mit einer Tätigkeit verbundenen Anforderungen vorgegeben bzw. erforderlich sind. Kompetenzen hingegen sind personenbezogen. Sie sind das, was Beschäftigte von sich aus in den Arbeitsalltag einbringen, ohne dafür Nachweise in Form von Zeugnissen o. ä. vorlegen zu können. Mit diesen Kompetenzen, die auch noch in der Praxis ausgebaut werden können, können berufliche Anforderungen ergänzend erfüllt werden (Schelten 2004). In Abgrenzung zu spezifischen Qualifikationen bezeichnet Kompetenz die tatsächliche allgemeine Handlungsfähigkeit von Individuen (Nolda 2015).

Kompetenzen gehen aber über die bloße Bewältigung von Aufgaben am Arbeitsplatz hinaus, sonst kämen sie den Qualifikationsanforderungen sehr nahe. Sie befähigen die Person auch, andere Aufgaben im beruflichen, aber auch im gesellschaftlichen Kontext zu übernehmen, wie z. B. Führungsaufgaben am Arbeitsplatz oder ehrenamtliche Tätigkeiten in Vereinen. Zusammenfassend lässt sich sagen, dass Qualifikationen die Leistungsnachfrage des Arbeitsplatzes beschreiben, während Kompetenzen allgemein das Leistungsangebot des Menschen beschreiben.

Das eigene Kompetenzportfolio wird für die Menschen in Zukunft an Bedeutung gewinnen, da u. a. durch die Entwicklung der Künstlichen Intelligenz die Unvorhersehbarkeit der zukünftig benötigten Qualifikationen zunehmen wird bzw. sich Aufgaben in kurzer Zeit ändern können. Es ist daher davon auszugehen, dass ArbeitgeberInnen generell zukünftig mehr Wert auf ein breit gefächertes Kompetenzportfolio von Bewerberinnen und Bewerbern legen werden. Im Folgenden wird ein weit verbreitetes Kompetenzmodell vorgestellt.

### 1.3.1 Vier-Kompetenzen-Modell

Es gibt verschiedene Modelle zur Beschreibung von Kompetenzbereichen. Ein sehr bekanntes, das zwischen Fach-, Methoden-, Selbst- und Sozialkompetenz unterscheidet, ist das »Vier-Kompetenzen-Modell«. Dieses geht vermutlich auf den Schweizer Wirtschaftspädagogen Rolf Dubs zurück, der es ursprünglich entwickelt hat, um die notwendigen Kompetenzen von Lehrpersonen zu beschreiben (Dubs 2008). Das Modell wurde in der Folge verallgemeinert und wird seither allgemein auf berufliche Kompetenzen bezogen. Im Folgenden werden die Kompetenzbereiche kurz dargestellt und anschließend auf relevante Kompetenzen von Auszubildenden in der Gesundheits- und Krankenpflege bezogen (► Kap. 1.3.2).

#### Fachkompetenz

Fachkompetenz umfasst zum einen das Fachwissen, das zur Bewältigung fachspezifischer Aufgaben erforderlich ist. Zum anderen aber auch die Kompetenz, dieses Wissen zur Bewältigung berufstypischer Aufgaben zielgerichtet einsetzen zu können. Neben dem Besitz von Fachwissen ist also auch die Fertigkeit und Bereitschaft erforderlich, dieses Wissen situationsgerecht zur Bewältigung beruflicher Aufgaben einzusetzen.

#### Methodenkompetenz (auch als Organisations- und Planungskompetenz bezeichnet)

Methodenkompetenz ermöglicht es, selbstständig Lösungswege für einfachere und komplexere Arbeitsaufgaben zu finden, diese anzuwenden und deren Erfolg zu reflektieren. Dazu gehört auch die Fähigkeit, sich neue notwendige Fachkompetenzen anzueignen, wenn die Arbeitsaufgaben dies erfordern.

#### Sozialkompetenz (auch als sozial-kommunikative Kompetenz bezeichnet)

Bei der Sozialkompetenz geht es um die Fähigkeit, mit anderen Menschen, denen man im Berufsalltag begegnet, angemessen umzugehen, sei es im Zweierkontakt oder im Gruppenkontext, z. B. in Arbeitsgruppen. Diese Kompetenz ist notwendig für eine angemessene Menschenführung, Kommunikation und Interaktion mit anderen. Der Bereich umfasst Kompetenzen in den Bereichen Kommunikation, Kooperation und Konfliktmanagement. Diese befähigen den Einzelnen, im Umgang mit Mitmenschen situationsgerecht zu handeln und individuelle und gemeinsame Ziele zu erreichen:

- *Kommunikative Kompetenz:* Positionen und Problemlösungen gut formulieren und ggf. argumentativ vertreten können.
- *Kooperationskompetenz:* Methoden kennen und beherrschen, um Gruppen zu leiten und deren Zusammenarbeit und Wir-Gefühl zu fördern.
- *Konfliktkompetenz:* Sowohl die Funktion und den Sinn von Konflikten zu verstehen als auch in der Lage zu sein, Konflikte zu erkennen und konstruktiv mit ihnen umzugehen, anstatt sie zu ignorieren.

Hinzu kommt die Entwicklung eines allgemeinen ethischen Bewusstseins und gesellschaftlich anerkannter Werthaltungen gegenüber Mitmenschen, aber auch gegenüber Arbeitsgegenständen. Ein Beispiel für letzteres ist das Wissen um nachhaltiges Verhalten im Umgang mit Arbeitsmaterialien.

#### Selbstkompetenz (auch als Persönlichkeitskompetenz bezeichnet)

Unter Selbstkompetenz versteht man die Fähigkeit und Bereitschaft, die eigenen Fähigkeiten sinnvoll einzusetzen, verbunden mit der Motivation und Leistungsbereitschaft dazu. Dies trägt gleichzeitig zur Weiterentwicklung der eigenen Persönlichkeit bei.

Beispiele für Aspekte der Selbstkompetenz sind:

- Die Fähigkeit des Selbstmanagements, sich selbst zu motivieren, persönliche Ziele zu formulieren und umzusetzen, aber auch in Stresssituationen die eigenen Pläne nicht aus den Augen zu verlieren.
- Das Bewusstsein der eigenen Identität und die Fähigkeit, sich in soziale und gesellschaftliche Zusammenhänge einzuordnen.
- Das Verständnis für die eigene Rolle und die Gestaltung des eigenen Lebens im Spannungsfeld von Beruf und Freizeit, Stichwort Work-Life-Balance. (Kopf et al. 2010).

Dieser Kompetenzbereich ist zusätzlich förderlich für die Entwicklung der eigenen Fach-, Methoden- und Sozialkompetenz (Raithel 2009, S. 40). Generell sind ausreichende Kompetenzen aus allen dargestellten Bereichen notwendig, um beruflich erfolgreich zu handeln, aber auch um gesellschaftlich gestaltend tätig sein zu können.

### 1.3.2 Spezifische Kompetenzen für den Bereich der Pflegeausbildung

Die vier Kompetenzbereiche lassen sich auf die spezifischen Anforderungen der Pflegeausbildung übertragen:

Im Bereich der *Fachkompetenz* sollen die Auszubildenden in der Lage sein, ihr berufliches Wissen situationsgerecht auf die Bedürfnisse der zu Pflegenden, deren Angehörigen und der weiteren am Behandlungs- und Pflegeprozess beteiligten Berufsgruppen abgestimmt einzusetzen und ggf. zu korrigieren. Darüber hinaus sollen sie in der Lage sein, ihre Fachkompetenz entsprechend dem fachwissenschaftlichen Fortschritt weiterzuentwickeln.

Im *methodischen bzw. organisatorisch-planerischen Kompetenzbereich* sollen die Auszubildenden in der Lage sein, ihr berufliches Handeln kompetent zu planen und je nach Aufgabenstellung die geeigneten Mittel und Lösungswege unter den gegebenen Rahmenbedingungen auszuwählen. Auf der Grundlage der Planung sollen sie angemessen handeln und die Wirksamkeit durch einen Soll-Ist-Vergleich überprüfen. Bei Umsetzungsschwierigkeiten sollen sie sich kompetent für eine Planungsalternative entscheiden können.

Im *sozial-kommunikativen Kompetenzbereich* sollen neben der Kommunikations- und Konfliktkompetenz im Kontakt mit den verschiedenen Akteuren in der Pflege auch die ethische Urteils- und Entscheidungsfähigkeit gefördert und die Pflegenden dazu angeregt werden, ihr Handeln je nach Pflegesituation zu reflektieren und zu begründen. Ethische Handlungskompetenz beinhaltet darüber hinaus eine soziale Verantwortung und Parteinahme für diejenigen, die ihr Recht auf Leben und Unversehrtheit nicht selbst formulieren können.

Im Bereich der *sozialen Kompetenz* sollen die Schülerinnen und Schüler unter anderem ihre Selbstwahrnehmung und damit ihr Selbstbewusstsein verbessern. Sie sollen die Möglichkeit erhalten, ihre eigene biografische Entwicklung einschätzen und weiterentwickeln zu können. Sie sollen lernen, eigene Interessen, Grenzen und Möglichkeiten zu artikulieren und ihr Verhalten im Umgang mit den zu Pflegenden und deren Angehörigen zu reflektieren. Dabei lernen sie, die lebensgeschichtlich erworbenen sozialen und kulturellen Einstellungen, Verhaltensweisen und Lebensstile der zu Pflegenden zu akzeptieren (Falk & Kerres 2006).

Die in diesem Unterkapitel dargestellten notwendigen Kompetenzen sind sehr vielfältig und können von den Auszubildenden und später von den BerufsanfängerInnen nur schrittweise erworben werden. Dies erfordert von ihnen ein hohes Maß an Eigenverantwortung und Selbstmotivation. Ihnen aber das weite Feld der nützlichen Kompetenzen aufzuzeigen und darüber hinaus im Ausbildungsprozess nicht nur auf die fachliche Vermittlung zu fokussieren, ist auch Aufgabe der Berufspädagogik. Ihre vielfältigen Aufgaben werden im Folgenden dargestellt.

# 1.4 Aufgaben der berufspädagogischen Didaktik

Einleitend werden zunächst die Disziplin der Berufspädagogik und die Anforderungen der Arbeitswelt an sie vorgestellt (▸ Kap. 1.4.1). Anschließend wird die spezifische Rolle der berufspädagogischen Didaktik in der Pflegeausbildung aufgezeigt (▸ Kap. 1.4.2).

## 1.4.1 Allgemeine Aufgaben der Berufspädagogik

Die Berufspädagogik ist eine erziehungswissenschaftliche Teildisziplin, die sich mit dem Verhältnis von Bildung und Beruf beschäftigt. Ihr übergeordnetes Ziel ist es, auf die aktuellen und vor allem zukünftigen Qualifikationsanforderungen des Beschäftigungssystems vorzubereiten. Wie zuvor beschrieben, besteht dabei die große Herausforderung, dass sich der Qualifikationsbedarf nicht zwingend aus den aktuellen Aufgaben ableiten lässt und zukünftige Qualifikationsanforderungen nur schwer zu prognostizieren sind. Im Folgenden werden zunächst allgemeine Lösungsansätze für diese Herausforderung aufgezeigt, bevor auf die Aufgaben der Berufspädagogik in der Pflege eingegangen wird.

Allgemeine Aufgaben bzw. Möglichkeiten der Berufspädagogik trotz schwieriger Prognostizierbarkeit zukünftiger Qualifikationsanforderungen:

- Berufspädagogik soll die Fähigkeit zur beruflichen Mobilität fördern, und zwar bezogen auf die drei Bereiche Berufswahl, Arbeitsaufgaben und Arbeitsregion.
- Da bereits heute und in Zukunft wahrscheinlich noch mehr berufliche Kompetenzen nach der Berufsausbildung durch Weiterbildung während der Berufstätigkeit erworben werden müssen, soll die Fähigkeit zum lebenslangen Lernen durch die Berufspädagogik gefördert werden.
- Berufspädagogik hat nicht nur die Aufgabe, berufsspezifische Kompetenzen zu vermitteln, sondern auch die allgemeine Bildung zu fördern. Ziel ist es, Auszubildende und Beschäftigte zu selbstständigem und verantwortungsbewusstem Handeln in Beruf und Gesellschaft zu befähigen. Sie sollen in ihrem selbstständigen Denken und Handeln unterstützt werden, ihre persönlichen Fähigkeiten entwickeln und die Berufspädagogik soll schließlich auch gerechte Bildungschancen für alle schaffen.

Die Berufspädagogik weist in diesem Zusammenhang darauf hin, dass »die Zeiten einer engen Zweckorientierung [der beruflichen Bildung] [...] vorbei [sind]. Vielmehr trete angesichts der heute notwendigen fachübergreifenden Anforderungen das subjektive Moment der Selbststeuerung in den Vordergrund, so dass eine Neubestimmung des Verhältnisses von Bildung und Berufsbildung anstehe« (Nolda, 2015, S. 126).

### 1.4.2 Berufspädagogische Didaktik in der Pflegeausbildung

Die Berufspädagogik spielt in der Pflege eine entscheidende Rolle bei der Ausbildung von Pflegekräften und hat damit einen großen Einfluss auf die Qualität der Pflege. Die Lehrenden in allen Bereichen der Pflege tragen eine große Verantwortung, da sie den angehenden Pflegenden nicht nur fachliches Wissen, sondern auch die Werte und ethischen Grundsätze des Berufs vermitteln.

Die folgenden Bereiche fokussiert die berufspädagogische Didaktik allgemein im Pflegebereich:

- *Vermittlung von Fachwissen:* Die Auszubildenden in der Pflege sollen dabei unterstützt werden, ein fundiertes Verständnis aller Themen, die die Pflegepraxis betreffen, zu erlangen.
- *Aktives Lernen:* Die berufspädagogische Didaktik soll aktives Lernen fördern. Dazu sind die Auszubildenden aktiv in den Lernprozess einzubeziehen, z. B. durch Gruppenarbeiten, Diskussionen und praktische Übungen. Dies erhöht ihre Motivation und ihr Verständnis (▶ Kap. 1.1).
- *Kompetenzorientiertes Lernen:* Die berufspädagogische Didaktik soll die Entwicklung von Kompetenzen unterstützen, die für die Ausübung des Pflegeberufs erforderlich sind. Dies beinhaltet nicht nur fachliches Wissen, sondern auch die Förderung von sozialen Kompetenzen, kritischem Denken, Problemlösungsfähigkeiten und vieles mehr (▶ Kap. 1.2).
- *Praxisnahe Ausbildung:* Die berufspädagogische Didaktik soll sicherstellen, dass sich der Unterricht unmittelbar an den Anforderungen des Pflegeberufs orientiert. Dies umfasst z. B. das praktische Einüben pflegerischer Fertigkeiten (Skillstraining) bis hin zu komplexeren Simulationen realer Pflegesituationen.
- *Innovative Lehrmethoden:* Die berufspädagogische Didaktik sollte auch innovative Lehrmethoden, wie z. B. den Einsatz von Technologie in der Ausbildung, nutzen, um das Lernen attraktiver und effektiver zu gestalten. Auf die Möglichkeiten des digitalen Lernens wird unten eingegangen (▶ Kap. 1.6).
- *Berufsethik und Werte:* Die Pflegeausbildung sollte neben der Vermittlung von Fachwissen auch das Verständnis für ethische Werte und damit die Berufsethik fördern. Dies ist wichtig, um Pflegende auf die komplexen moralischen Herausforderungen im Pflegeberuf vorzubereiten.
- *Interdisziplinäre Zusammenarbeit:* Die heutige Gesundheitsversorgung erfordert die Zusammenarbeit verschiedener Gesundheitsberufe. AusbilderInnen in der Gesundheits- und Krankenpflege sollten die Bedeutung interdisziplinärer Teamarbeit hervorheben und die Lernenden darauf vorbereiten, effektiv mit ÄrztInnen, TherapeutInnen und den ExpertInnen aus anderen Disziplinen zusammenzuarbeiten.
- *Lebenslanges Lernen:* Der Gesundheitssektor ist einem ständigen Wandel unterworfen und Pflegekräfte müssen sich ständig weiterbilden. Ausbilder sollten den Lernenden die Bedeutung des lebenslangen Lernens vermitteln und sie ermutigen und befähigen, fachlich auf dem Laufenden zu bleiben.

All dies sind vielfältige Anforderungen an die Berufspädagogik im Allgemeinen und an die an der Ausbildung beteiligten Personen im Besonderen. Wie bei den Auszubildenden selbst, so ist auch bei der Berufspädagogik der Kompetenzerwerb zur Erfüllung der hier genannten Aufgaben als ein langfristiger Prozess anzusehen. Die einzelnen Themen dieses Buches können dazu einen wichtigen Beitrag leisten.

## 1.5 Lernfeldansatz

Der Berufspädagogik kann der Lernfeldansatz zugeordnet werden, der eine gute breite berufliche Qualifizierung ermöglichen soll. Dieser Ansatz wurde in Deutschland in den 1990er Jahren in den berufsbildenden Schulen eingeführt und zielt darauf ab, den Unterricht stärker an realen Arbeits- und Geschäftsprozessen zu orientieren. Statt einzelne Fächer isoliert zu betrachten und ihre Inhalte losgelöst von denen anderer Fächer zu vermitteln, werden die Lerninhalte in so genannten Lernfeldern organisiert, die verschiedene Themenbereiche integrieren, dabei einen Bezug zur beruflichen Praxis herstellen und diese jeweils aus der Perspektive der jeweiligen Fächer darstellen (Geppert et al. 2005).

Dies macht den Einsatz im Ausbildungsbereich der Pflege besonders sinnvoll, deren Berufsalltag dadurch gekennzeichnet ist, dass die Arbeitssituationen durch ständig neue und sich verändernde komplexe Pflegesituationen und -probleme geprägt sind. Darüber hinaus müssen Pflegekräfte in der Lage sein, sich auf der Basis eines breiten Grundlagenwissens selbstständig neues Wissen anzueignen. Der medizinische Fortschritt, die Zunahme der Multimorbidität der PatientInnen sowie die Entwicklung hin zu einer ressourcenorientierten Pflege erfordern eine permanente fachliche Weiterentwicklung. Darüber hinaus ist davon auszugehen, dass der Pflegeberuf aufgrund des bereits bestehenden und sich weiter verschärfenden Fachkräftemangels im ärztlichen Bereich, der natürlich auch den Pflegebereich betrifft, eine größere Eigenständigkeit erlangen wird.

Der Lernfeldansatz bietet generell Lösungen für die Herausforderungen im Berufsfeld, indem er eine handlungsorientierte, praxisnahe Ausbildung ermöglicht. Die Rolle der Lehrenden verändert sich gegenüber dem traditionellen Frontalunterricht. Auch den heutigen Bedürfnissen der meisten Jugendlichen nach einem praxisnahen Unterricht kommt der Ansatz entgegen (Wendorff 2020).

Nun wird erläutert, welchen Defiziten der Lernfeldansatz entgegenwirken soll und wie Lernfelder erstellt werden. Abschließend wird auf spezielle Herausforderungen bei der Umsetzung in Lernfelder eingegangen.

### 1.5.1 Lernfeldansatz in der pflegerischen Berufsausbildung

Die Umstellung der Rahmenpläne für die Berufsausbildungen auf eine Gliederung nach Lernfeldern in der Pflege erfolgte im Zuge der Einführung des neuen Pflegeberufegesetzes, das am 1. Januar 2020 in Kraft getreten ist (BMSFJ 2010). Diese Umstellung auf eine Gliederung nach Lernfeldern wurde aufgrund verschiedener Kritikpunkte am alten Ausbildungssystem notwendig (Schelten 2010). Dazu gehörten:

- *Unzureichender Theorie-Praxis-Transfer:* In der traditionellen Ausbildung klaffte oft eine Lücke zwischen theoretischem Wissen und praktischer Anwendung.
- *Überwiegend frontale Lehrmethoden:* Der Unterricht erfolgte häufig in Form von Frontalvorträgen, die wenig Raum für eine aktive Beteiligung der Auszubildenden ließen.
- *Mangelnde Ausrichtung auf die vielfältigen erforderlichen Kompetenzen:* Unter anderem wurde die Förderung sozialer und praktischer Fähigkeiten vernachlässigt.
- *Fragmentierung des Wissens:* Wissen wurde oft in isolierten Fächern vermittelt, was die Integration und Anwendung erschwerte.

Die handlungslogische Struktur im Unterricht des Lernfeldansatzes unterscheidet sich von der früheren fachlogischen Struktur, da der Unterricht entlang einer vollständigen Handlung verläuft und die Fächer an entscheidenden Stellen zum Einsatz kommen. Konkrete Aspekte, die Antworten auf die beschriebenen Defizite der bisherigen Ausbildungsdurchführung darstellen, sind:

- *Hohe Aktivität der Lernenden:* Im handlungsorientierten Unterricht des Lernfeldansatzes sind die Lernenden aktiv beteiligt und setzen sich intensiv mit den Lerninhalten auseinander. Dazu gehören auch Phasen des selbstständigen Lernens.
- *Handlungsstruktur:* Der Unterricht folgt einer klaren Handlungsstruktur, in der die Lernenden Aufgaben selbst planen, durchführen und anschließend auswerten.
- *Lehrende als Lernunterstützer, Lernbegleiter:* Die Lehrenden agieren nicht als reine Wissensvermittler, sondern unterstützen die Lernenden in ihrem Lernprozess. Als Lernberater helfen sie den Lernenden einerseits, geeignete Lernstrategien zu finden, andererseits unterstützen sie sie in ihren eigenständigen Lernschritten, u. a. durch Feedback.

### 1.5.2 Erstellen von Lernfeldern

Lernfelder werden durch Bezeichnungen, Ziele, Inhalte und zeitliche Vorgaben definiert. Die Bezeichnungen orientieren sich an beruflichen Handlungssituationen. Die Ziele sind auf der Ebene von Grobzielen auf einem relativ hohen Abstraktionsniveau formuliert. Sie sind auf die Förderung beruflicher Handlungskompetenz ausgerichtet und orientieren sich an vollständigen Handlungen. Die Anzahl der Lernfelder in einem Ausbildungsberuf ergibt sich aus der Überlegung, konkrete berufliche Aufgabenstellungen und Handlungsabläufe sinnvoll zu Einheiten als Lernfelder zusammenzufassen. Pro Ausbildungsjahr können beispielsweise vier bis sechs Lernfelder vorgesehen werden. Diese umfassen dann zwischen 20 und 80 Unterrichtsstunden (Schelten 2010).

Die Schritte zur Erstellung einer konkreten Lernsituation aus einem Themenbereich oder Lernfeld umfassen zunächst die Ableitung von Teilhandlungen aus dem Handlungsfeld und dann die Ableitung von Teilhandlungen aus diesen identifizierten Handlungen. Daran schließt sich die Zerlegung jeder Handlung in kleinere Handlungstypen kognitiver, sozialkommunikativer, emotionaler und gegenständlich-materieller Art und die Zuordnung der identifizierten Teilhandlungstypen zu den Handlungskompetenzen an (Falk & Kerres 2006).
Lernsituationen werden auf der Grundlage der zugeordneten Handlungskompetenzen entwickelt.

### 1.5.3 Herausforderungen beim Lernfeldansatz

Die Umstellung auf den Lernfeldansatz bringt jedoch auch Nachteile bzw. Herausforderungen mit sich, da das Ergebnis weniger vorhersehbar ist als beim Frontalunterricht, der wiederum aber die oben genannten Nachteile hat. Bei der Einführung dieser Art von handlungsorientiertem Unterricht in der Pflegeausbildung können folgende Herausforderungen auftreten, für die gleichzeitig Lösungsansätze aufgezeigt werden:

- *Mangelnde Abstimmung zwischen den Lehrenden:* Die Abstimmung und Zusammenarbeit der beteiligten Lehrenden sollten von Anfang an bei der Erstellung der Lernfelder geplant werden, um einen reibungslosen Ablauf des handlungsorientierten Unterrichts zu gewährleisten.
- *Fehlende methodische Qualifikation der Lehrenden:* Die beteiligten Lehrenden müssen die notwendigen Fähigkeiten und Kenntnisse zur Gestaltung handlungsorientierter Lernsituationen erwerben. Dazu sollten ihnen Fortbildungsangebote gemacht und zeitliche Ressourcen zur Verfügung gestellt werden.

- *Überforderung der Lernenden durch selbstorganisiertes Arbeiten:* Lernende, die nicht an selbstständiges Lernen gewöhnt sind, können Schwierigkeiten haben, sich ausreichend selbst zu organisieren und eigenverantwortlich zu lernen. Diesen sollten Einführungskurse angeboten werden, die helfen, die notwendigen Kompetenzen zu erwerben, und die Auszubildenden sollten zu Beginn der Ausbildung noch stärker direkt von den Lehrenden bei den selbstständig zu bearbeitenden Aufgaben unterstützt werden.
- *Problem des Rollenwechsels von Lehrenden und Lernenden:* Lehrende müssen sich von der traditionellen Rolle des Wissensvermittlers hin zu Lernberatern und Lernbegleitern entwickeln. Um diesen Rollenwechsel zu unterstützen, sind Fortbildungen und ein regelmäßiger Austausch im Kollegium notwendig.
- *Handlungsorientierter Unterricht birgt die Gefahr mangelnder Lerntiefe:* Es bedarf einer sorgfältigen Gestaltung der Lernsituationen, um sicherzustellen, dass die Lernenden ein ausreichend tiefes Verständnis des Sachgegenstands entwickeln.

Trotz der beschriebenen Herausforderungen trägt der Lernfeldansatz dazu bei, die Pflegeausbildung praxisnäher, kompetenzorientierter und an den aktuellen Anforderungen des Gesundheitswesens auszurichten. Dies ist entscheidend, um die Auszubildenden in die Lage zu versetzen, den komplexen Herausforderungen des Berufes gerecht zu werden und eine qualitativ hochwertige Patientenversorgung zu gewährleisten.

## 1.6 Digitalisierung im Bereich praktische Berufspädagogik

Neben den vielen negativen Aspekten, die die Coronapandemie im Jahr 2020 und dem darauffolgendem mit sich gebracht hat, gibt es auch einen positiven Aspekt, der die Bereiche Schule und Berufsbildung betrifft. Während vor der Pandemie nur wenige LehrerInnen Zeit und Interesse hatten, sich mit dem Einsatz digitaler Werkzeuge im Unterricht oder der Nutzung von Videokonferenzsystemen zu beschäftigen, hat die Zeit der Pandemie dazu geführt, dass viele von ihnen digitale Lehrkompetenzen entwickelt und ein generelles Interesse an diesem Thema entfaltet haben.
Im folgenden Unterkapitel werden die Grundlagen der Onlinelehre vorgestellt (▶ Kap. 1.6.1).

### 1.6.1 Differenzierung von synchroner und asynchroner Onlinelehre

Grundsätzlich kann zwischen synchroner und asynchroner Onlinelehre unterschieden werden. Synchron bedeutet, dass sowohl Lehrende als auch Lernende gleichzeitig aktiv sind und direkt miteinander interagieren. Dies wird durch Online-Konferenzsysteme wie Zoom, WebEx oder BigBlueButton möglich. Asynchron bedeutet, dass die Teilnehmenden zeitlich flexibel auf Lernmaterialien zugreifen können, die digital auf einer Lernplattform hinterlegt sind. Sie bearbeiten diese dann, wenn es ihnen zeitlich möglich ist. Meist wird dafür ein genereller Bearbeitungszeitraum vorgegeben. Die im deutschsprachigen Raum am häufigsten verwendete Lernplattform ist Moodle. Im Folgenden wird auf die beiden

Möglichkeiten der Onlinelehre näher eingegangen.

### Synchrone Onlinelehre

Lehrende und Lernende nutzen ein Online-Konferenzsystem, das Audio- und Videoübertragung integriert. Weitere typische Funktionen, die die Interaktion unterstützen, sind ein integrierter Chat und die Möglichkeit für alle Beteiligten, auf einem digitalen Whiteboard bzw. Pad zu zeichnen und zu schreiben. Sogenannte Breakout-Räume ermöglichen das unabhängige Arbeiten in Untergruppen über einen vorher festgelegten Zeitraum. Zusätzlich können sich die Lernenden über Symbole wie Handheben oder Smileys einbringen. Folienpräsentationen können sowohl von den Lehrenden als auch von den Lernenden gezeigt werden, indem der Bildschirm für alle freigegeben wird. Zusätzlich ist ein Abstimmungstool integriert.

### Asynchrones Onlinelernen

Asynchrone Onlinelehre ermöglicht den Teilnehmenden Selbstlernaktivitäten, die meist ergänzend zu Präsenzlehreinheiten oder synchroner Onlinelehre angeboten werden. Die einfachste Einsatzmöglichkeit asynchroner Elemente ist die Bereitstellung von Online-Lernmaterialien auf einer Lernplattform. Mit ihrer Hilfe können digitale Lernmaterialien nicht nur leicht verteilt, sondern auch von den Teilnehmenden selbst erstellt werden.

Lernplattformen integrieren die Verwaltung von Benutzerdaten, bieten eine intuitiv bedienbare Benutzeroberfläche sowie Werkzeuge zur Erstellung von Inhalten und zur Erledigung von Aufgaben. Die vier Haupteinsatzgebiete von webbasierten Lernplattformen in der Aus- und Weiterbildung sind

- Bereitstellung von Texten und multimedialen Inhalten,
- Foren zur asynchronen Kommunikation,
- kooperatives Arbeiten an einer Aufgabe, z. B. das Erstellen eines gemeinsamen Wikis und
- schriftliches Feedback durch AdministratorInnen zu den präsentierten Gruppenergebnissen.

Dabei ist bei der Bereitstellung von Textinformationen zu beachten, dass das Lesen am Bildschirm langsamer und anstrengender ist als das Lesen von gedruckten Texten. Informationen sollten daher online nicht als reiner Text wie in einem Buch präsentiert werden, sondern möglichst durch Bilder oder andere mediale Elemente sinnvoll ergänzt werden.

Zusätzlich können den Teilnehmenden einfache Übungsaufgaben zur Verfügung gestellt werden, die Lösungseingaben können direkt vom System ausgewertet und das Ergebnis sofort zurückgemeldet werden. Dies ermöglicht eine bessere Einschätzung des eigenen Lernstandes.

Auch wenn Lernplattformen überwiegend asynchron genutzt werden, integrieren sie ergänzend synchrone Funktionen wie z. B. eine Chatfunktion (Wendorff 2021).

Wird eine Mischung aus Präsenz- und Online-Training durchgeführt, das sogenannte Blended Learning, ist es sinnvoll, die Lernenden zunächst in einer einführenden Präsenzphase auf die folgenden Selbstlernphasen vorzubereiten, die durch die Bereitstellung von Online-Materialien und Online-Kommunikationstools ermöglicht werden. So lernen sich alle Beteiligten zunächst von Angesicht zu Angesicht kennen, was die spätere Online-Zusammenarbeit fördert.

In Onlinephasen ist es dann wichtig, dass die Lehrkraft in der Regel innerhalb von 24 Stunden antwortet, falls während der Onlineaktivitäten inhaltliche Fragen oder technische Probleme auftauchen. Dies ist z. B. über E-Mail oder Messenger-Dienste wie WhatsApp möglich. Zeitnahes Feedback zu Lösungsabgaben oder anderen Beiträgen der Lernenden gehört ebenfalls dazu. Die Lehrenden übernehmen in den Online-Phasen die Rolle der Moderation und Lernberatung.

### 1.6.2 Herausforderungen sowie Vor- und Nachteile der Onlinelehre

Selbstgesteuertes Lernen mit Hilfe von Online-Lerninhalten erfordert ein hohes Maß an Lerndisziplin und ein gutes Zeit- und Selbstmanagement, was nicht allen Teilnehmenden leichtfällt. Diese müssen sich bei einem Onlineangebot ausreichend Lernzeit reservieren und auf eine geeignete Lernumgebung achten, die ihnen eine konzentrierte Bearbeitung der Aufgaben ermöglicht. Generell ist zu beachten, dass die meisten Lernenden das selbstständige Lernen mit digital bereitgestellten Informationen erst üben müssen.

**Besondere Vorteile des E-Learnings**

- Die Teilnehmenden lernen, digitale Angebote für ihre eigenen Lernprozesse zu nutzen. Dadurch wird ihre digitale Kompetenz gefördert.
- Die asynchrone Durchführung ermöglicht es den Teilnehmenden, Aufgaben im eigenen Lerntempo zu bearbeiten und Einheiten beliebig oft zu wiederholen.
- Digital verfügbare Audio- und Videodokumente können sehr einfach in die Lernaktivitäten integriert werden.

**Spezifische Nachteile von E-Learning**

- Die soziale Interaktion und die damit verbundene Gruppenbildung werden erschwert, wenn sich die Teilnehmenden nicht in einem physischen Raum treffen.
- Die Gefahr der passiven Teilnahme steigt, da Nebenaktivitäten weniger auffallen, wenn die Lernenden allein zu Hause vor dem Bildschirm sitzen, insbesondere wenn sie ihre Kamera nicht einschalten bei synchron durchgeführten Onlineparts.
- Motivationsprobleme können auftreten, wenn weniger direkte Interaktionen und Diskussionen stattfinden als im Präsenzunterricht.

Abschließend ist zu betonen, dass Präsenz- und Onlinelehre als sinnvolles Nebeneinander bzw. Onlinelehre als sinnvolle Ergänzung und nicht als Konkurrenz gesehen werden. So können die Vorteile beider Ansätze genutzt werden.

### 1.6.3 Virtual Reality und Augmented Reality als ergänzende Möglichkeiten

In der Pflegeausbildung können Virtual Reality (VR) und Augmented Reality (AR) auf vielfältige und innovative Weise eingesetzt werden, um die Ausbildung interaktiver zu gestalten (Rossa 2023). Die Grundlagen zu diesem Thema werden im ▶ Kap. 13 anschaulich und ausführlich vermittelt. Hier werden in der Übersicht unterschiedliche Umsetzungsmöglichkeiten in die Lehrpraxis aufgezeigt:

- *Simulationen von Pflegeszenarien:* Mit VR können Auszubildende in realistische, simulierte Umgebungen eintauchen, in denen sie verschiedene Pflegesituationen erleben und üben können. Dies kann von alltäglichen Aufgaben im Krankenhaus bis hin zu Notfallsituationen reichen, in denen sie lernen, unter Druck zu handeln, ohne echte PatientInnen zu gefährden.
- *Anatomie- und Physiologie-Einheiten:* VR und AR können eingesetzt werden, um komplexe anatomische Strukturen und physiologische Prozesse detailliert darzustellen. Lernende können virtuelle Modelle des menschlichen Körpers erkunden und interaktiv lernen.
- *Geschicklichkeitstraining und Verfahrensübungen:* Durch den Einsatz von VR und

AR können PflegeschülerInnen Fertigkeiten wie das Setzen von Injektionen, das Anlegen von Verbänden oder die Durchführung von Untersuchungen in einer kontrollierten und sicheren Umgebung üben. Diese Technologien ermöglichen es, bestimmte Verfahren so lange zu wiederholen, bis sie sicher beherrscht werden.

- *Verhaltens- und Kommunikationstraining:* AR und VR können eingesetzt werden, um Szenarien zu simulieren, in denen die Kommunikation mit PatientInnen, Angehörigen und anderen beteiligten Berufsgruppen geübt werden kann. Dies kann besonders nützlich sein, um schwierige Gespräche zu trainieren, wie das Überbringen schlechter Nachrichten oder das Besprechen von Behandlungsplänen.
- *Empathie Training:* Durch das Nachempfinden der Patientenperspektive können Auszubildende in der Pflege ihr Einfühlungsvermögen und ihr Verständnis für die Erfahrungen und Gefühle ihrer PatientInnen verbessern. VR kann beispielsweise eingesetzt werden, um die Welt aus der Perspektive einer Person mit bestimmten Einschränkungen oder Krankheiten zu erleben.
- *Fortbildung und Spezialisierung:* VR und AR können auch für die Fortbildung und Spezialisierung in der Pflege eingesetzt werden, z. B. für Operationstechniken, spezielle Pflegeverfahren oder den Umgang mit seltenen Krankheiten.
- *Stressmanagement und psychologisches Training:* Auszubildende in der Pflege können lernen, mit stressigen oder emotional belastenden Situationen besser umzugehen, indem sie solche Szenarien in einer VR-Umgebung erleben und Strategien zur Stressbewältigung einüben.

Durch den Einsatz dieser Technologien können Pflegeausbildungsprogramme ein hohes Maß an Praxisnähe und interaktiven Lernerfahrungen bieten, was die Vorbereitung auf die realen Herausforderungen im Pflegeberuf verbessert. Gleichzeitig bestehen derzeit noch folgende Herausforderungen bei der Umsetzung:

Die Entwicklung und Implementierung dieser Technologien ist in der Regel mit hohen Kosten verbunden, die sowohl die Anschaffung von Hardware als auch die Softwareentwicklung umfassen. Außerdem sind spezielle Programmier- und Designkenntnisse erforderlich. Benutzerfreundlichkeit und Zugänglichkeit sind ebenfalls entscheidend, da die Schnittstellen intuitiv und für alle BenutzerInnen zugänglich sein müssen. Die Zuverlässigkeit der Hard- und Software muss gewährleistet sein, da technische Probleme die Lernerfahrung erheblich beeinträchtigen können. Datenschutz und Sicherheit sind ebenfalls wichtige Aspekte, insbesondere im Hinblick auf die Verarbeitung personenbezogener Daten der Lernenden.

Eine weitere Herausforderung ist die Bewertung der Wirksamkeit solcher Trainingsmodule, da zuverlässige Methoden zur Messung des Lernerfolgs erforderlich sind. Auch sind gesundheitliche Bedenken wie Schwindel, Übelkeit oder Augenbelastung bei längerer Nutzung von VR-Headsets zu berücksichtigen. Schließlich erfordert die Integration von VR und AR in bestehende Curricula nicht nur eine Anpassung der Lehrmethoden, sondern auch der Evaluationsstrategien, wenn nach der Nutzung von VR- und AR-Prüfungsleistungen erhoben werden sollen.

Diese vielfältigen Herausforderungen erfordern eine sorgfältige Planung und kontinuierliche Anpassung, um die Vorteile von VR und AR in der Pflegeausbildung effektiv nutzen zu können. (▶ Kap. 13)

## 1.7 Lernortkooperation in der Pflegeausbildung: Gemeinsam für eine qualifizierte Versorgung

Die Ausbildung von Pflegekräften ist eine komplexe Aufgabe, die eine enge Zusammenarbeit der verschiedenen Lernorte erfordert. Eine funktionierende Lernortkooperation, d. h. die Zusammenarbeit zwischen Pflegeschulen, Krankenhäusern und ggf. weiteren am Ausbildungsprozess beteiligten Institutionen, wie z. B. Hochschulen in der akademischen Pflegeausbildung, hat einen erheblichen Einfluss auf die Ausbildung von Pflegefachkräften.

**Weshalb ist die Lernortkooperation wichtig?**

In der Pflegeausbildung ist eine enge Verzahnung von theoretischem Wissen und praktischen Fertigkeiten wichtig. Die Lernortkooperation ermöglicht es, diese beiden Aspekte der Ausbildung sinnvoll miteinander zu verknüpfen. Die Zusammenarbeit zwischen der Pflegeschule, in der das theoretische Wissen vermittelt wird, und den Praxiseinrichtungen, in denen die praktischen Fertigkeiten erlernt und angewendet werden, schafft eine sich ergänzende Lernsituation.

Darüber hinaus stellt die Lernortkooperation sicher, dass die Ausbildung den Anforderungen der modernen Pflegepraxis gerecht wird. In einer sich ständig verändernden Gesundheitslandschaft müssen Pflegekräfte vielfältige Kompetenzen entwickeln, um den Herausforderungen des Berufsalltags gerecht zu werden. Eine gute Lernortkooperation ermöglicht es, die Ausbildung den aktuellen Anforderungen anzupassen und die AbsolventInnen optimal auf ihre zukünftige Rolle vorzubereiten.

**Vorteile der Lernortkooperation:**

- *Praxisnähe:* Durch die enge Zusammenarbeit mit den Praxiseinrichtungen erhalten die Auszubildenden einen realistischen Einblick in die Pflegepraxis. Sie können das in der Schule erworbene Wissen direkt anwenden und praktische Erfahrungen sammeln.
- *Vielfältige Lerngelegenheiten:* In den Praxiseinrichtungen treffen die Auszubildenden auf unterschiedliche Lernsituationen. Sie können sowohl in der stationären als auch in der ambulanten Pflege tätig werden und sich mit unterschiedlichen Altersgruppen und Krankheitsbildern auseinandersetzen.
- *Erfahrungsaustausch:* Die Lernortkooperation ermöglicht darüber hinaus einen gegenseitigen Wissens- und Erfahrungsaustausch zwischen den Lehrenden der Pflegeschule und den PraxisanleiterInnen in den Einrichtungen. Dies fördert die kontinuierliche Weiterentwicklung der Ausbildung.
- *Vernetzung:* Die Auszubildenden haben die Möglichkeit, sich frühzeitig in die pflegeberufliche Gemeinschaft einzubringen und wertvolle Kontakte zu knüpfen. Dies kann die berufliche Integration nach Abschluss der Ausbildung erleichtern.

**Herausforderungen der Lernortkooperation:**

Obwohl die Lernortkooperation von großem Nutzen ist, bringt sie auch Herausforderungen mit sich, die hier zusammen mit möglichen Lösungsansätzen dargestellt werden.

- *Zusätzliche Kommunikation:* Eine effektive Kommunikation zwischen den Verantwortlichen der verschiedenen Lernorte ist wichtig. Die Lehrkräfte in der Schule, die Praxisanleiter und die Auszubildenden müssen in regelmäßigem Kontakt stehen und Informationen austauschen, um einen reibungslosen Lernprozess zu gewährleisten. Diese enge Abstimmung und Ko-

ordination zwischen Schule und Praxisstelle ist zeitintensiv, aber wichtig.
- *Zeitaufwand:* Die Planung und Organisation der Lernortkooperation erfordern Zeit und Ressourcen. Dies kann eine zusätzliche Belastung für die beteiligten Einrichtungen und die dort tätigen Personen darstellen.
- *Veränderte Anforderungen:* Die Pflegepraxis ist einem ständigen Wandel unterworfen. Die Lernortkooperation muss flexibel sein und sich an neue Entwicklungen und Anforderungen anpassen.

Abschließend ist festzuhalten, dass die Lernortkooperation in der Pflegeausbildung nicht nur eine Brücke zwischen Theorie und Praxis bildet, sondern auch eine unverzichtbare Grundlage für die Entwicklung kompetenter, anpassungsfähiger und praxisorientierter Pflegefachkräfte darstellt, die den Herausforderungen der modernen Pflegelandschaft gewachsen sind.

## 1.8 Literatur


Bundesministerium für Familie, Senioren, Frauen und Jugend (BMSFJ) (Hrsg.) (2019). Rahmenlehrpläne für die neue Pflegeausbildung veröffentlicht. Zugriff am 18.07.2031 unter: https://www.bmfsfj.de/bmfsfj/aktuelles/alle-meldungen/rahmenlehrplaene-fuer-die-neue-pflegeausbildung-veroeffentlicht-137556.

Dubs, R. (2008). Lehrerverhalten - Ein Beitrag zur Interaktion von Lehrenden und Lernenden im Unterricht. 2. Aufl. Zürich: SKV.

Falk, J. & Kerres, A. (2006). Lernfelder in der Pflegeausbildung - Leitfaden zur handlungsorientierten Unterrichtsgestaltung. Weinheim und München: Juventa.

Geppert, S., Geppert, C., Füg, L. & Eidam, D. (2005): Lernfelder in der Pflegeausbildung - Theorie und praktische Umsetzung. Stuttgart: Kohlhammer.

Herrmann, U. (2020). Neurodidaktik. 3. Aufl. Weinheim: Beltz.

Kopf, M., Leipold, J. & Seidl, T (2010). Kompetenzen in Lehrveranstaltungen und Prüfungen - Handreichung für Lehrende. Mainzer Beiträge zur Hochschulentwicklung Bd. 16. Mainz: Zentrum für Qualitätssicherung und -entwicklung.

Meyer, H. (2020). UnterrichtsMethoden 1 – Theorieband. 19. Aufl. Berlin: Cornelsen.

Medina, J. (2009). Gehirn und Erfolg – 12 Regeln für Schule, Beruf und Alltag. Heidelberg: Springer.

Nolda, S. (2015). Einführung in die Theorie der Erwachsenenbildung. 3. Aufl. Darmstadt: WBG.

Rossa, M. (2023). Mediendidaktisches Potential von Immersiven Medien für die Projektorientierte Lehre und das Projektbasierte Lernen an Hochschulen – Future Skills wir kommen! In: Preiß, F., Reichle, H. & Wendorff, J. Projektorientierte Lehre an Hochschulen angewandter Wissenschaften - Ein multiperspektivischer Zugang (S. 51-63). Wiesbaden: Springer.

Raithel, J., Dollinger, B. & Hörmann, G. (2009). Einführung Pädagogik - Begriffe - Strömungen - Klassiker - Fachrichtungen. 3. Aufl. Wiesbaden: Verl. für Sozialwissenschaften.

Schelten, A. (2004). Einführung in die Berufspädagogik. Stuttgart: Franz Steiner.

Wahrig, G. & Wahrig-Burfeind,R. (2002). Wahrig Wörterbuch. Gütersloh: Bertelsmann Lexikon Institut.

Wendorff, J. (2021). Das LEHRbuch – Trainerwissen auf den Punkt gebracht. 4. Aufl. Bonn: ManagerSeminar.

Wendorff, J. (2020). SMARTe Zeiten? Wie wir unsere Jugendlichen und uns besser verstehen!. Wangen: Eigenverlag.

# 2 Grundlagen der Praxisanleitung

*Jörg Schmal*

In diesem Kapitel werden die Grundlagen der Praxisanleitung kompakt erläutert. Zu Beginn wird der Gegenstandsbereich der Praxisanleitung unter die Lupe genommen (▸ Kap. 2.1). Neben den Aufgaben eines Praxisanleitenden finden Aspekte des beruflichen Selbstverständnisses Erwähnung. Anschließend wird der phasengerechte Aufbau einer Praxisanleitung beschrieben, sodass Praxisanleitende ein Grundgerüst zur Konzeption von Lehr-Lernsituationen in der Praxis erhalten (▸ Kap. 2.2). In einem nächsten Schritt werden die Bedingungen, die Praxisanleitung zu Grunde liegen, betrachtet (▸ Kap. 2.3). Die Bedingungen nehmen Einfluss auf die didaktischen Entscheidungen, welche Praxisanleitende zur Gestaltung eines erfolgreichen Lehr-Lernprozesses treffen (▸ Kap. 2.5). Zum Schluss werden Merkmale einer guten und somit gelungenen Praxisanleitung aufgeführt (▸ Kap. 2.6).

## 2.1 Gegenstandsbereich der Praxisanleitung

**Definition**

*Praxisanleitung* meint die planvolle und gezielte Vermittlung von Wissen und Kenntnissen im praktischen Handlungsfeld zur schrittweisen Heranführung an die beruflichen Aufgaben durch Praxisanleitende. In der Praxisanleitung werden theoretisch vermittelte Inhalte in der Berufswirklichkeit erprobt, erlernt und gefestigt (Schmal 2023, S. 234).

Der Begriff der Praxisanleitung und ob ein Lehr-Lernszenario als Praxisanleitung verstanden werden kann, ist laut dieser Definition von dem Merkmal der Planung und Zielsetzung abhängig. Dennoch findet Praxisanleitung auch häufig als spontaner, unkoordinierter und freier Prozess statt. Dies ist mitunter der Ursache geschuldet, dass im beruflichen Handlungsfeld Ereignisse sich nicht immer vorhersehen und damit planen lassen. So sind Notfallsituationen und Zustandsverschlechterungen Teil der Berufsrealität im High-Care-Bereich. Praxisanleitung bewegt sich also auf einem Kontinuum zwischen den beiden Eckpunkten (Schmal 2019) (▸ Abb. 2.1):

- Praxisanleitung als planvoller, durchdachter und gestalteter Prozess
- Praxisanleitung als spontaner, unkoordinierter und freier Prozess

Die Einordnung auf diesem Kontinuum ist von dem Umfang der vor der Praxisanleitung erfolgten didaktischen Analyse abhängig.

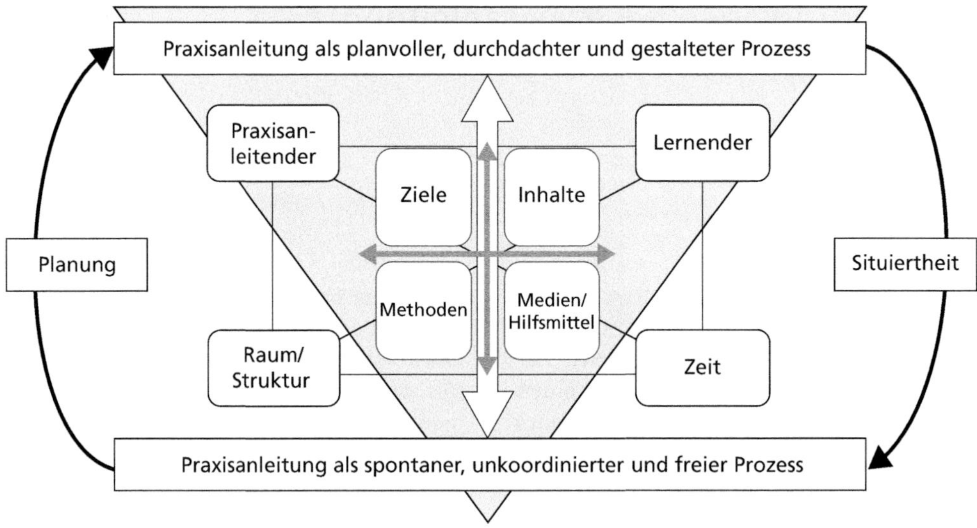


**Abb. 2.1:** Kontinuum der Praxisanleitung (eigene Darstellung).

**Definition**

Unter *Didaktik* wird sowohl die wissenschaftliche Theorie als auch die Lehre und Kunst vom Lehren und Lernen verstanden. Die Didaktik ist also die Theorie vom Lehren und Lernen. (▶ Kap. 1.2.2)

Wer Praxisanleitung plant und erfolgreich durchführen möchte, muss sich also vorab reichlich Gedanken dazu machen, wie am besten gelernt werden kann. Hierbei müssen Praxisanleitende die Bedingungen, die erfolgreichem Lehren und Lernen zu Grunde liegen sorgfältig analysieren. Dazu zählen Praxisanleitende selbst, Lernende, die räumlichen und strukturellen Gegebenheiten sowie der Faktor Zeit.

Auf Grundlage dieser Bedingungen treffen Praxisanleitende Entscheidungen, die sich wechselseitig beeinflussen. Praxisanleitende formulieren Lernziele und definieren Kompetenzbereiche, legen Inhalte fest und wählen sowohl geeignete Methoden als auch Medien und Hilfsmittel aus.

Diese Analyse und Planung stellt die Grundlage für die Konzeption einer Lehr-Lerneinheit in der praktischen Anleitung dar.

### 2.1.1 Aufgaben von Praxisanleitenden

Die Aufgaben von Praxisanleitenden lassen sich in verschiedene Bereiche untergliedern. So können fachliche Aufgaben, organisatorische Aufgaben und solche zur Unterstützung der beruflichen Sozialisation voneinander unterschieden werden.

Praxisanleitende übernehmen fachliche Aufgaben. Dazu zählt die Förderung der Handlungskompetenz. Dies gelingt u. a. durch die Vermittlung von Fertigkeiten im Rahmen einer Praxisanleitung sowie durch die Unterstützung beim individuellen Lernen als auch die Vorbereitung und Begleitung von Prüfungen. Praxisanleitende übernehmen zudem organisatorische Aufgaben. Dazu zählt u. a. die Lernortkooperation, die Vor- und Nachbereitung von Leistungseinschätzen oder die Führung eines Ausbildungsnachweises. Praxisanleitende unterstützen zudem die berufliche Sozialisation. Dazu zählt u. a. die Förderung von sozialen und personalen Kompetenzen, die Integration ethischer Prinzipien in das eigene Denken und Handeln, die Förderung der Reflexionsfähigkeit und somit die Ausprägung eines beruflichen Selbstverständnisses.

Das Lernen in der Praxis wird auch als arbeitsbezogenes Lernen (Workplace Learning) bezeichnet. Dieses arbeitsbezogene Lernen lässt sich hierbei in drei Bereiche unterteilen, in denen Praxisanleitende tätig werden können (Schmal 2022: 56):

- *Arbeitsgebundenes Lernen:* Lernen durch Arbeiten, durch Praxisanleitung sowie durch Arbeits- und Lernaufgaben, diese gehen vom Lernort Praxis aus
- *Arbeitsverbundenes Lernen*: Lernen durch arbeitsplatznahe Angebote wie Lern- und Arbeitsaufgaben, diese gehen vom Lernort Schule aus
- *Arbeitsorientiertes Lernen*: Lernen in simulierten Pflege- und Berufssituationen z. B. am dritten Lernort

Das Bundesinstitut für berufliche Bildung (BIBB) koppelt die Aufgaben von Praxisanleitende an den Gegenstand der Planung oder Situiertheit der Anleitungstätigkeit (Klein et al. 2021). Die Aufgaben werden hierbei aus dem Pflegeberufegesetz (PflBG) abgeleitet und besitzen damit vordergründig Relevanz für die generalistische Pflegeausbildung. Die hier formulierten Aufgaben besitzen aber auch Relevanz für den Bereich der beruflichen Weiterbildung.

**Ausgewählte Aufgaben der Praxisanleitung nach BIBB sind**

- Geplante und strukturierte Anleitung mit Vor- und Nachbereitung sowie Reflexion
- Gesprächsführung mit Vor-, Zwischen- und Abschlussgesprächen
- Heranführung an eigenständige Umsetzung beruflicher Aufgaben
- Sicherstellung der Erreichung des Bildungsziels
- Adäquate Umsetzung theoretischer Ausbildungsinhalte in der praktischen Ausbildung
- Hilfestellung bei der Gestaltung einer prozessorientierten Pflege und Betreuung
- Lernortkooperation u. a. mit engem Austausch sowie Funktion des Bindeglieds zwischen Bildungseinrichtung und Praxis, auch Mitarbeit bei der Erstellung des hausinternen Ausbildungsplans
- Vorbereitung und Durchführung von Leistungseinschätzungen und Prüfungen sowie die Unterstützung bei der Führung von Ausbildungsnachweisen
- Weiterentwicklung der Lernenden, u. a. durch Initiierung von Lernprozessen, individuelle Begleitung von Lern- und Arbeitsprozessen, Auswahl von Arbeitsaufgaben, um die Entwicklung zu unterstützen, Vermittlung von Methoden des Selbstlernens und Förderung von Kompetenzen zur Befähigung selbstorganisierten Lernens, Vermittlung von effektivem Zusammenarbeiten
- Unterstützung des schrittweisen selbstständigen Arbeitens mit zunehmender Verantwortungsübernahme
- Einbindung in das kollegiale Umfeld
- Erstellung und Bewertung von Arbeits- und Lernaufgaben
- Einschätzung und Rückmeldung zum Lernstand und zu den Kompetenzen in Form von Kurzfeedbacks
- Weiterbildung durch Teilnahme an berufspädagogischen Fortbildungen (24 Stunden/Jahr)

Das Ziel der Praxisanleitung stellt die Förderung der beruflichen Handlungskompetenz dar, welches aus drei Bereichen gespeist wird. Hierzu braucht es erstens fachtheoretisches Wissen, welches im theoretischen und praktischen Unterricht erworben wird. Zweitens braucht es praktisches Wissen, welches durch Erfahrung erworben wird. Und schließlich ist auch drittens Arbeitsprozesswissen notwendig, welches unmittelbar im Arbeitsprozess mitunter durch Erfahrungslernen in Kombination mit theoretischen Kenntnissen erworben wird.

### 2.1.2 Berufliches Selbstverständnis

**Definition**

Das *berufliche Selbstverständnis* bündelt die grundlegenden Anteile eines Berufsfeldes und die verschiedenen Blickwinkel auf die Berufsausübung unter einem Dach (Schmal 2022).

Spricht man von beruflichem Selbstverständnis bei Praxisanleitenden, meint dies das grundlegende Wissen über und die Auseinandersetzung mit verschiedensten Themen. Es folgen ausgewählte Themenkreise, die für die berufliche Ausübung einer Tätigkeit als Praxisanleitender elementar sind.

Ein zentraler Begriff in der Pflege stellt das Pflegeverständnis dar. Dieses kann aus individueller, institutioneller, wissenschaftlicher und gesetzgeberischer Perspektive betrachtet werden. Unter dem Strich kann aber folgendes festgehalten werden: Pflegefachmänner und Pflegefachfrauen handeln auf der Grundlage eines professionellen, ethischen fundierten Pflegeverständnisses.

Ein weiterer Begriff ist das Berufsverständnis. Hierunter versteht man u. a. die klare Aufgabenformulierung und Zielsetzung von Praxisanleitung sowie die Auseinandersetzung mit der persönlichen Verantwortung im Bildungsprozess. Zudem benötigen Praxisanleitende grundlegende rechtliche Kenntnisse für ihr Handlungsfeld, aber eben auch zu ihrem eigenen Berufsprofil. Dazu zählt z. B. die Befähigung zur Praxisanleitung. Hierzu ist der Abschluss einer berufspädagogischen Zusatzqualifikation im Umfang von mindestens 300 Stunden erforderlich oder eine bis zum 31.12.2019 abgeschlossene, andere Qualifikation. Zudem bedarf es des kontinuierlichen Nachweises über insbesondere berufspädagogische Fortbildungen im Rahmen von 24 Stunden jährlich gegenüber der zuständigen Behörde.

Praxisanleitende arbeiten nicht allein, sondern in intra- und interdisziplinären Teams. Somit benötigen sie Kenntnisse über Zuständigkeiten und Kompetenzzuweisungen sowie über gelungene Teamarbeit.

Außerdem brauchen sie Wissen zur Organisation und Struktur der zu unterstützenden Bildungsabschlüsse z. B. Inhalte und Form der Grundausbildung oder Weiterbildungsmaßnahmen.

Natürlich benötigen Praxisanleitende Grundkenntnisse aus der Pädagogik und Didaktik zur Planung und Gestaltung von Lehr-Lerneinheiten in der Praxis. Die Grundkenntnisse und ihre Anwendung stehen in direktem Zusammenhang mit der Qualität ihrer Tätigkeit und dem damit verbunden Ziel, die berufliche Handlungskompetenz auszuprägen.

Praxisanleitende müssen über die Fähigkeit verfügen ethisch reflektiert zu handeln. Dazu sind Kenntnisse zu den ethischen Prinzipien und verschiedenen Möglichkeiten ethischer Entscheidungsfindung erforderlich. Der für den Pflegeberuf elementare ICN-Ethikkodex kann dabei hilfreich sein, den ethischen Kompass einzuordnen. Praxisanleitende benötigen ein wissenschaftliches Grundverständnis u. a. zu den Aufgaben und Zielen der Pflegewissenschaft und -forschung. Sie sollten den Aufbau eines Forschungsprozesses nachvollziehen können und die Prinzipien des wissenschaftlichen Arbeitens kennen. Praxisanleitende sollten über die grundlegenden Kenntnisse zum wissenschaftlichen Arbeiten in der Pflege verfügen, wie die Wissensrecherche und Durchführung einer evidenzbasierter Pflegepraxis z. B. auf Grundlage der Expertenstandards.

Die Ausübung der Funktion des Praxisanleitenden kann mit Belastungen verbunden sein. Daher sind Strategien zur Bewältigung von beruflichen Belastungssituationen wichtig. Praxisanleitende benötigen darüber hinaus Kenntnisse zur berufspolitischen Mitbestimmung und Interessenvertretung sowie Wissen zu Möglichkeiten der beruflichen Weiterentwicklung z. B. durch Fort- und Weiterbildungsangebote.

## 2.2 Aufbau einer Praxisanleitung

Der Aufbau einer klassischen Praxisanleitung durchläuft verschiedene Phasen (▶ Tab. 2.1). Dabei spielt die Vorbereitung mit der Bedingungsanalyse und den didaktischen Entscheidungen eine große Rolle. Die Durchführung gliedert sich in das Vorgespräch, die Durchführung, das Reflexionsgespräch sowie den Ausblick. Im Anschluss an die Praxisanleitung erfolgt die Nachbereitung mit der Dokumentation, Beurteilung und Reflexion.

**Tab. 2.1:** Phasen und Bestandteile einer klassischen praktischen Anleitung.

| Phase | Bestandteil | Beispielhafte Erläuterung |
|---|---|---|
| Vorbereitung | Bedingungsanalyse | • Praxisanleitende: z. B. Reflexion der eigenen Rolle und Kompetenzen<br>• Lernende: z. B. Vorkenntnisse, Sprachniveau<br>• Räumliche und strukturelle Gegebenheiten: z. B. Auswahl des Pflegeempfängers, zur Verfügung stehende Hilfsmittel<br>• Zeitliche Dimension: z. B. Dauer, Zeitpunkt |
| | Didaktische Entscheidungen | • Lernziele formulieren und Kompetenzbereiche definieren<br>• Inhalte definieren<br>• Methoden auswählen<br>• Medien und Hilfsmittel auswählen |
| Durchführung | Vorgespräch | • Vorkenntnisse prüfen<br>• Fragen klären<br>• Ablauf der Praxisanleitung schildern |
| | Durchführung | • Ggf. theoretischer Vorbau<br>• Praktische Durchführung einer beruflich relevanten Handlungssequenz |
| | Reflexionsgespräch | • Retrospektive Reflexion als Rückblick auf die Handlung, ggf. unter Zuhilfenahme eines standardisierten Reflexionsmodells und Nutzung verschiedener Reflexionsmethoden<br>• Bewertung der Erreichung der Lernziele und Ausprägung der forcierten Kompetenzbereiche |
| | Ausblick und Planung | • Verabredung gemeinsamer Vereinbarungen<br>• Entwicklung von weiteren Lernzielen<br>• Terminfindung und Planung weiterer Anleitungen |

Tab. 2.1: Phasen und Bestandteile einer klassischen praktischen Anleitung. – Fortsetzung

| Phase | Bestandteil | Beispielhafte Erläuterung |
|---|---|---|
| Nachbereitung | Dokumentation und Beurteilung | • Dokumentation der Praxisanleitung, Nutzung notwendiger Formulare<br>• Beurteilung des Leistungserfolgs falls erforderlich |
| | Reflexion | • Rückblick auf die Vorbereitung, Durchführung und Planung<br>• Auswertung einer multiperspektivischen Evaluation z. B. Lernende, Beobachter, Pflegeempfänger<br>• Anpassung der Praxisanleitung auf Grundlage der gewonnenen Erkenntnisse |

## 2.3 Bedingungsanalyse

**Definition**

Unter der *Bedingungsanalyse* wird die Berücksichtigung der Faktoren verstanden, welche eine Anleitungssituation beeinflussen. Zu den Bedingungen zählen der Praxisanleitende, der Lernende, die räumlichen und strukturellen Gegebenheiten sowie die Zeit.

### 2.3.1 Bedingung: Praxisanleitende Person

Praxisanleitende beeinflussen maßgeblich die Anleitungssequenz. Dabei spielen diverse Faktoren eine Rolle. So kann die grundlegende Motivation und der damit verknüpfte berufliche Habitus einen Einfluss nehmen. Wer Praxisanleitung durchführt, weil es sonst niemand macht oder wenn man bei der Entscheidung Praxisanleitung zu werden keine Wahl hatte, wirkt sich dies anders aus, als wenn eine Anleitung eine hohe intrinsische Motivation aufweist. Neben der Motivation sollten Praxisanleitende auch über einen breiten Wissensschatz verfügen. Die Ausprägung hat ebenfalls Einfluss auf die Gestaltung und Qualität von Praxisanleitung:

- *Fachwissen*: Praxisanleitende benötigen einen fundierten Wissens- und Erfahrungsschatz. Sie sollten Anleitungssituationen sowohl bereits erlebt und bewältigt haben als auch ihr Handeln auf Grundlage evidenzbasierter Fakten und wissenschaftlicher Argumentationsketten begründen können.
- *Fachdidaktisches und pädagogisches Wissen*: Neben dem pflegefachlichen Wissen sollten Praxisanleitende auch über ausreichend pädagogisches Wissen verfügen, um ihre Lehr-Lernangebote zielgerichtet aufbereiten und durchführen zu können. Praxisanleitende, die über pädagogische Grundkenntnisse verfügen, können ihr Handeln an pädagogischen Prinzipien ausrichten.
- *Organisationales Wissen*: Praxisanleitende müssen sich selbst organisieren, ihren Auftrag der Anleitung im Arbeitsalltag eingliedern sowie strukturieren und Anleitungssequenzen durchführen können.

- *Beratungswissen*: Praxisanleitende sind wichtige Ansprechpersonen und Informationsquellen. Praxisanleitende fördern nicht nur Lernende, sondern nehmen Einfluss auf die Weiterentwicklung der Versorgungseinheit.
- Praxisanleitende benötigen ebenfalls *vielfältige Kompetenzen* (Sahmel 2016). Dazu zählt die Reflexions- und Diskursfähigkeit, um z. B. sinnhaftes Feedback zu geben, Problemsituationen ansprechen oder das eigene Handeln hinterfragen zu können. Weiter sind Professionsbewusstsein, Differenzierungsvermögen, Kooperationsfähigkeit, Kollegialität und Teamkompetenz wichtig. Auch personale Kompetenzen wie Klarheit, Empathievermögen sowie soziale Kompetenzen wie ein antiautoritäres und partnerschaftliches Leitungsvermögen mit Charisma sind bedeutsam.
- Gute Praxisanleitende sind als Mentoren ein *Vorbild im Berufsalltag*. Wenn Lernende im beruflichen Umfeld inspirierenden Vorbildern begegnen, wird ein bislang nicht gelebter Teil des Selbst aktiviert (Staudacher 2012). Die Fähigkeiten guter MentorInnen sind u. a. transformationales Führungsverständnis, Feinfühligkeit, Willen zur Erhöhung der Partizipationsfähigkeit, Bemühung um Reduktion der Theorie-Praxis-Kluft, Unterstützung zur Reflexion.

### 2.3.2 Bedingung: Lernende Person

Die lernende Person nimmt einen großen Einfluss auf die Anleitungssequenz. Dies liegt auf der Hand, denn ihre Entwicklung ist das Kernmotiv für die Initiierung der Lernsituation. Die lernende Person ist somit der Dreh- und Angelpunkt der Anleitungssequenz. Dadurch kann die lernende Person die Anleitung beeinflussen. So ist eine Gruppenanleitung etwas anderes als eine Einzelanleitung, da heterogene Fähigkeiten, Erwartungen und Einstellungen zu berücksichtigen sind. Faktoren, die auf Seite der lernenden Person die Anleitung beeinflussen, sind u. a.:

- Ausbildungsstand, Vorwissen und Bildungsniveau
- Individuelle Interessen und Erwartungen
- Motivationslage der lernenden Person
- Gruppengröße bei Gruppenanleitungen sowie Heterogenität der Zusammensetzung
- Stimmung und emotionale Situation
- Rollenverständnis der lernenden Person zu sich selbst und gegenüber der anleitenden Person
- Vorhandene oder nicht vorhandene Strategien zur Bewältigung beruflicher Belastungssituationen
- Barrieren z. B. Antipathie, sprachliche Hürden, individuelles Störungspotential

### 2.3.3 Bedingung: Räumliche und strukturelle Gegebenheiten

Die räumlichen und strukturellen Gegebenheiten nehmen Einfluss auf die Anleitung. Die Durchführung der Anleitung ist durch die zur Verfügung stehenden Möglichkeiten beeinflusst. Darunter kann z. B. das Vorhandensein eines Skills-Labs, Modelle, von Lehr-Lernunterlagen oder Hilfs- und Verbrauchsmittel fallen. Die räumlichen Gegebenheiten meinen aber auch wieviel Platz zur Verfügung steht z. B. für Gruppen- oder Einzelanleitungen. Auch die Frage, ob ein separater Besprechungs- und Lernraum zur Verfügung steht, gilt es zu beantworten. Ferner kann unter den Gegebenheiten auch das Profil der Einrichtung verstanden werden: Welche Aussagen trifft das Leitbild? Welche Verhaltensweisen sind in der Einrichtung (besonders) erwünscht oder unerwünscht? Welchen Stellenwert hat Anleitung im Team und in der Einrichtung? Welche Kultur des Miteinanders wird gepflegt? Natürlich zählt zu den Bedingungen auch das Vorhandensein von Lernangeboten, durch das

Klientel der Pflegeempfangenden und PatientInnen. Es kann schließlich nur zu den Themen eine Praxisanleitung erfolgen, die im praktischen Handlungsfeld vorhanden sind. Was an der einen Einrichtung regelmäßig geübt und trainiert werden kann, hat in anderen Einrichtungen Seltenheitswert.

### 2.3.4 Bedingung: Zeit

Natürlich beeinflusst die Zeit die Durchführung der Anleitung. Auch hier lassen sich verschiedene Facetten genauer betrachten

- Zur Verfügung stehende Anleitungszeit, z. B. kurze Zeitfenster oder ganze Anleitungstage
- Aufbau und Zusammenhang der Anleitung, z. B. fragmentierte Anleitungen oder durchgängig, logisch aufgebaute Anleitungskonzepte
- Tageszeit der Anleitung, z. B. Früh-, Spät-, Nachtschicht oder auch an welchem Tag in der Dienstfolge findet die Anleitung statt
- Kalendarische Besonderheiten, z. B. Geburtstag, Durchführung spezieller Untersuchungen an gewissen Tagen

## 2.4 Entscheidungsanalyse

**Definition**

Unter der *Entscheidungsanalyse* wird die didaktische Planung der Anleitungssituation verstanden. Zu den Entscheidungen zählen die Formulierung von Lernzielen und die Definition der Kompetenzbereiche, die Auswahl der Lerninhalte, die Methoden-, Medien- und Hilfsmittelauswahl.

### 2.4.1 Entscheidung: Lernziele formulieren und Kompetenzbereiche definieren

Lernziele lassen sich in Grob- und Feinlernziele unterscheiden. Groblernziele sind große und z. T. abstrakte Zielvorstellungen. Ein Groblernziel kann z. B. das erwünschte Ergebnis im Anschluss an ein Einsatzzeitfenster oder ein mit dem Abschluss der Aus- oder Weiterbildung erreichter Zustand darstellen. Feinlernziele sind hingegen filigraner. Sie sind sehr konkret formuliert und lassen sich in kurzen Zeitabständen erzielen. Ein Groblernziel besteht aus mehreren Feinlernzielen.

Lernziele lassen sich in verschiedene Lernzielbereiche mit unterschiedlichen Taxonomie-Stufen unterscheiden:

- Kognitive Lernziele mit dem Fokus auf Wissenserwerb und die intellektuelle Verarbeitung von Informationen (Bloom et al. 1976)
  - Wissen als Reproduktion von Inhalt
  - Verstehen als Abbildung der Inhalte in eigener Form
  - Anwendung als Nutzung der Inhalte in anderer Form
  - Analyse als Einordnung der Inhalte in Muster
  - Synthese als Entwicklung etwas Neuartigem aus erlernten Inhalten

  - Bewertung als systematische Beurteilung anhand eigener Kriterien
- Affektive Lernziele mit dem Fokus auf den Bereich der Einstellungen, Interessen und Werte (Krathwohl et al. 1997)
  - Beachtung von affektiven Ereignissen
  - Reagieren auf affektive Ereignisse
  - Bewertung von affektiven Ereignissen
  - Aufbau eines persönlichen Wertesystems
  - Verhaltensänderung
- Psychomotorische Lernziele mit dem Fokus auf körperlich-praktische und manuelle Fertigkeiten
  - Imitation als reines Nachahmen der Handlung
  - Präzisierung als Verfeinerung der Handlung
  - Naturalisierung als Verinnerlichung der Handlung

Die anzuvisierenden Kompetenzbereiche lassen sich den Ausbildungs- und Prüfungsverordnungen, Weiterbildungsverordnungen oder den Lehrplänen entnehmen. Durch die Auseinandersetzung mit den Vorgaben können konkrete Lernziele abgeleitet werden. Es ist wichtig, die Ziele nicht über die Lernenden zu stülpen, sondern bestenfalls gemeinsam mit ihnen die Ziele zu bestimmen.

### 2.4.2 Entscheidung: Inhalte definieren

Der Definition der Inhalte einer Anleitung kann aus zwei Perspektiven erfolgen:

- Inhalte, die auf gesetzlichen Vorgaben, Rahmenlehrplänen und curricularen Vorgaben beruhen
- Inhalte, die sich aus dem Handlungsfeld ableiten lassen und die damit verbundene Auswahl der Pflegeempfangenden bzw. der PatientInnen

In beiden Fällen ist eine Auseinandersetzung mit dem Inhalt in Form einer Inhaltsanalyse notwendig, um den aktuellen Wissensstand zu vermitteln. Hierzu können Lehrbücher, Fachzeitschriften oder zitierwürdige Internetquellen verwendet werden. Bei der Auswahl von Inhalten gilt es zu überprüfen, welche Inhalte in der theoretischen Bildungseinrichtung vermittelt wurden. Durch die Lernortkooperation lassen sich wechselseitig positive Ergebnisse erzielen z. B. gemeinsame Aktualisierung des Wissens, einheitliche Vorgehensweisen.

Die vermittelten Inhalte sollten für den Lernenden in der Gegenwart und in der Zukunft eine Bedeutung haben.

### 2.4.3 Entscheidung: Methoden auswählen

Methoden werden gezielt genutzt, um ein Lernziel zu erreichen. Methoden sind planbare und systematische Instrumente zur Vermittlung von Lerninhalten (Schmal 2023: 102). Die Auswahl der Methode lässt sich im Kontext der Sozialform betrachten z. B. Kleingruppen-, Tandem- oder Einzelarbeit. Prominente Beispiele sind die Gruppenanleitung oder die Einzelanleitung. Aber auch Gruppengespräche oder frontale Vermittlung von Lerninhalten z. B. als Einstieg in eine Anleitungssequenz. Daneben können besondere Sozialformen wie das Peer-Teaching u. a. durch Mitwirkung von anderen Lernenden oder Blended-Learning-Einheiten durch Nutzung digitaler Lernangebote integriert werden.

Methoden in der Anleitung sind z. B.

- 4-Schritt-Methode nach Rodney Peyton als Technik zur Vermittlung praktischer Fertigkeiten (▶ Tab. 2.2)
- Cognitive Apprenticeship als Instruktionsmodell im praktischen Handlungsfeld, auch aus Skills-Trainings bekannt
- Lernaufgaben zur Förderung der Wissensanwendung und Erhöhung der Theorie-Praxis-Verknüpfung

- Modeling mit Metalog zum Erlernen von Inhalten im Rahmen von Gesprächssequenzen (Brühlmann 2011, Brühlmann 2015)
- Problembasierte Praxisanleitung zum nachhaltigen Lernen und zur Förderung der Problemlösefähigkeiten (Schmal 2013, Schmal 2014, Schmal, 2019)
- Lernen auf Schulstationen

Es existiert eine Vielzahl an Methoden, um die Praxisanleitung abwechslungsreich zu gestalten.

**Tab. 2.2:** 4-Schritt-Methode nach Rodney-Peyton (Breuer & Fichtner 2013: 74-75, Schmal 2023, S. 221-222).

| Schritt | Durchführung | Ziel |
|---|---|---|
| Demonstration | Handlungsablauf in Echtzeit durchführen, keine Kommentierung | vollständiges Bild von der Handlung erhalten |
| Dekonstruktion | Handlungsablauf in Teilschritte zerlegen, parallel Erklärung | verstehen und nachvollziehen können, Begründungen hinter der Handlung erkennen |
| Formulierung | Durchführung des Handlungsablaufs durch Lernenden | kognitive Verarbeitung des Wissens |
| Performanz | Verbalisierung der Handlung für Anleitenden mit Übungsschleifen | begründen können der Handlung |

### 2.4.4 Entscheidung: Medien und Hilfsmittel auswählen

Medien sind zu einem didaktischen Zweck genutzte Kommunikationshilfsmittel. Zur Vermittlung theoretischer Inhalte können Praxisanleitende, je nach Verfügbarkeit, auf folgende Medien zurückgreifen: Whiteboard, Flipchart, Poster, Pinnwand, Computer, Tablet und Smartphones u. a. mit Präsentationsprogrammen, Flyer, Broschüren und Modelle. Selbst erstellte Skripte und Handouts können ebenfalls das Lernen unterstützen. Möchten Praxisanleitende diese Medien verwenden, gilt es die individuelle Medienkompetenz zu fördern.

Praxisanleitung kann aber auch weitestgehend ohne diese klassischen Medien durchgeführt werden. Dies ist dann der Fall, wenn die praktische Durchführung im Vordergrund steht. Hier spielen die verwendeten Hilfsmittel eine größere Rolle. So können z. B. Produkte mit einem abgelaufenen Haltbarkeitsdatum für Übungszwecke an Simulations-Mannequins genutzt werden.

## 2.5 Gute Praxisanleitung

Eine gute Praxisanleitung ist dadurch gekennzeichnet, dass mehr gelernt als gelehrt wird (Weinert 1998). Dazu braucht es eine effiziente Führung. Diese ist durch eine gute Vorbereitung, ein strukturiertes Zeitmanagement, eine große Präsenz und ein hohes Maß an Verantwortlichkeit der anleitenden Person gekennzeichnet.

Die Anleitungssequenz sollte klar und strukturiert aufgebaut sein. Anleitende sollten Aufgabenstellungen und Inhalte verständlich, plausibel und klar kommunizieren. Diese Klarheit spiegelt sich auch in einer gelungenen Sicherung und Konsolidierung wider. Das erworbene Wissen und die erlernten Fähigkeiten sollten in regelmäßigen Abständen wiederholt und überprüft werden. Weiter ist eine gute Anleitung dadurch gekennzeichnet, dass der Aufbau und Inhalt die lernende Person nicht über- oder unterfordert. Der Inhalt und die Zielsetzung der Anleitung sollen Sinn ergeben.

Eine gelungene Anleitung bedarf eines lernförderlichen Kimas. Dieses ist u. a. dadurch gekennzeichnet, dass Probleme offen angesprochen werden können, Fehler gemacht werden dürfen und sich Anleitende bei Konflikten hinter den Anzuleitenden stellen. Lernen gelingt weniger gut, wenn Angst, Sorgen und Stress den Lernprozess begleiten.

Eine gute Anleitung motiviert Anzuleitende und orientiert sich an deren Bedürfnissen. Diese können z. B. im Rahmen des Vorgesprächs und der individuellen Zielformulierung erhoben werden. Eine gute Anleitung ist auch dadurch gekennzeichnet, dass die Heterogenität der Lernenden Berücksichtigung findet. Alle haben das Recht auf eine qualitativ gute Anleitung. Es ist auch die Aufgabe der Praxisanleitenden jeden/jede dort abzuholen, wo er/sie steht, um einen individuellen Entwicklungsweg aufzuzeichnen.

Eine gute Anleitung lässt sich auch an der methodischen Vielfalt bestimmen. Dazu zählt der Mut auch einmal etwas Neues auszuprobieren und Abwechslung in den Lernprozess zu bringen. Ferner zeigt sich die Qualität der Anleitung in der Wirkung. Es ist der Zweck der Anleitung ein bestimmtes Ziel zu erreichen. Dies kann ein nahes Feinlernziel oder auch ein weiter entferntes Groblernziel, wie der Abschluss einer Qualifikation, darstellen. Ob eine Anleitung gut gewesen ist, zeigt sich schließlich daran, ob diese Ziele erreicht wurden und die Bildungsbemühungen erfolgreich waren. Bei der Frage, ob eine Anleitung qualitativ hochwertig ist, gilt es unbedingt die Perspektive des Anzuleitenden einzuholen. Sich ausschließlich selbst auf die Schulter zu klopfen, stellte keine wirkliche Evaluation und Reflexion dar. Eine durchgeführte Evaluation separiert jene Anleitende, die sich weiterentwickeln und eine zunehmende Qualitätssteigerung und damit verbundene Wertschätzung erfahren, von solchen die zunehmend auf der Stelle treten und unzufrieden werden.

## 2.6 Literatur

Bloom, B.M., Engelhart, M.D., Furst, E.J., Hill, W. H., Krathwohl, D.R. (1976). Taxonomie von Lernzielen im kognitiven Bereich. Weinheim: Beltz.

Braunschweiger, C., Köder C. (2022). Praxisanleitung Pflege: Lehrbuch für die Weiterbildung. München: Elsevier.

Breuer, G., Fichtner, A (2013). Lernen im Vollzug: der Erwerb praktischer Fertigkeiten. In: StPierre, M., Breuer, G. (Hrsg). Simulation in der Medizin. Heidelberg: Springer. S. 71-76.

Brühlmann, J. (2011). Modeling mit Metalog macht berufliches Wissen in der Praxis lebendig. Wissenstransfer in der Ausbildung. PADUA, 6 (1), 11-16.

Brühlmann, J. (2015). Ausbildungsinhalte im Patientengespräch vermitteln. Pflegezeitschrift, 68 (7), 424-427.

Klein, Z., Peters M., Dauer, B., Garcia Gonzáles, D. (2021). Empfehlungen für Praxisanleitende im Rahmen der Pflegeausbildung nach dem Pflegeberufegesetz (PflBG). Bonn. Letzter Zu-

griff am 16.09.23 unter: www.bibb.de/dienst/publikationen/de/17241
Krathwohl, D.R., Bloom, B.S., Masia, B.B (1997). Taxonomie und Lernziele im affektiven Bereich. Weinheim: Beltz.
Mamerow, R. (2021). Praxisanleitung in der Pflege. 7.A. Heidelberg: Springer.
Sahmel, K.H. (2016). Was ist eine gute Pflegelehrerin? Auf der Suche nach pädagogischen Kompetenzen. Pädag. Gesundheitsberufe, 3(2), 57-62.
Schmal, J. (2013). An Problemen wachsen. Praxisanleitung. Die Schwester Der Pfleger, 52(12), 1242-1243.
Schmal, J. (2014). Probleme konstruieren und lösen lassen. Die Methode der Problembasierten Praxisanleitung. PADUA, 9(3), 159-162.
Schmal, J. (2019). Praxisanleitung: Lernen und Lehren. Pflegezeitschrift, 72(1-2), 38-40.
Schmal, J. (2020). Unterrichtsqualität: Gut, besser, am besten? Pflegezeitschrift, 73(11), 36-38.
Schmal, J. (2021). Berufliches Selbstverständnis. Aufbauwissen Pflege. München: Elsevier.
Schmal, J. (2023). Unterrichten und Präsentieren in Gesundheitsfachberufen. Methodik und Didaktik für Praktiker. 2.A. Heidelberg: Springer.
Staudacher, D. (2012). Mentorinnen: Inspirierende Vorbilder, Chancen und Grenzen einer »Mentoring-Kultur« in der Pflege. PADUA, 7(5), 291-293.
Weinert, F.E. (1998). Guter Unterricht ist ein Unterricht, in dem mehr gelernt als gelehrt wird. In: Freund, J., Gruber, H., Weidinger, W. (Hrsg.). Guter Unterricht – Was ist das? Aspekte von Unterrichtsqualität. Wien: ÖBV. S. 7-18.

# 3 Entwicklungsorientierte Bildung in der Berufspädagogik

*Christian Stalder & Christof Arn*

Entwicklungsorientierte Bildung ist in ausgeprägter Art und Weise eine Zusammenarbeit von Lehrenden und Lernenden: »verschärft kollaborativ«, ließe sich sagen. Wir legen daher unseren Text zu diesem Thema selbst interaktiv an und laden dazu ein, Entwicklungsorientierung in der Berufspädagogik bei der Lektüre ansatzweise gleich selbst zu erleben.

1. Sie können mit einer eigenen Erfahrung nächste eigene Schritte als Lehrende oder in der Praxisbegleitung schon morgen umsetzen. Die Anleitung dazu bildet den Einstieg in unseren Beitrag.
2. Wie wir selbst die Wege der Entwicklungsorientierten (Berufs)Bildung gemeinsam fortlaufend suchen, finden, umentwickeln – das können Sie im abgedruckten Gespräch miterleben, und finden zum Schluss einen Link, um mit uns weiter zu diskutieren.
3. Es folgt der Abschnitt FAQ. Dieser beantwortet wesentliche Fragen zur Entwicklungsorientierten Bildung in der Berufspädagogik.
4. Ein Praxisbeispiel eines entwicklungsorientierten Unterrichts schließt sich an. Dieser Teil beginnt mit einem Video, der im Text praxisnah aufbereitet wird.
5. Im letzten Teil stellen wir ein neues Modell von Berufsbildung vor, welches auf einem Studiengangs-Prototyp der Hochschule für agile Bildung HfaB basiert.

Entwicklungsorientierte Bildung reiht sich als Bildungsparadigma in bestimmte Traditionen ein *und* passt gleichzeitig gut zu neueren Entwicklungen. So stützt sich beispielsweise unser Menschenbild stark auf Carl Rogers ab, Entwicklungsorientierte Bildung nimmt also die Ideen der Lernendenzentrierung (Rogers, 1996) auf *und* findet Nähe zu transformativer Bildung (Singer-Brodowski 2022), um nur ein Beispiel zu nennen.

Dieser Text könnte also einen weiteren Anfang darstellen, Lehren und Lernen zu verändern. Ein Ende, ein Ergebnis können wir nicht klar voraussehen (Rogers 1994, S. 329) – können aber zu einem bedeutungsvollen Prozess gestaltend beitragen.

## 3.1 Eine Aufgabe zum Einstimmen

Überlegen Sie: Welches Vorhaben in Bezug auf die Ausbildung von Lernenden steht an? Denken Sie dabei an die nächste Lektion in der Berufsfachschule, eine Instruktion im Ausbildungsbetrieb, an einen Kurstag oder ein Semestermodul.

Fragen Sie sich dann:

- Was genau sollen die Lernenden danach wissen?
- Was sollen Sie können?
- Und worin könnten sich die Lernenden als Menschen entwickeln?

Denken Sie einen Moment lang nach. Notieren Sie Ihre Ideen in die Kreise (► Abb. 3.1).

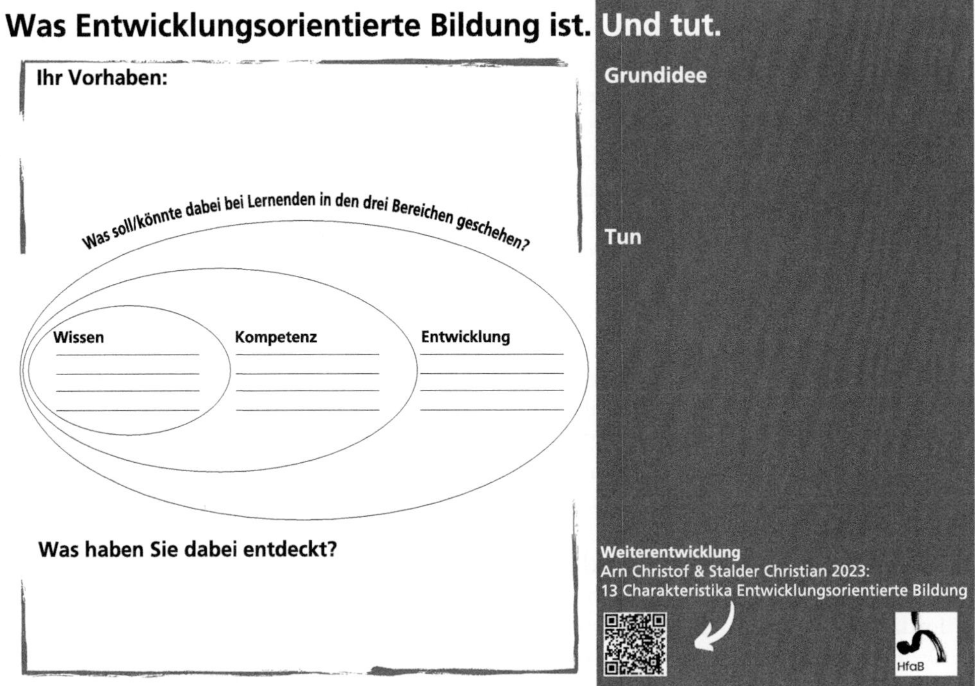


**Abb. 3.1:** Was Entwicklungsorientierte Bildung ist und tut (Stalder & Arn 2025).

Was stellen Sie beim Blick auf Ihr Vorhaben nun fest? Was haben Sie dabei entdeckt?

Die drei ineinander geschachtelten Kreise zeigen, wie kompetenzorientierte Bildung Wissen einschließt und es zugleich neu rahmt; und wie genauso entwicklungsorientierte Bildung Kompetenzen braucht und sie wiederum in einen umfassenderen Kontext stellt (Arn & Munsch 2022).

## 3.2 Ein Gespräch zum Aufwärmen

Wir haben uns kürzlich zum Thema »Entwicklungsorientierung« auf unserm Mattermost-Kanal unterhalten, zu dem wir Sie gerne einladen (Angaben am Schluss des Artikels).

Christof Arn: Da gibt es eine Geschichte, die gut zeigen kann, wie Entwicklungsorientierte Bildung funktioniert: Zwei Studierende und drei Mitglieder des Kollegiums der Hochschule für agile Bildung sitzen bei einem Getränk und denken noch gemeinsam über den Campustag (mehr zu Campustagen« s. u. im ► Kap. 3.5) nach. Wir kommen auf gewisse Probleme in der Volksschule zu sprechen. Ich werde etwas, ja, wie soll man das beschreiben, man kann jetzt wählen zwischen »emotional-engagiert« und »rechthaberisch«, jedenfalls nicht optimal. Da bringt eine Studentin einen sehr ausgewogenen Redebeitrag, beginnt sorgfältig, von sich selbst zu sprechen und hilft uns allen zu sehen, dass diese Probleme in der Volksschule nicht einfach mit »anderen« zu tun haben, sondern mit Dingen, die uns allen passieren können. Spricht nicht dagegen, sich engagiert für Veränderungen einzusetzen, doch atmosphärisch ist plötzlich alles anders. Ich realisiere das, kann den Ball innerlich aufgreifen und sehen, dass ich selbst mich da noch entwickeln kann. Irgendwann gelingt mir der Satz, dass das alles in unseren so schwierig gewordenen Bildungssituationen in der Volksschule nur klappen kann, wenn alle, wirklich alle, und das meint eben auch: »ich«, sich entwickeln.

Christian Stalder: Das setzt, wenn ich dir so zuhöre, Christof, eine Menge Bereitschaft zur Auseinandersetzung mit sich selbst voraus, eine Entwicklungsbereitschaft, die nicht beim Anderen beginnt, selbst wenn von da der (Veränderungs-)Impuls herkommt. »Bilden kann man sich nur selbst«, schrieb Peter Bieri einmal (2017, S. 7). Mitunter ist das ziemlich anstrengend! Und dennoch: In der Berufswelt gilt es auch, Menschen nicht nur zu bilden (der Aspekt wird unterdessen sogar eher etwas in den Hintergrund gedrängt), sondern sie aus-zu-bilden: Also bestimmtes Wissen zu vermitteln und bestimmte Fähigkeiten, ein bestimmtes Können »anzutrainieren«, damit so Ausgebildete ganz gestimmte »Tätigkeiten« oder »Funktionen« in Organisationen erfüllen können. Der »Homo Faber« wie bei Frisch, wie passt das zu dem Bilde von Bildung als Entwicklung?

CA: Es passt natürlich nicht! – auf den ersten Blick. Wo siehst Du, dass da bestimmte Fähigkeiten anzutrainieren sich eher in den Vordergrund drängt?

CS: In den Care-Berufen gibt es eine Reihe von »Können«, die wir als Basis für den »Job« benötigen: das korrekte Händewaschen wäre so etwas ganz zu Beginn. Man kann es drehen und wenden wie man will: Händewaschen, das muss man können, um überlebenswichtige Hygienestandards erfüllen zu können und PatientInnen oder Betreute zu schützen. Und idealerweise weiß man, weshalb man das können muss (wobei es im Sinne von »ausführen« auch ohne Wissen gehen würde). Die Berufsbildung kennt grob aufgeteilt zwei Strategien: Bestimmte Branchen investieren in die Ausbildung der Lernenden, damit sie in Zukunft gute Fachkräfte haben. Die Informatik ist ein solcher Bereich. Andere Branchen, z. B. Sozial- und Gesundheitsbereich, benötigen die Lernenden jetzt, als (relativ günstige) Arbeitskräfte, verfolgen also eine eher situative Strategie. Da werden den Lernenden vor allem (nicht nur) jene Fähigkeiten beigebracht, die jetzt gerade für die Betreuung der Kinder oder die Pflege der alten Menschen benötigt werden. Wollen wir also Entwicklungsorientierung in der Berufspädagogik denken, müssen wir uns fragen, wie wir trotz dieser betrieblichen Logik (die verschwindet nicht einfach so) dennoch Entwicklungsorientierung möglich – besser: notwendig? – machen können. Welche Bereiche also eignen sich besonders gut in der »Berufspädagogik« entwicklungsoffen zu gestalten?

CA: Wird das nicht ganz gut aufgehoben in den drei konzentrischen Kreisen (► Abb. 3.1)? Es sagt ja niemand, dass man jetzt keine Kompetenzen mehr brauche und kein Wissen – und hygienisches Arbeiten und das Wissen dazu ist tatsächlich schlicht notwendig, wobei, nicht ausreichend. Denn es geht nicht darum es nur zu können, sondern darum, auch zu tun. Und damit sind wir dann allerdings bei

Entwicklung: Ob man das, was man kann, auch tut (man weiß, dass gerade Kaderärzte lausig sein können mit der Hygiene), das ist ja dann eine Frage von Tugenden, Selbstreflexion und Verantwortlichkeit. – Oder übersehe ich etwas? Wenn man eine Fachperson Betreuung in einer sozialen Institution während der Ausbildung in der Betreuung einsetzt, dann drängt man doch geradezu darauf, dass auch die Berufsschule möglichst viel zu Persönlichkeitsentwicklung, Tugenden, Reflexionsfähigkeit, (selbst-)kritischem Denken beiträgt, das braucht man ja dann, nicht?

CS: Da stimme ich zu! Eigentlich merke ich gerade, fordert Entwicklungsorientierte Bildung die Lernorte der Berufsbildung neu heraus, (Aus-)Bildung nochmals zu überdenken und auf Basis der bestehenden Curricula mit einem entwicklungsorientierten Blick zu gestalten: In welchen Situationen, bei welchen Tätigkeiten könnten Lernende in den Care-Berufen was entwickeln? Und in welchen Gefäßen, auf welche Art und Weise wird das festgestellt, wirkt es sich aus wird dann ggf. auch (aber nicht unbedingt) dokumentiert? Wer ist bei dieser Entwicklung Begleitperson? Das wäre insbesondere für den Care-Bereich wichtig: Würden Lehr-Lernprozesse stärker Persönlichkeitsentwicklung in den Blick nehmen, könnte möglicherweise die Überforderung der Lernenden minimiert werden, könnten Lernende herausfordernde Situationen besser meistern und würden dann vielleicht sogar im Beruf verbleiben.

**Einladung Mattermost-Kanal**

https://austausch.hfab.ch/agilbild/channels/entwicklungsorientierte-bildung-in-der-berufspadagogik

Login erhalten? Mail an christof.arn@hfab.ch

## 3.3 FAQ

Was sind die Spezifika und Chancen der Entwicklungsorientierten Bildung (Burk & Stalder 2022) in der Berufspädagogik?

- Mehr Orientierung an Menschen als an Kompetenzrastern. Dennoch bleiben übersichtliche(re) Kompetenzraster wichtig, aber eher als Orientierungshilfe oder Inspiration, denn als Korsett.
- Die integrale Entwicklung der Person als Person.
- Ziele sind richtungsweisend für Entwicklung, sind aber keine Endpunkte: damit bleibt Berufsbildung offen für die Zukunft.
- Der Fokus auf Entwicklungsprozesse macht Entwicklungen für Lernende und Lehrende möglich, ja jene der Lehrenden für die Lernenden sogar besonders bedeutsam.
- Der Vergleich der lernenden Person mit sich wird wichtiger als jener mit anderen Lernenden. Das macht Sinn: Sie, die lernende Person, will ja Fachperson in diesem oder jenem Beruf werden und dies in einer eigenen Art und Weise. Ein Vergleich mit anderen im Sinne von »messen«, macht daher wenig Sinn.
- Die Ausbildung von Lernenden wird damit person-nah: Eingehen auf die Individualität der Lernenden, auch auf Ihre Geschichte, inklusive schwierigere Prägungen, aber auch auf besondere Stärken und Ressourcen in der Persönlichkeit sind entscheidend.
- BerufsbildnerInnen, ArbeitskollegInnen, Vorgesetzte werden zu inspirierenden Vorbildern für eigene Lern- und Entwick-

lungsprozesse, indem die Lehrenden ausgewählt Einblick geben können in ihre eigenen Persönlichkeitsentwicklungsprozesse.
- Die Beziehung zwischen Lehrenden und Lernenden ist essenziell: Vertrauen und psychologische Sicherheit, aber auch Ehrlichkeit und die Bereitschaft, Kritisches und Andersdenkendes offen einzubringen stärken Entwicklungsprozesse. Zugleich entsteht so modellhaft ein Miteinander, von dem man speziell für einen Beruf lernen kann, in dem die Beziehung zum Gegenüber (BewohnerIn, Kind, PatientIn etc.) zentral ist!
- Berufsbildung ermöglicht so Entwicklung von Lernenden – diese wird oft als phasenförmig, als stufig erlebt: Fast überraschend nehmen Lernende wahr, dass sie sich an einem neuen Punkt der eigenen Entwicklung befinden und können rekonstruieren, aus welchen Teilschritten und Elemente sich dieser neue Zustand gefügt hat.

Wie könnte die berufliche Grundbildung gezielt und verstärkt Bildungspraxis von der Wissens- und Kompetenzorientierung hin zur Entwicklungsorientierung gestalten (und damit neuerlich Akzente in diesem Zusammenhang setzen)? Optionen bieten sich sowohl auf der Ebene der Gesamtstruktur wie auch im Wirkungsbereich der einzelnen Lehrenden:

- In dem sie in einer veränderten Perspektive auf Bildungsverordnungen, Bildungs- und Lehrpläne schaut, weil diese zukünftig nicht nur einfach als (häufig etwas überladene) abzuarbeitende Aufzählung und Gliederung von Kompetenzen und Zielen verstanden werden können: Wissen und Kompetenzen bleiben wichtig, sind allerdings Curricula entwicklungsorientiert, erhalten sie eine neue Funktion und der zugehörige neue Blick auf sie lässt sie in einer neuen Form erscheinen: sie nennen Mindeststandards, öffnen Raum für Alltagserfahrungen und ermöglichen Entwicklung – sind also dem Wesen nach kein »Plan« mehr, sondern eine wertvolle Sammlung!
- Dieser neue Blick dynamisiert den Umgang mit Inhalten und trägt neben anderem dazu bei, dass die Ausbildungsgänge selbst laufend (weiter-)entwickelt werden. Didaktische Entdeckungen gemeinsam mit den Lernenden oder auch mit KollegInnen werden wahrscheinlicher und fließen wieder ein in eine gemeinsame Arbeit am Bildungsgang.
- Dazu vonnöten: Bildungspläne inhaltlich-stofflich reduzieren, Entwicklungsfelder identifizieren.
- Die Entwicklung von Lernenden, zum Beispiel im Bereich der Persönlichkeit neben Wissenszuwachs und Kompetenzerwerb zum Thema machen – von der Schnupperwoche bis zum Qualifikationsverfahren.
- Entwicklung sichtbar, besser »deutlich« machen. Das bedarf auch der Fähigkeit, diese zu entdecken! Kleine Entwicklungsschritte vor großen Entwicklungen thematisieren.

Wo und wie ist Entwicklung in der Berufspädagogik heute schon da? Und was lässt sich damit tun?

- Die Berufsbildung hat wohl das Thema der Entwicklung schon immer mitgedacht.
- Das in heutigen Bildungsplänen als überfachliche oder als transversale Kompetenzen bezeichnetes Können ist per se entwicklungsorientiert. Anders: Im Bereich der sog. Sozial- und Personalkompetenzen und der sog. 4K oder Futureskills etc. ist Entwicklung per se ein Thema. All diese »Kompetenzen, die keine Kompetenzen sind« (Wisniewski & Daumiller 2025) lassen sich gut nach Niemiec (2019) als Tugenden und Charakterstärken, oder auch als Persönlichkeitsentwicklungsschritte (Binder 2016) fassen.
- Berufslernende werden in der Dauer der Ausbildung mehr und mehr an selbststän-

diges Arbeiten und Verantwortungsübernahme herangeführt. Das ist entwicklungsorientiert, weil diese Prozesse ja sehr individuell verlaufen und mit Passung auf Lernende, Lehrende und Situationen gestaltet werden.

Und dann: Was heißt das nun konkreter für sog. Low- und High-Care-Berufe?

- Tugenden und Charakterstärken, Selbstreflexion, Kreativität, Ambiguitätstoleranz, Entwicklungsoffenheit und Gesamtpersonblick sind ganz explizit zum Bildungsgegenstand zu erklären.
- Tugenden und Charakterstärken nicht moralistisch-normativ, sondern stärkenorientiert und selbstreflexiv thematisieren: Wer seine eigenen Werte und Stärken sieht, entwickelt sie weiter.
- In der Arbeit mit Tugenden und Charakterstärken bestehen Chancen für den Care-Bereich, u. a. deshalb, weil Persönlichkeitsbildung sich positiv auf die Pflegenden oder die Betreuenden auswirkt und sich dies in der Betreuungsqualität und in der Beziehung zu den zu Betreuenden niederschlägt (Übrigens: Die Sozialpädagogik kann hier eine ganz wichtige und praxisverwurzelte Expertise beisteuern!).
- Wird Persönlichkeitsbildung zu einem wichtigen Entwicklungsthema, braucht es Rahmenbedingungen in Berufsschule und Ausbildungsbetrieb, die Entwicklung der Persönlichkeit auch ermöglichen. Dazu gehören vor allem Ausbildungs- und Lehrpersonen, welche in der Lage sind, Entwicklungsprozesse reflektiert zu begleiten und selbst als inspirierende Vorbilder wirken können.
- Das schließt mit ein, dass diese Personen selbst entwicklungsoffen und entwicklungsbereit die eigene Persönlichkeit stets weiterentwickeln.

## 3.4 Entwicklungsorientierte Berufspädagogik im Care-Bereich

Die Einführung der Pflegeanamnese ist nur eines von vielen Beispielen bzw. Anzeichen dafür, wie die Pflege sich als eigenes Feld, eben als »care« versteht, weder als bloßes »Anhängsel« der Medizin noch als zweite Medizin. Als etwas an sich eben. Die Pointe dieses »Eigenen« zeigt sich z. B. im Unterschied der Pflegeanamnese zur medizinischen Anamnese, aber auch im Pflegeprozess, in der Pflegeexpertise. Der Unterschied besteht darin, dass die Pflege direkter den integralen Menschen sieht, also in der Anamnese Person-nahes, mehr und anderes als Körpernahes erfragt. Aber auch die handwerklichen Pflegetätigkeiten sind stark begleitet und integriert in Beziehung, in Kontakt zwischen zwei Menschen: Eine professionelle und eine pflegebedürftige Person. Auch die Dilemmata, mit denen die Pflege zu tun hat, sind öfter auf dieser Ebene, etwa bei Weigerungen bzw. Widerstand gegen Pflegehandeln. Beziehung ist zentral – und damit Beziehungsfähigkeit der Pflegefachpersonen. Higher Care heißt so gesehen auch: increased proficiency in interpersonal relationship.

»*Care*« ist ein zentrales und qualifiziertes Konzept in der Pflege, aber auch in der Sozialen Arbeit, sogar in bestimmten Feldern der Ökonomie (Tronto 2013). Gemeinsamer Punkt: Es geht ganz und intensiv um den Menschen als Menschen.

Dasselbe trifft auch zu für die Entwicklungsorientierte Bildung. Entwicklungsorientierte Bildung ist, wenn es der Bildung um den ganzen Menschen geht – nicht um Wissen und Kompetenzen allein.

Was es bedeutet, wenn es im professionellen Handeln in Feldern wie »Care« um den ganzen Menschen geht, kann man in Ausbildungen nur lernen, wenn es auch in diesen Ausbildungen selbst um den ganzen Menschen geht. Alles andere wäre methodisch nicht glaubwürdig: Was wäre das für ein Signal, wenn man jemandem beibringen wollen würde, was es alles braucht, einen anderen Menschen konsequent mit dem Blick auf ihn als integrale Person zu unterstützen, während man den Menschen, dem man das beibringen möchte, aber nur unter dem Aspekt der »TheoriempfängerIn« oder des »Kompetenzbedürftigen« sehen würde – und eben gerade nicht auch als integralen Menschen?

Wir beschreiben hier, wie sehr das zusammenhängt und werden rasch konkret: Wie sehen Ausbildungen gerade im Feld »Care« (das wir als ein Weites verstehen!) aus, wenn man sie mit Blick auf die lernende Person als integralen Menschen baut? Somit, wenn man, wie sich präzise sagen lässt, diese nicht (allein) kompetenzorientiert, sondern entwicklungsorientiert baut?

### Entwicklungsorientierter Berufskundeunterricht an einem Beispiel

Absolute Plandidaktik würde meinen, alles ist im Voraus geplant. Absolut agile Didaktik meint, alles entsteht aus dem Moment heraus. Wir brauchen für Entwicklungsorientierte Bildung den richtigen Mix daraus. Denn genau so wird es möglich, Lernen und Lehren eher von der Entwicklungsbedeutung der Lernenden aus, als von Kompetenzrastern oder -plänen her zu denken. Echter Einbezug von Lernenden, tatsächliche Umgestaltung von Bildung zu einer Kollaboration, einer wirklichen Zusammenarbeit lebt also davon, dass Lehrpersonen lernen, ihr eigenes Spektrum auf diesem Kontinuum zwischen »plantreu« und »agil« ständig zu erweitern.

**Abb. 3.2:** Ein Unterrichtsbeispiel: Film (Stalder 2024).

Genug der Vorrede – da sind sie schon, unsere beiden Lernenden, Fachpersonen Betreuung im zweiten Lehrjahr. Michaela Müller, sie hat es gerne praktisch. Schule ist nicht so ihr Ding. Zu Menschen mit Beeinträchtigung knüpft sie schnell Kontakte und der Papa sagt jeweils »Handwerk hat goldenen Boden«. Flurina Caviezel, zeitlebens schon gerne in der Schule unterwegs, sie wird die Berufsmaturität absolvieren und an einer Fachhochschule Sozialpädagogik studieren. Was die beiden Fachpersonen Betreuung eint: Sie haben konkrete Praxissituationen zu meistern und betreuen Menschen mit Beeinträchtigung im stationären Kontext. Um genau diese Betreuungspraxis wird es in diesem Unterricht gehen, der zum Ziel hat, ausgehend von den Assistenzformen von Theunissen die Betreuungspraxis so zu gestalten, dass ein höchstmögliches Maß von Selbstbestimmung für die beeinträchtigten Menschen ermöglicht wird.

Ausgehend von konkreten Praxissituationen beschäftigt sich Michaela Müller mit Partizipation und mit Selbstbestimmung von Menschen mit Beeinträchtigung. Sie braucht dabei relativ viel Unterstützung durch die Lehrperson, die in diesem Prozess eher als Coach wirkt. Auch Flurina Caviezel beschäftigt sich mit Inhalten. Allerdings hat sie schon konkrete Ideen, wie sie das in der eigenen Praxis umsetzen könnte und ist bereits mit einer Klientin im Austausch zu mehr Selbstbestimmung innerhalb der Rahmenbedingungen der Institution und versucht sogar, diese Rahmenbedingungen zu verändern.

In diesem Lernszenario bewegen sich die Lernenden und Lehrperson unterschiedlich, aber alle mit Zug aufs Ziel. Allerdings ist die Lehrperson sowohl als Coach gefordert als auch mit der Aufgabe betraut, Lernszenarien zu arrangieren. Hier kommt der Blended-Learning-Würfel (Stalder, 2025) ins Spiel. Er ist in der Beschreibung des Videos verlinkt: https://www.wortwerkbank.ch/blendedlearning. Der Blended-Learning-Würfel bietet eine knackige Definition von Blended Learning, eine praktische Entscheidungsmatrix und vier pädagogischen Wegmarken zur Unterrichtsvorbereitung.

In diesem Unterricht hat sich neben Wissen und Kompetenzerwerb eine Menge entwickelt. Michaela Müller hat endlich den Mut gefunden, in der Praxis erste kleine Schritte Richtung Partizipation zu machen. Flurina Caviezel hat eine komplexere Selbstbestimmungsmöglichkeit ausgearbeitet, allerdings auch Grenzen der Institution erfahren. Die Lehrperson entwickelt sich in den Gesprächen – Lehren und Lernen auf Augenhöhe mit den Lernenden. Und auch die betreuenden Personen haben sich entwickelt, weil diese selbstbestimmende, partizipative Praxis auf sie wirkt.

**Was da genau passiert**

Ein solcher Unterricht in der Berufskunde beginnt u. a. damit, dass Lehrpersonen den Gegenstand des Unterrichts genauestens untersuchen, um anschließend ein »Ziel, das zieht« (Arn 2024, S. 94) zu formulieren. Lernende werden in diesem Unterricht Wissen und Kompetenzen erwerben, nicht immer aber kommt das eine vor dem andern. Initiiert werden daneben Entwicklungsprozesse, welche da starten, wo die Lernenden gerade stehen. Deshalb sind die individuellen Praxissituationen derart hilfreich: Sie zeigen, mit welchen realen Situationen sich Lernende auseinandersetzen und in welchen Rahmenbedingungen dies passiert. Des Rätsels Lösung für den nächsten sinnvollen Schritt in Richtung des gesetzten Ziels sind erstens eine Standortbestimmung (Selbsteinschätzung), zweitens die Nutzung der Lernberatung und davon ausgehend drittens das Festlegen möglicher Herangehensweisen (ein *möglicher* Plan!) an das Thema. Dabei spielt die Lehrperson als Coach, Reflexionshilfe, Beratungsperson eine wichtige Rolle. Damit wird auch klar, weshalb ein solcher Unterricht entwicklungsorientiert ist: es ist im Voraus nicht absehbar, welche Themen, Problemstellungen, Verhaltensweisen, Hürden, Ideen, Motivationen etc. die Lernenden einbringen werden. Das Ziel, das Zug entwickelt und die Absprache zu Lernnachweisformen (siehe dazu Stalder et al. 2023b) schaffen allerdings einen Rahmen, welcher Beliebigkeit ausschließt, Differenzierung und individuelle Entwicklung ermöglicht.

Sich auf einem Kontinuum zwischen Plan und Agilität bewegen, von Situationen ausgehen und allenthalben Entwicklung wahrnehmen – und dies in ständigem Kontakt mit den Lernenden – wäre eine passende Zusammenfassung dieses Unterrichts.

Mit Bezug auf das Beispiel im Video sei festgehalten:

- Frau Müller und Frau Caviezel entwickeln sich unterschiedlich. Dennoch lässt sich feststellen, *dass* sich, und *wie* sich beide sehr individuell entwickeln bei der Erarbeitung der herausfordernden Aufgabe und im Umgang mit Wissen und Können dazu.
- Frau Müller beschäftigt sich erst mit den konkreten Situationen und kann nach einigem Nachdenken ganz unscheinbare Assistenzformen im Alltag eines Bewohners identifizieren. Sie entschließt sich danach, erste Änderungen in der Praxis zu versuchen, indem Sie dem Bewohner

mehr Auswahl ermöglicht (entgegen der üblichen Praxis der Institution). Erst in einem späteren Beratungsgespräch und der Lektüre eines Grundlagentextes erkennt Sie Bezüge zur »Theorie« und kann das, was Sie umgesetzt hat, als lebenspraktische Assistenz nach Theunissen fassen. Spannend: In der Abschlusspräsentation benennt Frau Müller ganz neue Bereiche, in denen Sie Menschen mit Beeinträchtigung in derselben Art und Weise begleiten könnte, entdeckt also das, was in der Fachliteratur als »Alltagsorientierung« beschrieben wird. Und: Die positiven Rückmeldungen von BewohnerInnen bestärken Sie, diesen Weg weiter zu verfolgen und Selbstbestimmung an der Alltagsbewältigung mehr und mehr selbstverständlicher in die Begleitung einfließen zu lassen. Dass Frau Müller den Mut aufgebracht hat, in einer nicht auf Selbstbestimmung ausgerichteten Praxis dennoch partizipativ zu arbeiten, ist ein besonderes Verdienst – und gewinnt in der entwicklungsorientierten Betrachtungsweise besondere Beachtung!

- Frau Caviezel, die zu Beginn des Unterrichts die zur Verfügung gestellten Texte gelesen und zusammengefasst hat, berichtet im ersten Beratungsgespräch (Standortbestimmung) von drei Ideen, welche Sie im begleiteten Wohnen sofort angehen möchte. Sie nutzt die Beratung eher als Inspirationsquelle und Absicherungsmöglichkeit und arbeitet die Praxisprojekte selbstständig, mit Einbezug der KlientInnen und der Wohngruppenleitung aus. In der Tat hält Frau Caviezel final beeindruckende Vorgehensweisen in der Praxis fest. Das Wissen zum Thema hat sie sich leicht angeeignet, sie verfügt über Kompetenzen und Wissen zu Rahmenbedingungen in der Praxis, welche ihr die Umsetzung vergleichsweise leicht machen. Entwicklung hat sich hier an einem anderen Ort gezeigt: Eigene Ideen zu bündeln, in den Abgleich mit betreuten Personen zu bringen und festzustellen, dass betreute Personen vielleicht etwas Anderes für sich als passend erachten, als die angehende Fachperson Betreuung, ist ein spannendes Lernfeld. Dass den vielen Ideen auch strukturelle Grenzen oder eingrenzende Rahmenbedingungen entgegenstehen können, ein anderes. Spannungsfelder auszuhalten, eigene Ziele anzupassen und konsequent partizipativ zu agieren, Situationen aus unterschiedlichen Perspektiven zu betrachten, gute Ideen auch mal sein zu lassen, um Raum für andere Ideen zu kreieren oder Ideen clever weiterzudenken, Grenzen erkennen und aushalten, sich in Geduld üben etc. – all das sind konkrete Entwicklungsfelder, mit denen sich Frau Caviezel in diesem Unterricht auseinandergesetzt hat.

### Die Entwicklungsorientierte Herausforderung für und in Care-Berufen und wie Entwicklungsorientierte Bildung dieser Herausforderung hilft

Warum Selbstreflexion, Kreativität, Ambiguitätstoleranz, Tugenden, Charakterstärken Entwicklungsoffenheit, Gesamtpersonblick etc. in diesem Feld matchentscheidend sind: Weil Sie Menschen nicht nur als Betreuende oder Pflegende begleiten, sondern auch als Mensch. Das heißt also, Lernende sollen sich in der Ausbildung auch als Menschen entwickeln können. Dazu sind einige Aspekte zu beachten:

#### Herausforderung 1: Psychologische Sicherheit

Psychologische Sicherheit ist zentral: Lernende müssen sich erstens in Schule und Ausbildungsbetrieb selbst sicher fühlen können, damit sie sich entwickeln können. Und genauso ist psychologische Sicherheit ein wichtiges Ziel gegenüber KlientInnen wie gegenüber KollegInnen. Psychologische Sicherheit ist also Herausforderung für die Bildungsinstitution wie für die Praxissituation. Gestaltet man die Bildung bewusst Richtung psychologische Sicherheit, so lernen die Lernenden zugleich selbst auch zu psychologischer Sicherheit für sich und andere beizutragen – in den gemeinsamen Lernprozessen in der (Berufs-)Schule und in der Berufspraxis.

Die vier Kennzeichen als Mindestanforderung bilden die Basis Sozialen Lernens

- Alle Lernenden haben eine Stimme, trauen sich auch bei schwierigen Themen diese einzubringen und können sicher sein, nicht ausgelacht zu werden.
- Alle Lernenden nehmen einigermaßen ausgewogen an Diskussionen innerhalb der Ausbildungsgruppe teil, es bestimmen nicht nur Einzelne die Richtung und Meinung der Gruppe; einige lernen sich mehr einzubringen, andere sich vermehrt zurückzunehmen.
- Lernende können über eigene Fehler offen reden, zeigen sich zunehmend reflektiert und beteiligen sich auf der Suche nach Lösungen ernsthaft, motiviert und kreativ.
- Lernende zeigen adäquat Zivilcourage und holen bei Überforderung Hilfe bei dafür qualifizierten Personen (Stalder et al. 2023b).

Diese vier Kennzeichen können, ggf. in leicht abgewandelter Form, für Ausbildungsbetriebe und Berufsfachschulen generell und im Care-Bereich speziell einen Rahmen und damit psychologische Sicherheit schaffen, in dem persönliche Entwicklung möglich wird. Damit Lernende ihr volles Potenzial bezüglich gesunden, innovativen und kooperativen Lernens voll ausschöpfen können, brauchen sie psychologische Sicherheit. Oder andersherum: Wenn gesundes, entwicklungsorientiertes Lernen stattfinden soll, brauchen Lernende Ausbildungsorte, an denen sie physisch und psychisch sicher sind.

**Herausforderung 2: Alle lernen**
Alle lernen, alle sind auf einem Entwicklungspfad, allen ist das bewusst. Das verändert die gemeinsame Art und Weise der Zusammenarbeit ganz elementar. Da gibt es eine Menge zu entdecken, auszuprobieren und zu erfinden: Weil viele Berufslernende die Erfahrung so in ihrer Schulkarriere noch nicht gemacht haben. Und weil Lehrende ihre Rolle neu finden müssen. Das heißt dann konkret, dass zum Beispiel

- die Lerngruppe über ein Commitment die Zusammenarbeit vereinbart, nachdem es gemeinsam (!) formuliert wurde – nicht als ein Commitment, dass nur scheinbar eine Vereinbarung, tatsächlich aber vorgegeben ist. Ein Commitment also, das in einem Prozess entstanden ist, in dem auch die lehrende Person gelernt hat.
- Lehrende eine Anzahl von Artikeln, Bücher, Videos etc. als »Basislektüre« zusammenstellen und zur Lektüre vorschlagen; diese Liste aber ergänzt und erweitert werden soll durch Beiträge aller Lernenden – Offenheit auch bezüglich der fachlichen Zugänge!
- geklärt werden muss, was in Präsenz passieren soll, und was zeit- und ortsunabhängig bearbeitet wird und weshalb das so ist.
- Vorgehensweisen festgelegt und ausprobiert werden, diese aber dauernd überprüft und angepasst werden können, wenn Sie der Zielerreichung und Entwicklung der Lerngruppe nicht dienlich sind.
- Erkenntnisse einzelner in der Gruppe geteilt und besprochen werden – weil so alle lernen.
- etc.

Diese Offenheit erfordert neue Rollenverständnisse und braucht etwas Übung. »Alle lernen« allerdings ist wiederum als Lernsetting ein ideales Übungsfeld, welches genauso im Betrieb gemeinsam mit KollegInnen wie KlientInnen genutzt werden kann und sich letztlich in entsprechenden Haltungen niederschlagen kann.

**Herausforderung 3: Anspruchsvoll bleiben**
Challenge: Psychologische Sicherheit (siehe oben) könnte in ein Dauersofa kippen. Das wäre dann für das Herz und auch den Rest der Gesundheit nicht so günstig. Gilt wieder für Lernsetting und genauso für das Sein mit KollegInnen wie betreuten Personen. Kann ich Challenges für mich sehen und annehmen, sogar Überforderungen lernen zu managen? Kann ich anderen Anspruchsvolles zumuten, sorgfältig und entschieden? Entwicklungsorientierte Bildung schafft in einem sicheren Rahmen Voraussetzungen, um individuelle Bedürfnisse und Ausgangslagen zu erkennen und für die weitere Bildungsarbeit zu berücksichtigen. Das hat große Nähe zu Sozialem Lernen, das wir als dynamisches Gefüge verstehen.

Soziales Lernen wiederum zu initiieren und zu begleiten will gelernt sein. Das Tolle daran: Der Alltag in Betrieb und in der Berufsfachschule bietet schier unendliche Übungsmöglichkeiten. Übrigens auch für Lehrende, die Lust haben, sich weiterzuentwickeln. Und: Soziales Lernen hat, gezielt initiiert und begleitet, positive Effekte auf Lernende (Niemiec 2019). Die Herausforderung dabei – wo anfangen?

Persönlichkeiten, die sich selbst nicht als »fertig« verstehen, sind der Ausgangspunkt für gelingenderes Soziales Lernen. Gegenstand eines solchen Lernens sind u. a. Tugenden und Charakterstärken. Daher eine erste Einladung: Mit dem Selbsttest (VIA Inventory of Strengths (VIA-IS)) auf https://www.charakterstaerken.org/ können Sie Ihre Charakterstärken gleich selbst kennenlernen. Die Testergebnisse bilden eine Möglichkeit, stärkenorientiert in das Thema einzusteigen. Welche fünf bis sieben Charakterstärken sind bei Ihnen besonders ausgeprägt? Damit arbeiten und überlegen, in welchen Bereichen Sie sich auch noch weiterentwickeln könnten. Und mit dem Fragebogen VIA of Strengths for Youth (VIA-Youth) können Sie die Befragung auch mit Jugendlichen machen (Giuliani 2023).

Über Portfolioarbeit (mehr dazu bei Stalder et al. 2023a) schließlich können so Tugenden und Charakterstärken entdeckt, entwickelt werden – das wäre dann der nächste sinnvolle Schritt, den man in der Begleitung von Lernenden im Care-Bereich auf allen Stufen vornehmen könnte.

**Herausforderung 4: Reflexionstiefe**
In der Rolle als lehrende Person, ebenso in der Rolle als lernende Person und genauso, um gute High Care zu machen, ist systematisches Nachdenken über sich selbst zentral. Denn Geschehen zwischen Menschen ist immer komplex und meine eigene Geschichte mit mir und anderen fließt immer wieder ein in meinem Handeln – produktiv wie störend. Mit der Geschichte der anderen ist es genauso. High Care ist ein Geschehen, bei dem all diese Geschichten besonders stark sich bemerkbar machen können, weil Krisensituationen stattfinden, weil Fürsorgeerfahrungen stattfinden (und die biographischen Erfahrungen mit Fürsorge – gute wie schmerzliche – gehen vielen Menschen tief), Verbundenheitserfahrungen ebenso wie Ängste vor Ohnmacht, Verlassenheit und anderem reaktiviert werden können – auf allen Seiten. Qualität in High Care entsteht in solchen Situationen wesentlich dadurch, dass wir offen sind dafür, dass solche Reaktivierungen sich eben erreichen – das ist nun mal so. Dass wir dann aber diese möglichst bemerkten, Automatismen so begrenzen und bewusst gestalten: Was gehört zum Hier und Jetzt, was zu meinen Prägungen, was vermutlich zu Prägungen der PatientInnen, – und jetzt, wo ich das alles relativ plastisch sehe: Wie will ich damit umgehen? Kaum zählt man all das mal auf, merkt man, dass man sowieso nie alles Relevante sieht und schwerlich den Überblick haben wird. Was man allerdings tun kann: diesbezüglich lernen. Immer mehr gut wahrnehmen, die Situation und vor allem auch sich selbst. Intervision ist da eine große Hilfe. Selbstreflexionstiefe meint an der Stelle vor allem die Absicht, ja Entschlossenheit, die eigene Refle-

xionstiefe anzuschauen und steigern zu wollen – weil diese eben für den Umgang mit komplexen Situationen so wichtig ist.

Bildungssituationen sind vergleichbar komplex wie (High-)Care-Situationen. Auch hier spielen eigene innere Bilder von Bildung eine große Rolle (Arn et al. 2023), individuelle wie kollektive. Auch hier werden schwierige Bildungserfahrungen getriggert, und helfen gute Lehr-/Lernerfahrungen weiter. Auch hierzu hilft Selbstreflexion sehr und Lernen wird gestärkt, wenn Lehrende ihr Lehren bewusst und aktiv, zugleich selbstwohlwollend und selbstkritisch anschauen. Dasselbe gilt für das Lernen der lernenden: Reflexion darüber, was das eigene Lernen fördert, was ihm im Weg steht, was sich als nächstes auszuprobieren ist eine Funktion davon, selbst ein aktives, verantwortliches Bildungsverhalten zu kommen.

Auch wieder bleibt es so: Selbstreflexionstiefe zu steigern ist an sich anspruchsvoll, zudem etwas, zu dem wir selten qualifizierte Anleitung und Förderung erhalten, eine echte Herausforderung also. Es gibt erstaunlich wenig Literatur dazu. Empfehlen können wir die Reflexionskarte (https://zenodo.org/record/7845877) und den kompakten Hintergrundartikel (Arn & Martinez-Zaugg 2022).

Es bieten sich mit Sicherheit noch weitere Herausforderungen. Wir entdecken aktuell selbst täglich welche.

**Fazit:**
Entwicklungsorientierte Bildung hilft noch mehr als schon die kompetenzorientierte – Weil nämlich endlich Entwicklung gesehen wird in ihrer anderen Kategorialität als Kompetenz, und damit direkter und wirksamer adressiert werden kann.

## 3.5 Ein neues Modell der Berufsbildung – ein Vorschlag

Die Hochschule für agile Bildung HfaB hat einen grundlegend entwicklungsorientierten Studiengang erfolgreich erprobt, der zur Lehrperson ausbildet (Donzé, 2023; Arn et al., 2024; Arn & Munsch 2022). Wie sieht das ganz konkret aus, wenn man dasselbe Prinzip für die Berufsbildung nutzt?

Gehen wir aus von folgendem Modul: HK-Bereich A (transversale Kompetenzen), Handlungskompetenz a4, Bildungsplan FaBe EFZ auf Grundlage BiVo 2021 (siehe Seite 15 im Bildungsplan zur Verordnung des SBFI vom 21. August 2020 über die berufliche Grundbildung für Fachfrau Betreuung/Fachmann Betreuung mit eidgenössischem Fähigkeitszeugnis EFZ https://www.savoirsocial.ch/s01/Dokumente/Ausbildung_FaBe/Bildungsgrundlagen_FaBe/Bildungsplan_FaBe_2020.pdf)

Jedes Modul, so auch dieses, wird an einem *Modulstarttag* eingeführt. Sinn dieses Tages: Die Lernenden verstehen, was das Ziel des Moduls ist. Sie erhalten außerdem eine leichte Mitsprache dabei, diese Ziele nochmals anzupassen, da sie ja zeitgleich in der Praxis tätig sind und auch mitdenken können dabei, was für Ziele wichtig sind.

Diesen Modulstarttag könnte man so gestalten:
*Vorbereitungsauftrag: Die Lernenden erinnern sich*

- an eine gelungene sowie
- an eine misslungene Kommunikationssituation aus dem Berufsalltag und
- überlegen, welche bevorstehende Kommunikationssituation sie gerne vorbereiten würden.

Auf je einem A4-Papier wird mit dickem Filzstift notiert, wie man diese Situationen in einem ansprechenden Zeitungsartikel betiteln könnte.

Start: In 5-er-Gruppen hängen alle ihre zwei Papiere zu gelungener und misslungener Kommunikationssituation auf und überlegen sich, ob sie Regelmäßigkeiten finden können, wovon Gelingen in der Kommunikation abhängt.

*Weiterer Ablauf:*

- Austausch im Plenum über entdeckte Regelmäßigkeiten
- Lehrende Person greift in ihren Theorierucksack und bringt drei weitere Punkte ein, die entweder erwähnte Regelmäßigkeiten bestätigt/vertieft oder ergänzt.
- In den Gruppen wählen die Lernenden eine ihrer bevorstehenden Kommunikationssituationen aus und überlegen, welche dieser Regelmäßigkeiten dafür hilfreich sein könnten und wie man sich entsprechend vorbereiten/einstellen könnte.
- Die Gruppen berichten nicht, was sie gemacht haben, sondern welche Fragen aufgetaucht sind und was sie jetzt angesichts des Themas »Kommunikation« ganz besonders interessieren würde. Diese Fragen werden visualisiert.
- Die lehrende Person erläutert nun das Potenzial dieses Moduls für diese Fragen, erklärt auch, inwiefern man ja hier nicht wirklich BeratungsspezialistIn wird oder KommunikationsspezialistIn, also begrenzt sich Fähigkeiten erwerben wird, aber welche es dann doch sein sollen und warum.
- Die lehrende Person zeigt den Lernenden den Modulbeschrieb, informiert sie darüber, wie dieser zustande gekommen ist (In der Schweiz ausgehend von der Bildungsverordnung über den Bildungsplan zum Schullehrplan der Berufsfachschule), was in der Folge fix und unverrückbar ist (Ziele) und was aber auch inhaltlich gestaltbar ist (zum Beispiel Denkfiguren/Modelle): Ein- und dieselbe konkrete Störung der Kommunikation kann man etwa mit dem 4-Ohren-Prinzip von Schulz von Thun (da hat jemand aus Versehen primär mit einem bestimmten Ohr gehört, das von der anderen Seite her gar nicht so stark angesprochen werden wollte) oder einer Überlegung, ob es an einem Mangel entweder von Kongruenz, oder von Empathie oder von Wertschätzung gelegen sei, womit man also den Theoriebezug zu Rogers herstellen würde. Hier haben die Lernenden Raum, eigene Prioritäten zu setzen.
- Mit den Lernenden wird nun geklärt, ob sie gut verstanden haben, um was es in diesem Modul geht und was man prinzipiell am Ende können sollte, wenn man die Ziele erreicht hat.

Nun, hier beginnt eine gewisse entwicklungsorientierte Radikalität, über deren sorgfältige Begleitung gleich zu reden sein wird. Diese Radikalität lautet: Ab genau jetzt steuern die Lernenden selbst! Die Tage an der Berufsschule stehen ihnen zur Verfügung, die Lehrpersonen interagieren »auf Verhandlungsbasis«: Wenn die Lernenden sich einen Austausch mit ihnen wünschen, bringen sie das (z. B. per Mail) vor und erklären, worum es ihnen geht. Die angesprochene Lehrperson überlegt sich, ob ein Treffen aus ihrer Sicht Sinn macht oder ob das eine Fragestellung ist, welche die Lernenden durch eigene Recherche, Lektüre o. ä. (zunächst) selbst verfolgen können. Jedenfalls jedoch unterstützt die Lehrperson bei Fragen der selbstgesteuerten Lernprozessgestaltung. Sie tut dies allerdings konsequent so, dass die Steuerung bei den Lernenden bleibt: Die Lernenden bringen eigene Vorschläge ein, wie sie den Lernprozess gestalten möchten, kreieren dazu mehrere Varianten und Alternativen. Die Lehrperson kann befragt werden dazu, wie sie diese Varianten einschätzt – die Entscheidung, wie die Lernenden vorgehen möchten, bleibt konsequent bei ihnen.

Wenn man möchte, kann man vorsehen, dass alle Berufslernenden sich zwischen diesen zwei Optionen entscheiden, sich entweder vorerst mal alleine oder (vorerst mal) in Sachen dieses Moduls in einer Gruppe bzw. mit jemandem sich auf den Weg machen zu wollen. Anschließend könnte der Auftrag sein, eine erste Skizze des voraussichtlichen Lernwegs grob und eine etwas genauere Beschreibung des nächsten Lernschritts vorzunehmen. Das könnte im Plenum geteilt werden, oder, noch besser, individuell von der lehrenden Person gefeedbackt werden. *Achtung*: Nicht die Steuerung übernehmen. Konsequent nondirektiv beraten an dieser Stelle, so schwer das auch fallen mag. Spätestens danach allerdings nimmt man sich als Modulleitung zurück und es passiert nur, was die Lernenden in Gang setzen.

Erst nachdem die Lernenden eingetaucht sind und sich den Zielen nun deutlich nahe befinden, wird die Frage des *Modulabschlusses* mitbedacht. Es ist nun wiederum Aufgabe der Lernenden, zu überlegen, wie sie zeigen könnten, die Ziele erreicht zu haben. Alle Lernenden können das auf eigene Weise tun: die modulleitende Lehrperson in die Praxis einladen, um ihnen direkt zu zeigen, was jetzt gekonnt wird. In einem Portfolio vieles zusammenfassen, das die Zielerreichung dokumentiert. Dieselben Inhalte an eine weitere Person weitergeben, um durch »Lernen durch Lehren« zu zeigen, wo man steht. Eine Klientin mitbringen, die erzählt, was sie wie erlebt hat usw. Hier gibt es keine Einschränkungen, sondern einen dreischrittigen Prozess:

1. Die lernende Person macht einen Vorschlag, wie sie zeigen möchte, die Ziele erreicht zu haben. Die modulleitende Lehrperson überlegt sich, ob das ausreichen würde – oder auch schon zu viel wäre – um ihr die gut belegte Gewissheit zu geben, dass die Ziele einem exakt benennbaren Maß erreicht sind. Dieses exakt benennbare Maß ist: Könnte ich als modulleitende Person fundiert eine positive Referenz abgeben gegenüber einem Arbeitgebenden betreffend dieser Ziele? Kann ich überzeugt diese Person für eine Stelle empfehlen, an der diese Punkte aus meinem Modul von besonderer Wichtigkeit sind. Die modulleitende Person gibt Rückmeldung, ob sie dementsprechend mit dem Vorschlag einverstanden ist und wo gegebenenfalls etwas zu ergänzen bzw. wegzulassen wäre.
2. Erst dann macht sich die lernende Person daran, auf diese Art zu zeigen, die Ziele erreicht zu haben.
3. Auf dieser Basis entscheidet die modulleitende Person, ob die Modulziele erreicht sind und stellt die Modulabschlussbestätigung aus.

Zentral bei diesem gesamten Prozess: Immer wieder mit den Lernenden über die Sinnhaftigkeit der Ziele und deren Bezug zur Praxis und zur eigenen Entwicklung als Person im Austausch sein. Sobald sich Anzeichen von »Pflichterfüllung«, von »Abschlussorientierung« um des Abschlusses allein willen zeigen, nachfragen und helfen, wieder zu sinnorientiertem Lernen zurückzufinden und den Abschluss als »stolzes Nebenprodukt« eines inhaltlich wichtigen Prozesses zu sehen.

Stück für Stück werden die anderen Module nun ebenfalls mit einem Modulstarttag in Gang gesetzt. Die Module überlappen sich zeitlich, die Lernenden entdecken Verknüpfungen und in der Hochschule für agile Bildung haben die Studierenden dann an einer Stelle sogar die Modulabschlüsse von zwei verschiedenen Modulen zusammengefügt. Was man in einem solchen Studiengang alles darf!

Die Berufsschule gehört den Lernenden. Sie können sich hier treffen, immer dann, wenn es ihnen dienlich ist. Zu diesen Treffen können Sie Modulleitende oder auch andere ExpertInnen einladen – oder sich natürlich auch mit diesen anderswo, auch online, treffen.

Allerdings gibt es drei Tage pro Monat, die hintereinander stattfinden, z. B. Mittwoch bis Freitag, an denen die Anwesenheit vor Ort obligatorisch ist. An diesen »*Campustagen*« treffen sich die Lernenden in einer Gruppengröße von etwa 12 Personen zusammen mit einer der für solche Treffen geeigneten Lehrperson. Diese drei Tage beginnen jeweils mit einer Sammlung von Erfahrungen und Problemstellungen aus der Praxis: Was ist bei Euch in den Institutionen im letzten Monat passiert? Was beschäftigt Euch? Für welche Situationen bzw. Herausforderungen könnt Ihr noch Ideen oder auch hilfreiche Theorien brauchen? Nachdem die Liste erstellt ist, werden die Themen priorisiert und angegangen.

Angehen kann auch heißen: In bestimmte Module triagiert: Falls ein Punkt gut als Teil eines anderen Moduls gesehen werden kann, wird gemeinsam geschaut, wie dieser dort integriert werden könnte und was dafür der nächste Schritt wäre.

Wenn das Thema an den Campustagen selbst behandelt werden will, dann legt man los. Loslegen kann heißen, dass eine bestimmte Intervisionsmethode dafür in einer Teilgruppe von den Lernenden selbstgesteuert verwendet wird. Das hat den Vorteil, dass mehrere Themen gleichzeitig in unterschiedlichen Teilgruppen bearbeitet werden können. Im Plenum (oder auch in Teilgruppen) kann die Lehrperson auch theoretische Inputs einbringen, die für die betreffende Problemstellung produktiv sein könnten und dann mit den Lernenden gemeinsam herausfinden, in welcher Art und Weise diese Theorie hilfreich werden könnte.

Dafür braucht die Lehrperson einen Fachhintergrund und Erfahrung als Beratungsperson für Einzelperson und für die beraterische bzw. supervisorische Arbeit mit Gruppen. Unter den Lehrpersonen der Berufskunde in der Ausbildung zum Fachmann/zur Fachfrau Betreuung sind diese überdurchschnittlich vertreten – passt also bestens. Die Lehrpersonen, die als ModeratorInnen für Campustage im Einsatz sind, bilden gemeinsam eine Intervisionsgruppe und stärken so systematisch diejenigen eigene Fähigkeiten, die für diese Arbeit von besonderer Bedeutung sind.

An diesen Campustagen kann auch die Arbeit an den eigenen Modulen zum Thema gemacht werden. Hierbei ist es wichtig, dass die Verantwortung für das Erreichen der Modulziele ganz bei den Lernenden bleibt. Die Lehrperson kann an den Campustagen allerdings nachfragen, wo sie damit stehen und somit das gemeinsame Monitoring stärken – und außerdem sorgfältig klären, ob die Lernenden für ihre nächsten Schritte etwas brauchen – insbesondere auch dafür, herauszufinden, welches die für sie passenden nächsten Schritte sind.

*Wichtig:* Immer in der unterstützenden Rolle bleiben, nicht Verantwortung für das Gelingen übernehmen – nur es stützen.

> Es ist damit zu rechnen, dass die meisten Lernenden von dieser Selbststeuerung überfordert sind. Unsere Studierenden an der HfaB haben uns zurückgemeldet, dass sie zwei Jahre brauchten, um die entsprechende Verantwortung ganz in die eigenen Hände zu nehmen und sich mit dieser Selbststeuerung auch sicher und dazu fähig zu fühlen. In diesen zwei Jahren besprachen wir verschiedene Hindernisse, zu denen namentlich Elemente der eigenen Schulsozialisation gehörten. Aber auch innere Bilder und Wertungen von »Theorie«, Umgang mit Überforderungsgefühlen sind Thema. Nicht alles davon passt in die Campustage, manches davon ist persönlich und nicht alles für die Gruppe insgesamt gleich bedeutsam. Darum und aus weiteren Gründen gibt es im Studiengang der HfaB das Angebot *»Personal Coach«*, (einen persönlichen Coach). Diese Mitarbeitenden im Ausbildungsgang verfügen über eine anerkannte, fundierte Beratungsausbildung und mindestens fünf Jahre Berufserfahrung als Coach.

Diese Funktion wird also in einem entsprechend konzipierten Berufsschulcurriculum ebenfalls vorgesehen. Die Zusammenarbeit der Lernenden mit dem persönlichen Coach beginnt mit einer Vereinbarung dieser Zusammenarbeit. Sie treffen sich zu zweit für ein erstes Mal und definieren, in welchen Abständen sie sich treffen wollen. Dabei ist es Aufgabe der/des Coaches darauf zu achten, dass die Frequenz ihr/ihm genügend sicherstellt, in einem kontinuierlichen Kontakt zu sein und wahrzunehmen, ob Schwierigkeiten auftreten, die angegangen werden sollten. Dies ist die definierte Verantwortung des Coaches - und zugleich ein wunderschönes Sicherheitsnetz für jede Person unter den Lernenden.

In diesen Treffen zwischen Lernenden und Coaches ist außerdem die Persönlichkeitsentwicklung der Lernenden spezifisch ein Thema. Die Personal Coaches haben die Aufgabe, Entwicklungsschritte bewusst zu machen, wo sie auftreten, dazu beizutragen, dass Entwicklung stattfindet und die Lernenden dabei zu unterstützen, sich selbst in der Entwicklung als Mensch zu fördern. Denn in immer mehr Berufen, speziell im Bereich Care, aber auch weit darüber hinaus, wird die persönliche Reife zu einem immer wichtigeren Faktor für die Qualität der Arbeit, aber natürlich auch für die Resilienz und den nachhaltigen Verbleib im Berufsfeld.

Die Lernenden ihrerseits sind eingeladen, jederzeit bei Schwierigkeiten Kontakt aufzunehmen mit ihren Personal Coaches – und natürlich auch Erfolge zu melden, um diese dann gemeinsam im nächsten Treffen feiern zu können. Die Personal Coaches müssen nicht rund um die Uhr verfügbar sein – für sofortige Kriseninterventionen würden unsere sozialen Strukturen ja andere Instanzen zur Verfügung stellen. Für alles, was direkt oder indirekt mit der Ausbildung zu tun hat, sollen die Personal Coaches allerdings innerhalb von drei Tagen jedenfalls für ein kurzes Telefongespräch erreichbar sein und einen Termin innerhalb von zehn Tagen oder früher anbieten können.

Denn in diesem Ausbildungsgang werden Überforderungssituationen nicht vermieden. Sie werden umgekehrt als wichtige Lernsituationen gesehen. Einerseits inhaltlich, andererseits als besondere Entwicklungsgelegenheiten. Generell auch ist es bedeutsam, Überforderung zu normalisieren: Es wird uns heutzutage (und morgen noch mehr) gewissermaßen regelmäßig passieren, dass wir überfordert sind, mit den bestehenden Mustern, dem bestehenden Wissen, eine Situation nicht bewältigen können; uns in der Folge ohnmächtig, handlungsunfähig, inkompetent sehen. Dass das dazugehört, gilt im (Berufs-)Leben ohnehin und es macht keinen Sinn, diese Realität aus den Bildungsgängen ausschließen zu wollen. Sinn macht es hingegen, gerade diese Situationen gut und hochqualifiziert zu begleiten, ohne allerdings die Überforderung wegzumachen, z. B. indem man Anforderungen (etwa an Selbststeuerung) zurücknimmt.

Es gibt noch eine Ergänzung, die es so im Modell der HfaB noch nicht gab, wir allerdings gerne hinzufügen möchten: ein *Studiengang-Steuerungs-Board*. In diesem sind Studierende, Lehrbetriebe, Campustage-Leitende und Modulleitende vertreten. Dieses Studiengang-Steuerungs-Board hat die Kompetenz, Justierungen an der Gesamtorganisation des Studiengangs und am Curriculum am fahrenden Zug zu ändern, soweit das unter Einhaltung von Fairness-Kriterien möglich ist. Möglich ist etwa eine Veränderung an den Leistungsnachweisregelungen, wenn es den betroffenen Lernenden nach eigener Wahl möglich ist, zwischen den bisherigen oder den neuen Regelungen Leistungsnachweise einzureichen, wenn sie noch unter den bisherigen gestartet sind. Ein solches Steuerungsbord ersetzt periodische Curriculumsentwicklungen und macht aus einem Ausbildungsgang einen lebendigen Ausbildungsgang – weil er wachsen, sich verändern darf. Ein solches Steuerungsboard hat allerdings auch Bildungs- und Entwicklungsbedeutung. Denn es erlaubt namentlich den Lernenden, auch auf dieser Ebene zu Denken und Verantwortung zu übernehmen. Diejenigen Studierenden, welche in dieses Board eintreten, lernen also auf einer weiteren Ebene und diejenigen, die nicht selbst im Board dabei sind, erfahren von den anderen, können sich selbst auch organisieren und so über diese KollegInnen Einfluss nehmen. Damit wird auch Demokratie gelernt: die Kunst, gemeinsam über sich selbst zu herrschen, die Kunst, Welt und Leben zu gestalten.

Ausbildungsverantwortliche, BerufsbildnerInnen oder BranchenvertreterInnen können zu den Campustagen eingeladen werden und in bestimmten Bereichen mitarbeiten oder ihre Expertise einbringen. Im Studiengang-Steuerungs-Board ist ein punktuelles Mitwirken der PraxisvertreterInnen ebenfalls sinnhaft: das unterstützt die Lebendigkeit des Ausbildungsganges. Insgesamt, und das ist neu, bezieht unser Modell die relevanten Akteure der Berufsbildung selbstverständlich in das große Ganze der Ausbildung mit ein. Ein deutlicher Gegensatz zu den etwas technokratischen Versuchen der sog. Lernortkooperation der letzten Jahre – zumindest in der beruflichen Grundbildung in der Schweiz. Und zudem rückt so die Entwicklung der Ausbildungsgänge wieder näher an die Praxis, was uns wichtig dünkt.

## 3.6 Literatur


Arn, C. (2024) (4. erw. Auflage): Agile Hochschuldidaktik. Juventa.

Arn, C.; Munsch, J.-P., Frick, A. (2024): Reflektierte Lehrpraxis. Ein Modell für Lehrkräfteausbildung. In: Pädagogik, Ausgabe 4, Jahr 2024, Seite 58–59. https://content-select.com/de/portal/media/download_oa/10.3262_PAED2404058/?client_id=406

Arn, C.; Munsch, J.-P. (2022): Wissensorientierung, Kompetenzorientierung, Entwicklungsorientierung: Stationen in unserem gemeinsamen Bildungsverständnis. In: Burk, W.; Stalder, C. (Hg.): Entwicklungsorientierte Bildung – ein Paradigmenwechsel. Weinheim, Beltz-Juventa. S. 22–36.

Arn, C.; Munsch, J.-P.; Kaufmann, C. (2023): Einen ganzen Studiengang entwicklungsorientiert konzipieren und umsetzen – Bauelemente und Erfahrungen. In: Burk, W.; Stalder, C. (Hrsg.): Entwicklungsorientierte Bildung in der Praxis. Beltz, S. 213-226.

Arn, C.; Frick, A.; Kaufmann, C.; Mohnhaupt, M. (2023): Was hilft Lehrpersonen, lernendenzentriert-entwicklungsorientiert zu unterrichten? In: Burk, W.; Stalder, C. (Hrsg.): Entwicklungsorientierte Bildung in der Praxis. Beltz, S. 35-48.

Burk, W.; Stalder C. (Hrsg.) (2022). Enzwicklungsorientierte Bildung – ein Paradigmenwechsel. Beltz.

Bieri, P. (2017). Wie wäre es, gebildet zu sein. Komplettmedia.

Binder, T. (2016). Ich-Entwicklung für effektives Beraten. Göttingen, Vandenhoek & Ruprecht.

Donzé, R. (2023). Neuartige Lehrerbildung: verkehrte Welt im Klassenzimmer. In: NZZ am Sonntag vom 25.11.2023. https://www.nzz.ch/schweiz/neuartige-lehrerbildung-verkehrte-welt-im-klassenzimmer-ld.1782273

Giuliani, F. (2023). Positive Psychologie. Universität Zürich. http://www.positive-psychologie.ch/?page_id=27

Niemiec, R. M. (2019). Charakterstärken. Trainings und Interventionen für die Praxis. Hogrefe.

Rogers, C. (1974). Lernen in Freiheit. Zur Bildungsreform in Schule und Universität. Kösel-Verlag.

Singer-Brodowski, M. (2022): The potential of transformative learning for sustainabilitytransitions: moving beyond formal learning environments. In: Environment, Development and Sustainability 1/2023 S. 1–19.

Stalder, C.; Brady N., Bayer H. (2023a): Sicherheit, Charakterstärken und Agency: Soziales Lernen entwicklungsorientiert gestalten. In: Burk, W.; Stalder, C. (Hrsg.): Entwicklungsorientierte Bildung in der Praxis. Beltz, S. 20–34.

Stalder, C.; Burk, W.; Ricciardi, J.; Tschuor, S.; Schmid, A.; Kleger, A. (2023b): Lernende gestalten entwicklungsorientierte Leistungsnachweise im Berufskundeunterricht. In: Burk, W.; Stalder, C. (Hrsg.): Entwicklungsorientierte Bildung in der Praxis. Beltz, S. 118–134.

Tronto, J. C. (2013). Caring democracy: markets, equality, and justice. New York, New York University Press.

Wisniewski, B.; Daumiller, M. (2025): Wie Schule Kompetenzen fördern soll, die keine sind. In: Pädagogik 1/2025. Beltz. Seite 42–45.

# 4 Qualifikationen in der praktischen Lehre

*Georg Johannes Roth & Martin Schniertshauer*

## 4.1 Skill- und Grade-Mix in der praktischen Ausbildung: Vergleich Deutschland und Schweiz

### 4.1.1 Nichtakademisierte Qualifikationen

#### Berufspädagogische Zusatzqualifikationen

In High-Care-Bereichen spielt die Aus-, Fort- und Weiterbildung von Lernenden, Auszubildenden und Studierenden schon immer große Rolle. Auch neue Mitarbeitende in den Bereichen, egal ob aus Gesundheits-, Pflege- oder Medizinberufen sind stets gefordert, in kurzer Zeit viele handlungsorientierte Skills zu lernen und diese fachlich korrekt und reflektiert am PatientInnenbett umzusetzen.

Der Begriff High-Care beschreibt bereits die hohen Maßstäbe an das jeweilige fachliche, aber auch berufspädagogische Setting, in dem praktische Ausbildung tagtäglich stattfindet – geplant und strukturiert, aber auch spontan und ad hoc. Wenn man sich mit der historischen Entwicklung der berufspraktischen Zusatzqualifikationen auseinandersetzt, ist es nicht wirklich klar, wann die eigentliche Professionalisierung von Ausbildenden stattgefunden hat. Was ist schon professionell in der damaligen und vielleicht nicht mehr aktuellen Auffassung von Handlungsorientierung und Handlungskompetenzerlangung in High-Care-Bereichen. Was man dennoch feststellen kann, dass sich die berufspädagogischen Qualifizierungsangebote für erfahrene Mitarbeitende in den letzten Jahrzehnten enorm weiterentwickelt haben und sich an die aktuellen Zeiten angepasst haben – unterstützt von Ergebnissen aus der berufspädagogischen Begleitforschung, aus der Sozialforschung, der Psychologie, aber auch gespeist mit Erkenntnissen aus den fachspezifischen Studienfächern Gesundheit, Pflege und Medizin. Eine Bewertung, hinsichtlich der Qualität von praktischer Ausbildung historisch betrachtet, fällt schwer und kann nur in Relation mit den Bedingungen der Zeit, in der die Ausbildung stattgefunden hat, gesehen werden. Am Beispiel der Praxisanleitenden-Weiterbildung für Pflegeberufe in Deutschland lässt sich folgendes sagen: Die Rolle der Praxisanleitung in der Pflege existiert schon seit einigen Jahrzehnten, jedoch hat sich ihre Bedeutung und ihre formelle Anerkennung im Laufe der Zeit weiterentwickelt. In Deutschland beispielsweise wurde die Ausbildung von PraxisanleiterInnen in der Pflege im Rahmen der Pflegeberufereform im Jahr 2003 gesetzlich verankert. Diese Reform zielte darauf ab, die Qualität der Ausbildung in der Pflege zu verbessern, indem sie eine professionelle Anleitung und Begleitung der Auszubildenden sicherstellt.

In der heutigen Zeit sind sich Fachpersonen einig darüber, dass es eine fundierte, professionelle, aber auch kritische Auseinandersetzung mit dem Thema Berufspädagogik in der Praxis braucht, um den aktuellen Herausforderungen gerecht zu werden. Einigkeit besteht auch darin, dass die Wichtigkeit einer Handlungs- und Kompetenzorientierung in der praktischen Ausbildung an Stellenwert gewonnen hat. Nicht mehr das klassische »Zuschauen, Nachmachen, Üben, Anwenden«, sondern begründetes Handeln mit reflexiven Elementen und Weiterentwicklungsmöglichkeiten im Sinne des letzten Schritts Exploration des Konzepts Cognitive Apprenticeship.

Kompetenzbasierte Ausbildungskonzepte sind heute entscheidend für eine angemessene PatientInnenversorgung im 21. Jahrhundert. Professionelle Kompetenz bedeutet die fundierte Anwendung von Kommunikation, Wissen, klinischem Urteilsvermögen, und mehr zum Wohl von Einzelnen und Gemeinschaft. Diese basiert auf kognitiven Fähigkeiten, klinischen Grundlagen und persönlichen Einstellungen, kombiniert mit der Bereitschaft, sie in konkreten Situationen anzuwenden. Obwohl traditionelle medizinische Ausbildungsprogramme seit den 1970er und 1980er Jahren Fachkompetenzen betonten, wurden Messverfahren zur Definition, Erlangung und Bewertung spezifischer Kompetenzen vernachlässigt. Das Fehlen solcher Bewertungsstrategien verzögerte die breite Akzeptanz dieser Konzepte um drei Jahrzehnte. Erst seit dem frühen 21. Jahrhundert integrieren Forschungsgruppen den Begriff »Vertrauen« als zentralen Bestandteil in die Ausbildungsinhalte und Curricula von Studiengängen (Steinmetzer, 2024).

In all den Jahrhunderten, in denen immer praktische Ausbildung in den High-Care-Bereichen stattgefunden hat, wurde mit den Möglichkeiten, den Erkenntnissen und dem Wissen der aktuellen Zeit gearbeitet. Oft haben sich die Perspektiven geändert, manchmal gab es mehr oder weniger Theorie-Praxis-Transfer. Verschiedene Lernorte sind entstanden, haben sich ergänzt, aber auch konkurriert, waren im Austausch miteinander oder klar getrennt. Es gab auch betreffend der Personalsituation immer unterschiedliche Phasen in der Geschichte. Gab es Zeiten eines Arbeitgebermarktes, so sind wir heute in einer für Arbeitnehmende komfortablen Zeit angekommen. Viele Stellen in den High-Care-Bereichen sind nicht besetzt aufgrund des Fachkräftemangels im deutschsprachigen, aber auch europäischen Arbeitsmarkt und darüber hinaus. Auch das hat eine Auswirkung auf praktische Ausbildung in High-Care-Bereichen.

Kayer (2024) beschreibt die unterschiedlichen hierarchischen oder in Beziehung stehenden Verhältnisse von lernenden und ausbildenden Personen in der Praxis und bedient sich dabei den lerntheoretischen Ansätzen Konstruktivismus, Behaviorismus und dem Kognitivismus. Diese Ansätze sind bezogen auf die historische Entwicklung der Berufspädagogik interessant und relevant, auch wenn man sich als ausbildende Person mit der individuellen Haltung auseinandersetzt.

**Exkurs**

Die Lerntheorie des *Konstruktivismus* unterscheidet sich deutlich von den Theorien des Behaviorismus und des Kognitivismus. Seit den 1980er Jahren wird der Konstruktivismus durch Forschung im Bereich der Gehirn- und Kognitionsforschung wissenschaftlich gestützt. Jean Piaget, Jerome Bruner, Lew S. Wygotski und John Dewey gelten als wichtige Vertreter dieser Denkschule. Im Konstruktivismus wird Lernen als ein aktiver, selbstgesteuerter Prozess betrachtet, bei dem Wissen und Kompetenz durch individuelle Erfahrungen aufgebaut werden. Dies geschieht durch die konstruktive Wahrnehmung und Interpretation der Umgebung durch den Lernenden. Der Lernerfolg ist nicht allein von individuellen Faktoren abhängig, sondern stark vom Lernkontext geprägt. Im Gegensatz zum Kognitivismus sind im Konstruktivismus Wahrnehmung, Erkenntnis und Lernen keine Informationsverarbeitungsprozesse, sondern Konstruktionsprozesse. Reize und Informationen aus der Umwelt werden weniger stark verarbeitet.

Die Lerntheorie des *Behaviorismus* wurde zu Beginn des 20. Jahrhunderts von Praktikern wie John B. Watson begründet, wobei Iwan Pawlow mit seinen Experimenten zur klassischen Konditionierung bekannt wurde. Der Behaviorismus fokussiert sich auf beobachtbares Verhalten und vernachlässigt innere psychische Prozesse. Das menschliche Gehirn wird als »Black Box« betrachtet, dessen interne Vorgänge für das Lernen keine Rolle spielen.

Im Behaviorismus liegt das Hauptaugenmerk auf dem Reiz-Reaktions-Lernen, bei dem Menschen durch äußere Einflüsse und Reize ihr Verhalten ändern. Das Gehirn wird als passiver Behälter angesehen, in dem Wissen abgelagert wird, das als korrekte Input-Output-Reaktion beschrieben werden kann. Durch das Training von Reiz-Reaktions-Verbindungen entstehen Assoziationen, die abrufbar sind.

Ein bekanntes Lernmodell des Behaviorismus ist die klassische Konditionierung, bei der eine natürliche Reaktion an einen neuen Reiz gebunden wird. Ein Beispiel hierfür ist das Experiment mit dem »Pawlowschen Hund«, bei dem die Speichelproduktion durch ein Glockensignal konditioniert wurde (Kayer, 2024).

Der *Kognitivismus* ist eine der Hauptlerntheorien und hat seine Ursprünge in verschiedenen Disziplinen wie Psychologie, Philosophie und Linguistik. Zu den Wegbereitern zählen Edward Tolman, Jerome Bruner, Kurt Lewin und Jean Piaget, deren Arbeiten in den 1920er Jahren begannen.

Im Kognitivismus werden die Verarbeitungsstrukturen des menschlichen Gehirns berücksichtigt. Laut dieser Theorie speichert der Mensch Informationen als Erkenntnisse, Kognitionen, und die Informationsverarbeitung wird als aktiver Denkprozess betrachtet. Neues Wissen wird durch Nachdenken und Einsicht auf der Basis vorhandenen Wissens verarbeitet. Bestehendes Wissen wird genutzt, um neue Informationen zu verknüpfen und das Verständnis zu fördern. Durch Aktivierung des Vorwissens, Wiederholungen und Anwendung der neuen Informationen wird die Gedächtnisleistung gesteigert. Da Lernen komplexe mentale Prozesse umfasst, erfordert es entsprechend abgestimmte Lernprozesse (Kayer, 2024).

Wie bereits an anderer Stelle in diesem Werk beschrieben ist es unerlässlich, sich mit den aktuellen Herausforderungen der jeweiligen Zeit zu beschäftigen. Fachkräftemangel, eine steigende Heterogenität in der Ausbildung – inhaltlich und personell – eine dynamische Weiterentwicklung von Medizin, Gesundheit und Pflege, die voranschreitende Digitalisierung und KlientInnenzentrierung sind nur die wichtigsten Herausforderungen der aktuellen Zeit in den 20er Jahren. Hinzu kommen, vorallem in den High-Care-Bereichen, die steigende psychosoziale Belastung für lernende Personen und die oft nicht zufriedenstellende Unvereinbarkeit von Familie, Freizeit und Beruf.

Bezogen auf die wissenschaftliche Diskussion, also ob das Themenfeld der praktischen Ausbildung in Gesundheits-, Medizin- und Pflegeberufen wissenschaftlich ausreichend beforscht und begleitet wird, gibt es unterschiedliche Stimmen aus der Wissenschaftsszene.

Es lässt sich feststellen, dass es im Bereich der praktischen Ausbildung in den Pflegeberufen noch keine systematischen Entwicklungen und Diskurse zur Wissenschaftsfundierung gibt. Dies wirkt sich unmittelbar auf die Förderung des individuellen Fallverstehens im Praxisanleitungsprozess aus. Die Kompetenzentwicklung für Praxisanleitende stellt daher eine Herausforderung dar, da sie sowohl pflegewissenschaftliche Erkenntnisse auf komplexe PatientInnensituationen anwenden müssen, als auch über berufspädagogische Kompetenzen verfügen sollen (Friesacher, 2019).

Bisher spielen Fragen der pädagogischen Professionalität in der berufspädagogischen Qualifizierung und Fortbildung von Praxisanleitenden in der Pflege eine untergeordnete Rolle. Die Literatur zur Praxisanleitung berücksichtigt kaum aktuelle wissenschaftlich-pädagogische Erkenntnisse und Diskussionen. Es wird festgestellt, dass Praxisanleitung bisher eher abseits pflegepädagogischer Diskurse stattfindet (ebd.).

### MentorInnenausbildung

Seit einiger Zeit hat sich auch die Rolle der MentorInnen in der praktischen Ausbildung etabliert. Obwohl MentorInnen und PraxisanleiterInnen in ihrer Funktion ähnlich erscheinen, bestehen dennoch Unterschiede zwischen ihnen. MentorInnen sind Angestellte, die sich zum Beispiel um die Einarbeitung von Mitarbeitenden kümmern können, die entweder neu in der Einrichtung sind oder nach einer längeren Abwesenheit wieder integriert werden. Anders als Praxisanleitende sind sie nicht zwangsläufig in die Ausbildung involviert. Es ist jedoch möglich, dass ein etabliertes MentorInnensystem die praktische Ausbildung im High-Care-Bereich unterstützen kann. Oftmals werden erfahrene Pflegekräfte, die über umfassende Kenntnisse und Fähigkeiten in der Pflege sowie in der Einarbeitung und Anleitung neuer Mitarbeitenden verfügen, als MentorInnen eingesetzt. Die Erfahrung spielt eine wichtige Rolle bei der Befähigung zur Mentorin oder zum Mentor. Einige Einrichtungen bieten Schulungen und Fortbildungsangebote, die darauf abzielen, Mitarbeitende zu MentorInnen zu qualifizieren. Diese beinhalten zum Beispiel Aspekte der Kommunikation, des Coachings und der Einarbeitung neuer Mitarbeitenden. Sowie Methoden und praktischen Inhalte zur Anleitung und Ausbildung. Bis 2019 gab es ein die Möglichkeit mit einer 120 Stunden umfassenden Fortbildung die Qualifikation als MentorIn zu erlangen. Mit Einführung der 300-stündigen berufspädagogischen Zusatzqualifikation war es möglich, über einen 80 Stunden umfassenden Ergänzungslehrgang die Qualifikation und somit den Bestandschutz als Praxisanleitung zu erlangen. Grundsätzlich gibt es jedoch in Deutschland keine Einheitliche Qualifikation für MentorInn en.

### PraxisanleiterInnen

Praxisanleitende sind qualifizierte Pflegefachkräfte, die Pflege-Auszubildende während ihres praktischen Lernprozesses begleiten. Gemäß § 4 der Ausbildungs- und Prüfungsverordnung für Pflegeberufe (PflAPrV) müssen Bildungseinrichtungen sicherstellen, dass die praktische Ausbildung durch entsprechend qualifizierte PraxisanleiterInnen gewährleistet ist. Diese wichtige Rolle unterstützt Pflegeeinrichtungen dabei, die Qualität der Ausbildung zu sichern und die Vorgaben der Ausbildungsgesetze einzuhalten. Praxisanleitende helfen Auszubildenden, berufliche Aufgaben schrittweise selbstständig zu übernehmen und ihre Kompetenzen auszubauen. Dabei sind pädagogisches Geschick und Menschenkenntnis gefragt. Souveränes Auftreten und die Fähigkeit, Auszubildende auch während anstrengender Phasen zu motivieren, sind hierbei äußerst wichtig. Sie müssen die Lernziele der Auszubildenden stets im Blick behalten und diese gemeinsam mit ihnen verfolgen. Die Weiterbildung zur Praxisanleitung, die in der Regel berufsbegleitend durchgeführt wird, unterliegt den Bestimmungen des jeweiligen Landesrechts oder den Vorgaben der zuständigen Landespflegekammer oder der Deutschen Krankenhausgesellschaft. Diese Weiterbildung wird von staatlich anerkannten Bildungseinrichtungen im Gesundheitswesen angeboten; Zum Beispiel Berufsakademien, privaten oder staatlichen Pflegeschulen sowie Lehrinstituten für Pflege- und Gesundheitsberufe. Sie dauert üblicherweise zwischen sechs und zwölf Monaten (je nach Modell) und umfasst insgesamt 300 Stunden. Die Kurszeiten variieren je nach AnbieterIn. Ein Einstieg ist oft ganzjährig oder zu Beginn eines neuen Kurses möglich. Das Ziel der Weiterbildung in der Praxisanleitung besteht darin, die pädagogischen, didaktischen und methodischen Kompetenzen zu vermitteln, die zur Anleitung, Förderung und Beurteilung von Auszubildenden in Pflegeberufen erforderlich sind. Dabei werden die Grundlagen von Lernprozessen, -modellen und -psychologie vermittelt sowie das Vermögen entwickelt, Lernenden eine Struktur vorzugeben und sie beim Zeitmanagement zu beraten. Im Rahmen einer Weiterbildung zur Praxisanleitung werden unter anderem folgende Inhalte behandelt:

- Berufliches Selbstverständnis – Rolle und Aufgaben von Praxisanleitenden
- Grundlagen der Pflegepädagogik und rechtliche und organisatorische Grundlagen
- Prüfungsverordnungen und Vorbereitung von Auszubildenden auf Prüfungen
- Bewertung und Beurteilung und Gestaltung von Prüfungen im Pflegebereich
- Ethische Entscheidungsfindung und Grundlagen des Qualitätsmanagements
- Umgang mit Lernenden, Lern- und Motivationstheorien sowie Lernmethoden
- Anleitungskonzepte erstellen, planen, strukturieren, gestalten und reflektieren
- Gesprächsführung und Kommunikation
- Praktikum zur Anwendung der Theoriekenntnisse

Die Weiterbildung wird durch eine Prüfung abgeschlossen, welche aus einer schriftlichen Abschlussarbeit sowie einem mündlichen Abschlusskolloquium besteht. Während der Weiterbildung werden einzelne Module in der Regel durch Modulprüfungen abgeschlossen.

### BerufsbildnerInnen

Im Schweizer Ausbildungssystem kennt man BerufsbildnerInnen. Diese, ganz unterschiedlich lange und intensiv zusatzqualifizierten Personen arbeiten mit Lernenden und Studierenden. BerufsbildnerInnen in Lehrbetrieben haben die Verantwortung für die praktische Ausbildung der lernenden Personen. Sie führen die Lernenden in den Arbeitsalltag des Betriebs und des Berufs ein. In größeren Unternehmen wird die Ausbildung oft von mehreren Personen übernommen. Die im Lehrvertrag genannten verantwortlichen BerufsbildnerInnen müssen bestimmte Anforderungen erfüllen.

Für Fachkräfte mit Ausbildungsaufgaben gelten dieselben fachlichen Qualifikationen wie für die im Lehrvertrag genannten Personen, die verantwortlichen BerufsbildnerInnen. Es wird erwartet, dass sie über berufliche Praxis und idealerweise berufspädagogische Qualifikationen verfügen, obwohl diese gesetzlich nicht zwingend vorgeschrieben sind. In bestimmten Bildungsverordnungen können höhere fachliche Anforderungen festgelegt sein. Die Validierung von erbrachten Bildungsleistungen wird von den kantonalen Behörden durchgeführt. Entscheidungen über gleichwertige Qualifikationen trifft die kantonale Behörde in Absprache mit der zuständigen Organisation der Arbeitswelt. Die Anerkennung gleichwertiger fachlicher Qualifikationen erfolgt im Rahmen der Erteilung einer Bildungsbewilligung. Der Nachweis der fachlichen Qualifikation muss vor Beginn der berufspädagogischen Ausbildung erbracht werden (SBFI, 2017). Die rechtlichen und gesetzlichen Grundlagen und Ausführungen sind in der Berufsbildungsverordnung sowie im Berufsbildungsgesetz geregelt.

Die berufspädagogischen Zusatzqualifikationsweiterbildungen sind in der Regel branchenübergreifend angelegt und werden so von Bildungsinstitutionen angeboten.

Die Aufgaben von BerufsbildnerInnen umfassen die Einführung der Lernenden in den Betriebs-, Berufs- und Arbeitsalltag, die Festlegung von Lernzielen, die Begleitung, Unterstützung und Förderung der Lernenden in ihrer praktischen Arbeit sowie die Beurteilung der Lernergebnisse. In größeren Betrieben wird die Ausbildung oft von mehreren Personen übernommen.

Die Tätigkeiten von BerufsbildnerInnen umfassen:

- Die Vermittlung des praktischen Teils der beruflichen Grundbildung gemäß dem Bildungsplan der jeweiligen Bildungsverordnung
- Die Planung von Lerneinheiten
- Die Anleitung, Demonstration und Erläuterung von Arbeitsabläufen und Tätigkeiten
- Die Kommunikation mit Eltern und Berufsfachschulen
- Die Auswahl und Bewertung der Lernenden
- Bei Bedarf die Umsetzung geeigneter Fördermaßnahmen

Es gibt zwei übliche Ausbildungsmöglichkeiten für BerufsbildnerInnen in Lehrbetrieben:

1. Ein Kurs für BerufsbildnerInnen im Umfang von 40 Kursstunden (5 Tage à 8 Stunden), der mit einem eidgenössisch anerkannten Kursausweis BerufsbildnerIn in Lehrbetrieben abschließt.
2. Ein Diplomlehrgang für BerufsbildnerInnen im Umfang von 100 Lernstunden, der sich an den fünftägigen Kurs anschließt oder diesen voraussetzt. Dieser Lehrgang erweitert die Kompetenzen als BerufsbildnerIn und dauert 6–8 Monate. Er führt zu einem eidgenössisch anerkannten Diplom BerufsbildnerIn in Lehrbetrieben.

Grundsätzlich können alle Personen den BerufsbildnerInnenkurs absolvieren, ohne gesetzliche Voraussetzungen zu erfüllen (außer im Kanton Schwyz, der mindestens zwei Jahre Berufserfahrung erfordert). Jedoch muss für die Erteilung einer Ausbildungsbewilligung für Lernende im Betrieb mindestens eine Person die folgenden Voraussetzungen erfüllen, um als offiziell berufsbildungsverantwortliche Person mit Akkreditierung anerkannt zu werden:

- Eine bestimmte Anzahl Jahre berufliche Praxis im Ausbildungsberuf, wie in der Bildungsverordnung des entsprechenden Berufes festgelegt.
- Ein eidgenössisches Fähigkeitszeugnis (EFZ) oder eine höhere Ausbildung im Lehrgebiet.
- Abschluss eines BerufsbildnerInkurses mit mindestens einem eidgenössisch anerkannten BerufsbildnerInausweis (CFSO SDBB, 2024)

### IHK-AusbilderIn (Industrie- und Handelskammern)

Das Berufsbildungsgesetz in Deutschland sieht drei Hauptakteure in der Berufsausbildung vor: die Ausbildenden, die AusbilderInnen und die Auszubildenden. Die Ausbildenden sind die Arbeitgebenden, die Lernende für ihre Betriebe einstellen und den Berufsbildungsvertrag mit ihnen abschließen. Sie haben die Verantwortung für die ordnungsgemäße Erfüllung des Vertrages und können AusbilderInnen beauftragen, die Ausbildung durchzuführen. Die AusbilderInnen sind für die direkte Durchführung der Ausbildung verantwortlich. Sie müssen persönlich und fachlich geeignet sein und berufs- und arbeitspädagogische Kenntnisse nachweisen. Die Ausbildung kann in verschiedenen Funktionsbereichen stattfinden, wie beispielsweise AusbildungsleiterIn, MeisterIn oder MitarbeiterIn mit vergleichbaren Qualifikationen, oder UnterweiserIn. Diese Funktionen können in kleineren Betrieben auch von einer Person übernommen werden. Die AusbilderInnen müssen in regelmäßigem Kontakt mit verschiedenen Institutionen stehen und eine Vielzahl von Aufgaben erfüllen, darunter pädagogische, verwaltungstechnische und organisatorische. Sie spielen auch eine wichtige Rolle als Bezugspersonen für die Auszubildenden, indem sie ihnen bei der Entwicklung persönlicher Fähigkeiten helfen und sie in den Betriebsablauf integrieren. Es ist wichtig, dass die AusbilderInnen sich kontinuierlich weiterbilden, um eine zeitgemäße Ausbildung zu gewährleisten.

Der IHK-Lehrgang der AusbilderInnen behandelt die Ausbildungsvoraussetzungen und -planung, die Mitwirkung bei der Einstellung von Auszubildenden, die Durchführung der Ausbildung sowie den Abschluss der Ausbildung. Themen umfassen unter anderem die Erstellung eines betrieblichen Ausbildungsplans, die Auswahl von Auszubildenden, die Gestaltung der Probezeit, die Entwicklung von Lern- und Arbeitsaufgaben, die Förderung der persönlichen Entwicklung von Auszubildenden, die Bewertung von Leistungen und die Vorbereitung auf Abschlussprüfungen.

Die Dauer des IHK-AusbilderInkurses kann je nach Anbieter und Art des Kurses variieren. In der Regel dauert ein solcher Kurs zwischen drei und fünf Tagen. Einige Institute bieten auch Wochenendkurse oder berufsbegleitende Kurse an, die über einen längeren Zeitraum verteilt sind. Es ist ratsam, sich bei der jeweiligen IHK oder bei Bildungseinrichtungen über die genaue Dauer und die angebotenen Termine zu informieren (IHK, 2024).

**Weitere Informationen unter:**

https://www.ihk.de/bodensee-oberschwaben/weiterbildung/wie-werde-ich-ausbilder-1940606

### 4.1.2 Akademisierte Qualifikationen

#### Berufspädagogik

Berufspädagogik ist ein vielseitiges Studienfach, das pädagogische Theorien mit praktischer Ausbildung verknüpft. Studierende erlernen nicht nur grundlegende pädagogische Prinzipien, sondern auch spezifische Methoden zur Vermittlung von Fachwissen in beruflichen Kontexten. In der praktischen Ausbildung von Pflegekräften und anderen Fachkräften im Gesundheitswesen spielen BerufspädagogInnen eine entscheidende Rolle. Sie entwickeln Lehrpläne, gestalten Unterrichtsmaterialien und etablieren Ausbildungs- und Anleitungssituationen, um eine hochwertige Ausbildung sicherzustellen. Durch ihre Expertise tragen sie dazu bei, die Qualität der Ausbildung zu verbessern, was wiederum die PatientInnenversorgung positiv beeinflusst. Darüber hinaus unterstützen sie die berufliche Weiterentwicklung von Fachkräften, indem sie Schulungsprogramme und Fortbildungen konzipieren. Ein Studium in Berufspädagogik ermöglich eine Reihe von beruflichen Tätigkeiten, sei es als AusbilderIn in Bildungseinrichtungen, als BeraterIn für Bildungsprojekte oder als TrainerI in Unternehmen des Gesundheitswesens. In einer Zeit, in der die Anforderungen an das Gesundheitswesen stetig steigen, spielen BerufspädagogInnen eine entscheidende Rolle dabei, sicherzustellen, dass Fachkräfte optimal auf ihre Aufgaben vorbereitet sind und kontinuierlich weiterentwickelt werden.

Je nach Hochschule baut ein Studium der Berufspädagogik auf eine Berufsausbildung und einer möglichen Praxiserfahrung auf. So können teilweise einzelne Inhalte aus einer Tätigkeit in der Lehre angerechnet werden. In der Regel kombinieren die Hochschule in der Organisation des Studiums theoretische Inhalte und berufspädagogisches Fachwissen mit der praktischen Anwendung der Inhalte in Form von Praxisphasen, Präsenzseminaren und Lehrproben. Zudem sind in der Regel fachliche Vertiefungen je nach beruflicher Vorerfahrung möglich.

Im Rahmen der praktischen Ausbildung im High-Care Bereich können BerufspädagogInnen die Schnittstelle zwischen den theoretischen Anteilen und der Praxis im Bereich der Ausbildung sowie der Fort- und Weiterbildung herstellen. Ihre Kompetenzen helfen dabei neue wissenschaftliche Erkenntnisse in die Praxis zu übertragen, lerntheoretische Überlegungen in die praktische Ausbildung miteinfließen zu lassen und Lehrende in der Praxis wie zum Beispiel MentorInnen und Praxisanleitende zu schulen, um diese auf Ihre Aufgabe zielgerichtet vorzubereiten. BerufspädagogInnen sind in der Lage nach ihrem Studium kompetenzorientierte Praxiscurricula zu erstellen, diese mithilfe geeigneter Methoden umzusetzen und deren Wirksamkeit zu Evaluieren.

### Pflegepädagogik

Die Entstehung des Begriffs »Pflegepädagogik« markiert sowohl die Etablierung einer erziehungswissenschaftlichen Disziplin als auch die Schaffung eines neuen pädagogischen Tätigkeitsfeldes. Dies geschah durch die Einrichtung von Studiengängen an Fachhochschulen in den frühen 1990er Jahren, die darauf abzielten, PflegepädagogInnen wissenschaftlich auszubilden. Der Studiengang Pflegepädagogik bietet angehenden Lehrkräften in der Pflegeausbildung eine umfassende Vorbereitung auf ihre zukünftige Rolle als LehrerIn und BetreuerIn. Die Inhalte des Studiengangs umfassen Lehrplanung, Unterrichtsgestaltung, Bewertung von Lernergebnissen, Förderung der Lernenden sowie pädagogische Kenntnisse und praktische Pflegeerfahrung. Ein typisches Curriculum könnte Module wie »Einführung in die Pflegepädagogik«, »Didaktik und Methodik in der Pflegeausbildung«, »Praxisanleitung und -begleitung« sowie »Evaluation von Lehr- und Lernprozessen« umfassen.

Die Studiengänge auf Bachelor- und Masterniveau werden in Deutschland und Österreich angeboten und sind meist verbunden mit einem pflegewissenschaftlichen Grundstudium. Im Studium ist oft ein Praxissemester enthalten, welches in einer Schule für Pflegeberufe oder einer Fort- und Weiterbildungseinrichtung absolviert wird.

### Medizinpädagogik

Studiengänge in Medizinpädagogik bieten eine spezialisierte Ausbildung für zum Beispiel angehende Lehrkräfte im Gesundheitswesen. Mögliche Studiengänge vermitteln Kenntnisse über pädagogische Methoden sowie ein fundiertes Verständnis medizinischer Inhalte. Im Unterschied zur Berufspädagogik steht in der Medizinpädagogik auch medizinisch-fachliches Wissen neben den pädagogischen Inhalten im Fokus.

Ein Medizinpädagogik-Studium umfasst Lehrveranstaltungen zu Lehrmethoden, Curriculum-Entwicklung, Evaluation von Lernergebnissen sowie medizinischen Grundlagen. Dies ermöglicht den Studierenden, effektive Lehrstrategien zu entwickeln und medizinisches Wissen präzise zu vermitteln.

Der Nutzen eines solchen Studiums in der praktischen Ausbildung im High-Care-Bereich ist vielfältig. Medizinpädagogik-AbsolventInnen können, wie AbsolventInnen in Pflege- und Berufspädagogik Lehrpläne entwerfen, die den aktuellen Standards und Bedürfnissen der Gesundheitsversorgung entsprechen. Sie fördern eine praxisnahe Lernumgebung, in der angehende Fachkräfte relevante Fähigkeiten erwerben und anwenden können.

Darüber hinaus tragen sie zur Entwicklung einer professionellen Arbeitskultur bei, die auf Teamarbeit, ethisches Verhalten und kontinuierliche Weiterbildung setzt. Ihre Rolle als Lehrende stärkt das Vertrauen und die Kompetenz der zukünftigen Mitarbeitenden im High-Care-Bereich, was letztendlich die Qualität der PatientInnenversorgung verbessert.

Insgesamt fungieren Studiengänge in Medizinpädagogik als wichtige Brücke zwischen Bildung und Gesundheitswesen, indem sie Fachkräfte mit den notwendigen pädagogischen Fähigkeiten ausstatten, um eine hochwertige Ausbildung im High-Care-Bereich zu gewährleisten.

## 4.2 Best Practice: Berufsbildungsfachfrau/-mann (eidg. Fachausweis)

Am Bildungszentrum Gesundheit und Soziales BGS in Chur/Schweiz wird derzeit ein neuer Vorbereitungslehrgang zur eidgenössischen Berufsprüfung mit Fachausweis »Berufsbildungsfachfrau/-mann« geplant, aufgegleist und ab Herbst 2026 für TeilnehmerInnen angeboten. Der in der Schweiz typisch branchenübergreifend angebotene Studiengang bereitet BerufsbildnerInnen aus den ganz unterschiedlichen Lehrbetrieben auf übergeordnete Aufgaben in der Berufsbildung vor und vertieft Skills und Inhalte der Berufspädagogik, zum einen für eine Tätigkeit als bildungsverantwortliche bzw. ausbildungsverantwortliche Person im Lehrbetrieb z. B. mit vielen Lernenden/Studierenden. Die Vorbereitungsmodule können dezentral angeboten werden. Derzeit gibt es Angebote in den Regionen Bern und Zürich. Mit der Etablierung des neuen Bildungsangebots in Chur für die Ost- und Südostschweiz wird die Lücke geschlossen, sodass ein schweizweites Angebot für Teilnehmende erreichbar ist. Die Berufsprüfung bildet den Abschluss des Vorbereitungslehrgangs und findet für die Schweiz einmal jährlich zentral statt.

Seit 2017 besteht die Möglichkeit, die eidgenössische Berufsprüfung zur Berufsbildungsfachfrau/zum Berufsbildungsfachmann abzulegen. Diese Fachleute arbeiten vorwiegend in Berufsbildungsorganisationen und sind für die Begleitung und Betreuung von Lernenden zuständig. Sie unterstützen Jugendliche während ihres Lernprozesses, fördern die Ausbildungsqualität und pflegen den Austausch mit anderen BildungspartnerInnen. Die Vorbereitung auf die Berufsprüfung erfolgt in vier Modulen, die auf der Prüfungsordnung basieren und von der Qualitätssicherungskommission akkreditiert werden. Der Lehrgang richtet sich an BerufsbildnerInnen mit einem Jahr Berufserfahrung im Bereich der Berufsbildung und einem anerkannten Abschluss auf Tertiärstufe oder einer gleichwertigen Qualifikation. Die Module umfassen insgesamt 25 Kurstage mit Präsenzunterricht, Selbststudium und Kompetenznachweisen. Der erfolgreiche Abschluss der Module ist eine Voraussetzung für die Zulassung zur eidgenössischen Berufsprüfung.

Die Modulinhalte sind folgende:
Das *Modul A »Beraten von Individuen und Institutionen bei Fragen der Berufsbildung«* befasst sich mit verschiedenen Themen rund um die Berufsbildungsfachfrau/-fachmann. Es bietet einen Einstieg in die Weiterbildung und das Selbststudium. Der Modulabschluss erfolgt durch eine schriftliche Fallarbeit, bei der ein Fall aus der eigenen Praxis analysiert wird. Anhand dieser Analyse wird reflektiert, was in Zukunft anders gemacht werden könnte.

Dieses Modul beinhaltet:

- Grundlagen der Weiterbildung
- Einführung in das Selbststudium
- Arbeitsbereiche von Berufsbildungsfachleuten

- Akteure im Bildungsbereich, Arbeitsmarkt und Qualifizierungsverfahren
- Kommunikation, Konfliktmanagement und Beratung
- Projektmanagement

Im *Modul B* besteht der Prüfungsteil aus einer mündlichen Präsentation. Dabei wird ein Beispiel aus der eigenen Berufspraxis gewählt, um den Entstehungsprozess zu veranschaulichen. Das Praxisbeispiel, beispielsweise eine Werbekampagne oder eine Stellungnahme, muss zu den hier behandelten Handlungskompetenzen passen. Inhaltlich umfasst Modul B »Vermitteln von Informationen« folgende Themen:

- Interne und externe Kommunikationswege in Unternehmen
- Techniken für Verhandlungen und Fragestellungen
- Planung von Marketing- und Informationsveranstaltungen
- Schriftliche Kommunikation, Verfassen von Stellungnahmen und Beschlüssen
- Fähigkeiten zur Präsentation und zum Auftreten

Im *Modul C »Durchführung von Bildungsmaßnahmen«* werden folgende Inhalte behandelt:

- Analyse von Lernbiografien und Zielgruppen
- Gestaltung und Begleitung von Lernprozessen
- Methoden und Didaktik, einschließlich Lehr- und Sozialformen
- Prüfungsformen und die Anwendung kompetenzorientierter Prüfverfahren in der Praxis
- Qualifizierungs- und Qualifikationsprozesse

Für den Abschluss dieses Moduls ist eine kombinierte Prüfung vorgesehen, bestehend aus einem mündlichen und einem schriftlichen Teil. Im schriftlichen Teil wird eine detaillierte Planung für eine Bildungsmaßnahme erstellt. Im mündlichen Teil führen die Teilnehmenden eine Sequenz dieser geplanten Bildungsmaßnahme gemeinsam mit den anderen Modulteilnehmenden durch.

Im *Modul D »Qualitätsentwicklung in der Berufsbildung steuern«* werden folgende Inhalte behandelt:

- Rechtliche Grundlagen der Qualitätsentwicklung in der Berufsbildung
- PartnerInnen und Prozesse in der Berufsbildung zur Qualitätsentwicklung
- Qualitätssysteme und Qualitätsinstrumente in der Berufsbildung
- Verfassen von Qualitätsberichten
- Lesen, Interpretieren und Erstellen von Statistiken

Der Abschluss des Moduls beinhaltet eine schriftliche Arbeit. Dabei wird ein Beispiel aus der eigenen beruflichen Praxis ausgewählt und beschrieben, welches den erworbenen Handlungskompetenzen dieses Moduls entspricht.

Speziell am BGS in Chur wird im Rahmen des Vorbereitungslehrgangs im Anschluss an die Absolvierung der Module A bis D eine Schreibwerkstatt angeboten, in der sich Teilnehmende optimal auf die Berufsprüfung vorbereiten können. Jeder erfolgreiche Modulabschluss wird mit einem Zertifikat bestätigt.

Am Schluss des Vorbereitungslehrgangs findet die Berufsprüfung statt. Die Prüfung besteht aus zwei Teilen:

Im ersten Teil präsentieren die KandidatInnen eine Facharbeit, die sie zu einem Thema aus ihrem Arbeitsgebiet verfasst haben. Anschließend beantworten sie Fragen der ExpertInnen.

Im zweiten Teil besprechen die KandidatInnen mit den ExpertInnen eine Fallanalyse aus ihrer beruflichen Praxis, die sie kurz zuvor vorbereiten konnten.

**Weitere Informationen zum Lehrgang am BGS Chur unter:**

https://www.bgs-chur.ch/lehrgaenge/neuer-vorbereitungslehrgang-zur-eidgenoessischen-berufspruefung-berufsbildungsfachfrau-berufsbildungsfachmann-2/

**Weitere Informationen auf den Seiten Schweizerischen Berufsbildungsämterkonferenz:**

https://www.edk.ch/de/fachleute-bb

## 4.3 Aktuellen Herausforderungen begegnen

Eine aktuelle Herausforderung in der praktischen Ausbildung im Gesundheitswesen ist die Bewältigung der Anforderungen, die durch die dynamische Entwicklung des Gesundheitssystems entstehen. Diese Entwicklung beinhaltet unter anderem technologische Fortschritte, demografische Veränderungen, sich ändernde PatientInnenbedürfnisse und neue Behandlungsmethoden (▶ Kap. 5).

Ein zentraler Aspekt ist die Sicherstellung einer hochwertigen praktischen Ausbildung für lernende und studierende Personen im Gesundheitswesen, insbesondere für Berufe wie Pflege, Medizin, Therapie und andere Gesundheitsberufe. Dabei müssen die Ausbildungseinrichtungen sicherstellen, dass die Personen die notwendigen Fähigkeiten und Kompetenzen erwerben, um den sich ständig verändernden Anforderungen des Gesundheitssystems gerecht zu werden. Hierzu zählen auch die ausbildenden Personen, die einer zunehmenden Heterogenität der Teilnehmenden in Ausbildungsprogrammen ausgesetzt sind. Unterschiedliche Bedarfe und Bedürfnisse von Auszubildenden, Lernenden und Studierenden gilt es zu berücksichtigen.

Eine weitere Herausforderung besteht für AusbilderInnen, aber noch vielmehr für Ausbildungsverantwortliche, darin, ausreichende klinische Praktika und Ausbildungsplätze für die wachsende Anzahl von Studierenden im Gesundheitswesen bereitzustellen. Die begrenzte Anzahl von PraxisanleiterInnen/BerufsbildnerInnen und die steigende Zahl von Studierenden können zu Engpässen bei der praktischen Ausbildung führen und die Qualität der Ausbildung beeinträchtigen.

Zusätzlich stehen Ausbildungseinrichtungen vor der Herausforderung, innovative Lehr- und Lernmethoden und Technologien zu integrieren, um eine effektive Ausbildung zu gewährleisten. Dazu gehören Simulationslabore, virtuelle Lernumgebungen und interaktive Lehrmaterialien, die den Lernenden ermöglichen, praktische Fähigkeiten zu entwickeln und komplexe Szenarien zu üben. Darüber hinaus erfordert die praktische Ausbildung im Gesundheitswesen eine enge Zusammenarbeit zwischen Ausbildungseinrichtungen, klinischen PartnerInnen und dem Gesundheitssektor insgesamt. Vor allem in den High-Care-Bereichen ist eine effektive und kooperative Kommunikation zwischen den unterschiedlichen Lernorten essenziell. Eine effektive Koordination und Kommunikation zwischen diesen AkteurInnen ist entscheidend, um sicherzustellen, dass die Ausbildung den aktuellen Anforderungen und Standards des Gesundheitswesens entspricht.

Insgesamt müssen Ausbildungseinrichtungen und deren Ausbildungspersonen im Gesundheitswesen, insbesondere in den pflegeaufwändigen, komplexen und sensiblen Bereichen flexibel, innovativ und proaktiv auf die sich wandelnden Anforderungen der praktischen Ausbildung reagieren, um sicherzustellen, dass die zukünftigen Fachkräfte optimal auf ihre berufliche Tätigkeit vorbereitet sind. Es wird eine Herausforderung, genügend – hauptsächlich junge – motivierte Personen zu finden, die in die High-Care-Bereiche einsteigen wollen.

## 4.4 Literatur


Friesacher, H. (2019). Professionell sein – Was heißt das eigentlich? Regionale Fachdialoge zum Thema Berufsordnung. Regionale Fachdialoge zum Thema Berufsordnung mit Fachvortrag. Letzter Zugriff am 23. 03. 2024 unter https://www.pflegekammer-nds.de/files/downloads/regionalkonferenzen/PKNDS_KvO_Dr.Friesacher_akt_200191118.pdf[1]

Kayer, B. (2024). Wissenschaftliche und pädagogische Grundlagen. In: Agel N. (Hrsg.) Praxisanleitung im Hebammenstudium. Thieme Verlag, Stuttgart.

Steinmetzer, J. (2024). Wissenschaftliche und pädagogische Grundlagen. In: Agel N. (Hrsg.) Praxisanleitung im Hebammenstudium. Thieme Verlag, Stuttgart.

Staatssekretariat für Bildung, Forschung und Innovation (SBFI) (2017). Berufsbildnerinnen und Berufsbildner in Lehrbetrieben. Letzter Zugriff am 23. 03. 2024 unter https://www.sbfi.admin.ch/sbfi/de/home/bildung/bwb/bb-steuerung/bb-verantwortliche/berufspaedagogische-bildungsgaenge.html

CFSO SDBB. (n.d.). Berufsbildner/in (alle Branchen). Letzter Zugriff am 23. 03. 2024 unter https://www.berufsberatung.ch/dyn/show/1900?lang=de&idx=30&id=1957

IHK Bodensee-Oberschwaben. (n.d.). Ausbildung der Ausbilder. Letzter Zugriff am 24.03. 2024 unter https://www.ihk.de/bodensee-oberschwaben/weiterbildung/seminare-und-lhrgaenge/pruefungslehrgaenge/aevo-ausbildung-der-ausbilder-1943624


1 Pflegekammer Niedersachsen wurde aufgelöst

# 5 Herausforderungen in der praktischen Aus-, Fort- und Weiterbildung der Pflege

*Daniel Ammann & Juliane Seeger*

Im Arbeitsfeld der Pflege hat die Spezialisierung und fortschreitende Differenzierung der Berufsprofile zu einer tiefgreifenden Veränderung in der Aus-, Fort- und Weiterbildung geführt. Dies wird durch die gestiegene Prävalenz von chronischen Krankheiten und den demographischen Wandel, der die Generationen X, Y und Z betrifft, weiter verschärft. Die Generation X, die sich in einer etablierten Lebensphase befindet, steht technologischen Veränderungen oft skeptischer gegenüber als die technologieaffine Generation Y. Die Generation Z hingegen, geprägt durch das digitale Zeitalter und globale Krisen, zeigt hohe Erwartungen an die Arbeitswelt, wünscht sich eine ausgeglichene Work-Life-Balance und sinnstiftende Tätigkeiten. Europaweit kämpfen Länder mit einem nie dagewesenen Fachkräftemangel, der eine Anpassung der Ausbildungsinhalte und -methoden an die Bedürfnisse der unterschiedlichen Generationen erfordert. Die Integration von modernen Lehrmethoden und eine stärkere Orientierung an den praktischen Anforderungen des Arbeitsmarktes sind unerlässlich. Das New Work-Konzept erweist sich als wegweisend, um den Ansprüchen der Generationen gerecht zu werden, indem es auf individuelle Flexibilität, partizipative Führung und eine wertschätzende Kommunikation setzt. Es unterstützt die Entwicklung eines Arbeitsumfelds, das allen Generationen gerecht wird und die Attraktivität der Pflegeberufe unterstützt.

## 5.1 Einleitung und Fragestellungen

Durch die Spezialisierung der Gesundheitsversorgung und die fortschreitende Differenzierung in den Gesundheitsberufen (Skill- und Grade-Mix) haben sich in den vergangenen Jahren die Bedingungen für die praktische Aus-, Fort- und Weiterbildung in erheblichem Masse verändert. Gerade im Pflegebereich haben sich auf allen Stufen neue Berufsfelder und zum Teil neue Berufsbilder etabliert oder sind noch in Entwicklung. Zudem führen komplexer werdende Versorgungsprozesse, der technologische und demographische Wandel und knapper werdende finanzielle Ressourcen gemeinsam mit dem sich zuspitzenden Fachkräftemangel zu Herausforderungen in der Sicherstellung der Gesundheitsversorgung. Die Summe dieser Faktoren stellt für die Aus-, Fort- und Weiterbildung in den Betrieben eine große Herausforderung dar. Die demografische Entwicklung führt zu einem Anstieg der Prävalenz von degenerativen Erkrankungen wie Demenz und körperlicher Gebrechlichkeit (Frailty) sowie zu einer steigenden Zahl von Menschen, die von chronischen Krankheiten bedroht sind. Gleichzeitig ermöglicht der medizinische Fortschritt den PatientInnen ein längeres Leben mit mehreren schweren chronischen Erkrankungen (Osborn et al. 2015). Im Kontext des steigenden Versorgungsbedarfs stehen alle pflegerisch-medizinischen Berufe vor neuen Herausforderungen, die eine Überarbeitung der Versorgungskonzepte und eine Verbesserung der Qualifizierung von Fachkräften erfordern. Der technologische Fortschritt, beispielsweise in den Bereichen Robotik und intelligenter Systeme, erweitert die Handlungsfelder und erhöht den Anpassungsdruck (Weyland & Kaufhold 2017). Dies erfordert eine Reaktion der beruflichen Bildung, beispielsweise durch Anpassungen in Aus-, Fort- und Weiterbildung. Ein angepasster Skill- und Grade-Mix ist bereits als Reaktion auf diese Veränderungen entstanden. Damit einhergehend ergeben sich neue Herausforderungen für das betriebliche Bildungspersonal, zu dem im Pflegebereich PraxisanleiterInnen gezählt werden, die maßgeblich an der betrieblichen Aus- und Weiterbildung beteiligt sind.

Die Umsetzung von Reformen bedingt jedoch, dass diese in der praktischen Ausbildung im gesamten Gesundheitsversorgungsprozess verankert werden. Integrierte Versorgungsmodelle und entsprechende Projekte, welche z. B. in der Schweiz zur Umsetzung gelangen, tragen diesem Umstand Rechnung (Schweizerische Konferenz der kantonalen Gesundheitsdirektorinnen und -direktoren GDK 2019). Allerdings ist die formale Implementierung in die Aus- und Weiterbildungsgänge bei weitem noch nicht vollzogen und hängt deshalb an den einzelnen Betrieben und BildungsträgerInnen. Im Zuge dessen stellt sich bei den Pflegeausbildungen auf Tertiärniveau immer wieder die Frage ob und wann eine Spezialisierung erfolgen soll. Im DACH-Raum hat sich die Praxis durchgesetzt, dass die Tertiärausbildungen grundsätzlich generalistischer Natur sind und die Spezialisierung nachgelagert werden soll. Diese Praxis hat sich in verschiedenen Ländern bewährt, wobei zu berücksichtigen ist, dass es zur Erreichung einer bestimmten Spezialisierung gerade für junge Personen einen enorm langen Zeithorizont bedeutet. Zudem zeigen generalistisch Ausgebildete Präferenzen für die akutpflegerische Versorgung und schätzen Arbeitsfelder der Altenpflege als weniger attraktiv ein (Reiber et al. 2019) – was für die Rekrutierung von Auszubildenden in den anderen Arbeitsfeldern eine schwierige Voraussetzung ist.

## 5.2 Fachkräftemangel, Rekrutierung und Selektion

Fast alle Länder und Volkswirtschaften in Europa kämpfen mit einem nie dagewesenen Arbeits- und Fachkräftemangel. Treibende sind die alternde der Bevölkerung, der Geburtenrückgang und der sich wandelnde Lebensstil. Laut dem Schweizerischen Bundesamt für Statistik waren Ende 2022 über 120.000 Stellen unbesetzt. Drei von vier Unternehmen weltweit berichten von Schwierigkeiten bei der Personalrekrutierung. Die Schweiz, als nicht EU-Mitglied, hat beispielsweise mit der Einführung der Personenfreizügigkeit auf diesen Umstand reagiert, jedoch bleibt das Thema Zuwanderung hochpolitisch. Sich rasch wandelnde Bedingungen aufgrund technologischer Entwicklungen im Arbeitsmarkt erschweren die Vorhersage zukünftiger Nachfrage in bestimmten Bereichen. Lehrgänge sollten daher an zukünftigen wirtschaftlichen Bedürfnissen ausgerichtet werden (Kummer 2023). Der Mangel an Arbeitskräften und der Bedarf an höher qualifizierten Mitarbeitenden bleiben eine Herausforderung. Eine langfristige Strategie zur Fachkräftesicherung ist entscheidend, um Arbeitslosigkeit und Lücken im Arbeitsmarkt zu reduzieren. Dies erfordert eine Zusammenarbeit von Bildungseinrichtungen und Unternehmen. Bildungsreformen sind ebenso wichtig, um die zukünftige Generation der Arbeitnehmenden bestmöglich für die Anforderungen neuer Arbeitsfelder und zur Unterstützung der Wirtschaftsentwicklung vorzubereiten. Dies gelingt jedoch nur, wenn die Bedürfnisse, Lebensentwürfe, Werte und Vorstellungen der Zielgruppen, d. h. diejenigen der aus-, fort- und weiterzubildenden Personen, mitberücksichtigt werden. Verschiedene Arbeiten deuten darauf hin, dass sich insbesondere das Management auf die verschiedenen Generationen einstellen sollte, um die Arbeitszufriedenheit zu fördern und die Fluktuation am Arbeitsplatz zu verringern (Ahmad & Ibrahim 2015).

## 5.3 Demografischer Wandel und die neue Generation an Aus- und Weiterzubildenden

Um die demografische Verteilung der sich zurzeit in Ausbildung befindlichen Personen zu verdeutlichen, werden folgend kurz einige Zahlen aus dem DACH-Raum dargelegt:

- In Deutschland starteten im Jahr 2020 beispielsweise rund 59.700 Personen eine Ausbildung zur Pflegefachperson. Zu Ausbildungsbeginn waren 6 % beziehungsweise 3.582 Personen bereits 40 Jahre oder älter, weitere 11 % beziehungsweise 5.910 waren zwischen 30 und 39 Jahre alt. Der Median lag zu Ausbildungsbeginn bei 20 Jahren (Statistisches Bundesamt DE 2021). In den Jahren vor der letzten großen Reform (2020) lag die Abbruchquote bei 20–25 %. Insgesamt befanden sich zum Ende des Jahres 2021 rund 102.000 Personen in der Ausbildung (Deutscher Ärzteverlag GmbH, Redaktion Deutsches Ärzteblatt 2022).
- In Österreich befanden sich im Jahr 2021 insgesamt 6.904 Personen in einer Ausbildung im Bereich Gesundheits- und Krankenpflege (Statistik Austria 2022),
- in der Schweiz haben 2019 insgesamt 3.692 Personen eine Pflegeausbildung im Tertiärbereich begonnen (OdA Santé 2021).

Zu den äußerst diversen Fort- und Weiterbildungen sind im DACH-Raum keine systematischen Zahlen verfügbar. Zudem sind auf Grund der unterschiedlichen Gesundheitsgesetzgebungen im DACH-Raum die Aus- und Weiterbildungen auf unterschiedlichen Niveaus angesiedelt. Diese Differenzierung ist nicht Gegenstand dieses Beitrages. Der vorliegende Beitrag fokussiert die Aus-, Fort- und Weiterbildungen der Schweiz.

**Fragestellungen**

Im Laufe der letzten Jahrzehnte haben sich verschiedene Generationen in ihren Lernmethoden und ihrer Leistungsbereitschaft unterschieden, was zur Frage führt, ob und wie sich diese Unterschiede im Kontext des Pflegeberufs manifestieren. Insbesondere ist es von Interesse, wie sich Auszubildende und Weiterbildungsteilnehmende im Pflegebereich heute zu Betrieben und ihren Praxisanleitungen positionieren und welche spezifischen Erwartungen sie an ihre Ausbildungsumgebung stellen. Ebenso stellt sich die Frage, wie sich die Generation Z, die in das Arbeitsleben eintritt, mit ihrem Arbeitsplatz und Arbeitgebenden im Gesundheitswesen identifiziert und welche Werte und Arbeitskulturen sie dort vorfinden und fördern möchten. Des Weiteren ist zu klären, wie berufsbegleitende Fortbildungen, insbesondere im Bereich der Nachdiplomstudiengänge Pflege, die Work-Life-Balance und das Freizeitverhalten der Angehörigen der Generation Z beeinflussen. Dabei ist von besonderem Interesse, inwieweit solche Weiterbildungsmaßnahmen das Zeitmanagement der jungen Fachpersonen herausfordern und welche Strategien sie entwickeln, um ihren beruflichen Verpflichtungen nachzukommen, während sie gleichzeitig genügend Zeit für persönliche Erholung und Freizeitaktivitäten sicherstellen.

## 5.4 Von der Generation X zur Generation Y zur Generation Z – und dann?

Eine Generation wird als eine Gruppe von Gleichaltrigen, die sowohl durch ihre demografischen Merkmale als auch durch wichtige Lebensereignisse wie den Übergang von der Geburt zum Erwachsenenalter definiert. Geprägt durch ihre gemeinsame Geschichte und beeinflusst durch gemeinsame Symbole, Ereignisse und Bedingungen (Kräfte in der Umwelt), die zu Bezugspunkten für sie werden, was in gemeinsamen Werten und Verhaltensweisen endet (Borges et al. 2006). Das bedeutet allerdings nicht, dass alle Mitglieder derselben Altersgruppe identisch sind. Die Unterschiede in der Persönlichkeit und andere psychologische Merkmale machen jede Gruppe divers.

Die Forschung konnte ein bestimmtes Muster im Verhalten aufeinander folgender Generationen aufzeigen. Ein solcher Generationenzyklus dauert in etwa 80 Jahre. Der Wechsel der Zyklen ist auf Grund rascher technologischer Entwicklungen bei den jüngeren Generationen deutlich kürzer geworden – entsprechend wird es immer schwieriger diesen Übergang der Generationen zu bestimmen. Die soziologische Forschung kann insbesondere die Auswirkungen der Informationstechnologie nicht außer Acht lassen. Daher unterscheiden einige Forschungsprojekte die Generationen in der modernen Geschichte anhand der Auswirkungen des digitalen Zeitalters. Das heißt, je schneller die technologischen Innovationen umgesetzt werden, desto schwieriger ist es, den Übergang zwischen den Generationen zu bestimmen (McCrindle 2018). Obwohl aber die Globalisierung immer weiter voranschreitet, können diese Grenzen in verschiedenen Kulturen oder Regionen jedoch unterschiedlich sein.

In der Literatur werden folgende, für den heutigen Arbeitsmarkt relevante, vier Generationen unterschieden: Die erste ist die Babyboomer-Generation. Die ihr zugehörigen Personen wurden zwischen 1946 und 1964 geboren. Diese Generation wurde nach dem explosionsartigen Anstieg der Geburtenzahl nach dem Zweiten Weltkrieg benannt. Es gibt etwa 81 Millionen »Babyboomer« auf der ganzen Welt. Die Informationsrevolution bestand für sie im Wesentlichen aus Radio und Fernsehen (Tapscott 2008).

Die zwischen den Jahren 1965 und 1975 geborene Generation X ist in einem besonderen sozialen Umfeld angekommen. Die Zahl der Geburten ist global um fast 15 % zurückgegangen. Die Arbeitslosenquote ist sehr hoch, die Arbeitsplätze wurden mehrheitlich von den Mitgliedern der älteren Generation besetzt. Die Generation X ist gewohnt aggressiv zu kommunizieren und ist stark medienorientiert.

Auf sie folgt die Generation Y – oder die sogenannte »Net-Generation« – und umfasst die Geburtsjahrgänge 1976 bis 1995. Ihre Zahl ist fast so hoch wie die der Babyboomer-

Generation. Ihre Mitglieder sind äußerst effizient beim Lernen und Arbeiten. Sie verarbeiten gesammelte Informationen beinahe sofort, teilen sie ihrem sozialen Umfeld mit und helfen so bei der Interpretation und Aufnahme der Informationen (Tapscott 2008).

Die Generation Z umfasst Personen, die zwischen 1996 und 2010 geboren wurden. Die Identität dieser Generation wurde durch das digitale Zeitalter, Klimaangst, eine sich verändernde Finanzlandschaft und COVID-19 geprägt (McKinsey & Co. 2023).

Schnetzer et al. (2023), welche regelmäßige Trendstudien bei Erwachsenen im DACH Raum erstellen, teilen 1995 bis 2009 geborene der Generation Z zu, 1980 bis1994 der Generation Y, 1965 bis 1979 geborene der Generation X und 1950 bis 1965 geborene der Babyboomer Generation zu (Schnetzler et al. 2023).

Die von Tapscott (2008) und vielen anderen verwendete Stereotypisierung der Generationen greift insbesondere bei den jüngeren Generationen sicherlich zu kurz und liefert keine befriedigende Grundlage zur Ableitung von Maßnahmen betreffend der Verbesserung der praktischen Ausbildung. Diese Annahme untermauert auch die Arbeit von Kolnhofer-Derecskei et al. (2017). Deren Ergebnisse deuten auf klare Unterschiede zwischen den Generationen X und Y vor allem bei der Nutzung neuer technologischer Innovationen hin. Während die Mitglieder der Generation Y sehr technologie- und medienaffin sind, befinden sich die Mitglieder der Generation X in einer anderen Lebensphase und sind daher gefestigter und familienorientierter. Die AutorInnen betonen, dass etliche Merkmale nicht so sehr einen sozialen Hintergrund haben als vielmehr typisch altersabhängig sind. Zudem ist der Bruch zwischen den Generationen nicht so scharf, so dass auch die so genannten Cuspers (Mitglieder zwischen den Generationen) in zukünftigen Arbeiten berücksichtigt werden sollten (Kolnhofer-Derecskei et al. 2017). Sinnvoller erscheint den Autoren der Ansatz, sich auf die aktuellen Daten betreffend Werten, Wünschen und Vorstellungen von Personen in Aus-, Fort- und Weiterbildung zu beziehen. Zu diesem Thema liefert die Trendstudie Jugend in Deutschland (Schnetzler et al. 2023) wertvolle Anhaltspunkte. Schnetzler et al. (2023) zeigen auf, dass sich die jüngere Generation im Alter von 14 bis 29 Jahren durch die Auswirkungen von Krisen wie der Coronapandemie, dem Klimawandel, dem Krieg in der Ukraine und der hohen Inflation stärker belastet fühlt als die älteren Altersgruppen. Diese Gruppe berichtet über höhere Belastung durch Stress, Erschöpfung, Selbstzweifel und Reizbarkeit. Entgegen der Erwartung erheblicher Werteunterschiede zwischen den Generationen zeigte die Studie, dass zentrale Aspekte wie Familie, Gesundheit, Freiheit, Ehrlichkeit, Zuverlässigkeit und Hilfsbereitschaft von allen Generationen geteilt werden. Zu den größten Sorgen der jungen Menschen gehören Inflation, Krieg in Europa, Klimawandel und Wirtschaftskrise, ähnlich wie bei den älteren Gruppen. Allerdings fühlen sich die jungen Menschen durch die Klimaproblematik stärker belastet, während sich die älteren Generationen mehr Sorgen um die Altersarmut machen. Die Studie räumt mit dem Mythos einer faulen Jugend auf und zeigt, dass Arbeitsmotivation und Leistungsbereitschaft in allen Altersgruppen hoch sind, wobei die jüngere Generation hohe Erwartungen an ihre Arbeitgebenden hat und ein gutes Arbeitsklima, Führung und Arbeitsplatzsicherheit schätzt. Wirtschaftliche Bedenken sind generationsübergreifend von Bedeutung, wobei insbesondere viele junge Menschen sich finanziell bedrängt fühlen und Interesse an einem Arbeitsplatzwechsel bekunden.

Das legt wiederum den Schluss nahe, dass Betriebe ihre Anstellungs- und Ausbildungsbedingungen an die zeitgenössischen Erwartungen junger Menschen anpassen. Dies bedeutet die Schaffung eines unterstützenden und flexiblen Arbeitsumfelds, das psychisches

Wohlbefinden fördert und Stress mindert. Weiterhin sollten Aus- und Weiterbildungsprogramme aktuelle gesellschaftliche und ökonomische Themen reflektieren, um die junge Generation auf die Herausforderungen im Bereich Klimawandel und wirtschaftlicher Unsicherheit vorzubereiten. Betriebe müssen eine lernfreundliche Kultur pflegen, die den zentralen Werten der jungen Menschen entspricht und transparente Karrierepfade sowie Weiterbildungsmöglichkeiten bieten. Schließlich ist es entscheidend, dass Unternehmen finanzielle Sicherheit durch faire Entlohnung und Angebote zur finanziellen Bildung gewährleisten, um den Sorgen um die eigene ökonomische Zukunft zu begegnen. All diese Aspekte haben auch entsprechende Auswirkungen auf die Anleitenden und Lehrenden in der Praxis. Denn gute Vorbilder sind vor allem bei jungen Erwachsenen gefragter denn je (Neuenschwander et al. 2018).

### Zeitgemäße Erwartungshaltung an die praktische Ausbildung

Mit dem Generationenwechsel ist im Speziellen eine sich verändernde Erwartungshaltung an die praktische Ausbildung verbunden. Während die Generationen X und Y sich durch Pflichtgefühl und einer Anpassung an die Arbeitsanforderungen untergeordnet haben, sehen die Generationen Y und Z die aktive Mitarbeit in Projekten, Akzeptanz und Respekt auf Augenhöhe als zufriedenstellende Parameter an. Das eigenverantwortliche, sinnstiftende Arbeiten mit konstruktivem Feedback statt kritischer Kontrolle steht im Vordergrund. Auch werden Arbeitgebende mit transparenten Arbeitsstrukturen, der Einsatz moderner IT-Technik und ein lebensorientiertes Arbeitszeitmodell als positiv bewertet (Molzen et al. 2022). Aber auch in anderen Generationen werden Veränderungen gefordert, die zu einer verbesserten Work-Life-Balance und einer höheren Arbeitszufriedenheit beitragen. Dies umfasst auch den Wunsch nach kontinuierlicher Weiterbildung und beruflicher Entwicklung, die Anpassung an flexible Arbeitsbedingungen und die Wertschätzung von Diversität und Inklusion am Arbeitsplatz. Unternehmen, die diese Veränderungen erkennen und implementieren, können eine stärkere Mitarbeitendenbindung und eine gesteigerte Innovationsfähigkeit erwarten.

Auf die sich verändernde Erwartungshaltung haben bereits die ersten Betriebe reagiert, indem sie attraktivere Anstellungsbedingungen und Vorteile für ihre Mitarbeitenden geschaffen haben. Dem stehen jedoch problematische hierarchische Denkstrukturen im Gesundheitssystem gegenüber, die eine schnelle Anpassung an den vorherrschenden Fachkräftemangel verhindern (Sleziona 2021). Weitere Lösungsansätze könnten neue Belohn- und Lohnsysteme als auch Zulagen für Projektarbeit darstellen. Die Wertschätzung des Individuums, als auch der eigenen Profession, bedingen ein Umdenken auf Führungsebene. Es braucht für die Zukunft eine neue kreative Personalentwicklung und Führungsarbeit, in der auf die Wünsche der Mitarbeitenden eingegangen wird und sie in ihrer Weiterentwicklung fördert (Sleziona 2021; von Contzen & Nehrig 2022.). Studien aus den USA haben gezeigt, dass bestimmte Faktoren zur Personalgewinnung benötigt werden. Dazu zählen eine transparente Führungsstruktur und Organisation, Übertragung von Verantwortung auf einzelne Mitarbeitende gemäß deren Qualifikation und Erfahrungen, Innovationsbereitschaft und eine professionelle Führungsebene (Panknin 2020). Daneben werden von Zegelin (2022) weitere Faktoren wie die Karriereplanung, Fördergespräche und ein Fortbildungsangebot, möglichst in Verbindung zu einer Fachhochschule, genannt. Aber auch der flexiblen Dienstplangestaltung in den »Familienjahren« sollte ein höherer Stellenwert beigemessen werden.

Neben dem Thema Wertschätzung wird auch die Selbstpflege immer wichtiger. Die Studie von Köstler et al. (2022) hebt hervor, dass neben der Wertschätzung für Pflegende, Selbstpflege und Gesundheitsschutz zunehmend als wichtige Aspekte ihrer beruflichen Entwicklung betrachtet werden. Die Ergebnisse zeigen, dass Pflegende im Verlauf ihrer Karriere ein gesteigertes Interesse an Bildungsmöglichkeiten in diesen Bereichen zeigen. Dies deutet darauf hin, dass Pflegende proaktiv nach Wegen suchen, um ihr Wohlbefinden und ihre Fähigkeit zur Selbstpflege zu verbessern, was wiederum zu einer höheren Qualität der PatientInnenversorgung führen kann.

**Erwartungen gegenüber Betrieben und Praxisanleitenden**

Auch die Erwartungshaltung an die Betriebe und die Praxisanleitenden untersteht einem Wandel. Der momentane Generationswandel bewirkt auch hier die Notwendigkeit zum Umdenken. Denn nicht nur die sinkende Anzahl von Ausbildungsbeginnen z. B. im Bereich HF Pflege, sondern auch die zunehmende Rate an Ausbildungsabbrüchen stellen eine enorme Herausforderung für alle Beteiligten dar (Garcia González & Peters 2021; OdA Santé 2021).

Wichtige Kernpunkte in der praktischen Ausbildung sind laut Mohr et al. (2019) die individuelle Lernunterstützung mit hierfür freigestellten Praxisanleitenden, welche konkret im Dienstplan verankert werden sollte. Aber auch besondere Einarbeitungskonzepte für die Zeit nach der Ausbildung sind notwendig. Unterstützungsstrategien könnten einzelne Unterrichts- und Transfertage mit einer zusätzlichen Unterstützung, Simulationsszenarien und das Mentorship sein, mit dem Ziel bestehende Unsicherheiten abzubauen und einen gelingenden Rollenwechsel zu gewährleisten (Sorber & Knecht 2023).

Doch nicht nur dem pädagogischen Aspekt kommt eine große Bedeutung zu. Das Anwerben von Lernenden oder Weiterbildungsteilnehmenden allein stellt eine immer größer werdende Herausforderung dar und nicht selten verlassen Absolvierende direkt nach der Abschlussprüfung die Institution. Dem Thema »Employer Branding« kommt demnach auch in der Pflege eine wachsende Bedeutung zu, indem sich Unternehmen auf die zukünftigen Mitarbeitenden einstellen und ihnen konkrete Verbesserungen rund um ihren Berufsalltag anbieten (Dauth & Kilz, 2021). Demgegenüber steht insbesondere in Spitälern eine starre Hierarchie, die sich mit den Erwartungen der Mitarbeitenden kaum noch deckt und als nicht mehr zeitgemäß erscheint. Eine Fokussierung auf den Arbeitsmarkt der Zukunft und ein Wandel der bisher gelebten, teils veralteten Strukturen ist somit unabdingbar (Hantl-Merget & Rittner 2020).

Ein Ansatz zur Bewältigung dieser Veränderungsprozesse stellt das New Work-Konzept dar. Es ist »ein Sammelbegriff für Konzepte und Maßnahmen zur Gestaltung zukunftsfähiger, wertschöpfender und sinnstiftender Arbeit sowie deren Bedingungen und Umgebungen« (Niehues & Stowasser 2023). Durch eine Veränderung der Arbeitskultur und –umgebung kann mittels Autonomie, Freiheit und Sinnhaftigkeit vermehrt auf die Bedürfnisse der Mitarbeitenden eingegangen werden. Dabei steht die Sinnhaftigkeit als zentraler Treiber im Mittelpunkt, die auf Arbeitsbedingungen, Personalentwicklung, IT-Unterstützung und Innovationskultur basiert. Grundbausteine und damit beeinflussbare Faktoren sind Kooperation, Flexibilisierung, Führungsverhalten und eine agile Innovation (Strunck 2023).

Zur Umsetzung dieses Modells untersuchten Dauth & Kilz (2021) fünf Kriterien und wie diese konkret in der Pflegebranche umgesetzt werden könnten:

- *Individualität:*
  Selbstbestimmung, Vertrauen und Wertschätzung; örtliche/zeitliche Flexibilisierung z. B. einzelner nicht ortsgebundener

Tätigkeiten und Schaffung von Home Office; Schaffung von Flexibilität bei Gestaltung von Dienstplänen; Verantwortungsübergabe an Pflegemitarbeitende (Strunck 2023)
- *Führung:*
  partizipative Führungskultur und Entscheidungsmöglichkeiten, generationsübergreifende Führung, Dezentralisierung und flache Hierarchien, Abgabe von Macht und Kontrolle; Fördern des eigenverantwortlichen, selbstbestimmten Arbeitens der Mitarbeitenden; anerkennende, wertschätzende Kommunikation (Kohl et al. 2022)
- *Sinnstiftung:*
  Eigenverantwortliche Arbeitszeiten, Weiterentwicklung des Berufsbildes der Pflege und Entwicklung differenzierter Berufsbilder; Schaffung individueller Freiräume für die Mitarbeitenden
- *Work-Life-Balance:*
  Flexible Arbeitszeitmodelle, Teilzeit- und Wiedereinstiegsmodelle, Job-Rotation und Sharing; Personalentwicklung, Fort- und Weiterbildung und Karrieremöglichkeiten, Offenheit für »untypische« Karriereverläufe, strategische Personalentwicklung; angepasste und transparente Gehaltsstruktur/Vergütung (Mohr et al. 2023)
- *Technologie/Digitalisierung:*
  Technikausstattung und -einsatz, Nutzung moderner Kollaborationstools, zeitgemäße IT-Ausstattung

**Merke**

Ein Umdenken in der gängigen Praxis ist zwingend notwendig, um dem derzeitigen und perspektivischen Fachkräftemangel entgegenzuwirken. Das New Work Modell kann dabei helfen, sich an die Erwartungshaltung der Mitarbeitenden anzupassen, um die Arbeitsqualität und Attraktivität des Berufsbildes zu steigern.

**Beispiele zur Umsetzung neuer Arbeitszeitmodelle in der Schweiz**

Spitex Limmattal: https://www.regiospitex.ch/files/HMZTYCK/blog_juli_2022__future_work.pdf

Spital Wetzikon: https://www.gzo.ch/ueber-uns/presse/details/neues-schichtdienst-arbeitszeitmodell-im-gzo-spital-wetzikon

### Identifikation der Generation Z mit dem Arbeitsplatz/Arbeitgebenden im Gesundheitswesen

Aus der oben beschriebenen Darstellung der Generation Z und den Abweichungen zu anderen Generationen geht hervor, dass es auch einen Wandel in der Identifikation mit dem Arbeitsgebenden stattgefunden hat. Demnach hat die Generation Z keine klassische Identifikation mit dem Arbeitsplatz mehr. Der Fokus auf eine ausgeglichene Work-Life-Balance, vermehrte Sinnstiftung und eine angemessene Bezahlung können als Antrieb dienen, den Arbeitsplatz nach kurzer Zeit wieder zu wechseln.

### Zeitmanagement und Freizeiterhalten

Die Vereinbarkeit von Aus-/Weiterbildung und einer ausgeglichenen Work-Life-Balance kann herausfordernd sein. Die Erfahrung zeigt, dass eine Absolvierung einer Weiterbildung in den High-Care-Bereichen (beispielsweise Anästhesie, Intensiv-, Notfallpflege) eine andere Strukturierung im Alltag, v. a. bei bestehenden Betreuungspflichten, bedingt. Auch ist oftmals eine konstruktivistische Denkweise vorherrschend, sodass die Lernenden mehr an Eigenverantwortung über ihren Lernprozess besitzen.

Aus der Perspektive dessen, was zu erwarten ist, und den Auswirkungen auf das Freizeitverhalten könnte dies bedeuten, dass die Einzelnen möglicherweise selbstgesteuerter und proaktiver bei der Verwaltung ihrer Zeit werden müssen. Sie müssen ihre Zeit effizient einteilen, um sowohl den Bildungs- als auch den persönlichen Verpflichtungen gerecht zu werden. Sie sollten auch Strategien entwickeln müssen, um in kürzeren Zeiträumen effektiv zu entspannen und abzuschalten, um ihr Wohlbefinden angesichts eines anspruchsvolleren Zeitplans zu erhalten.

### Anleiten mit wenig Zeit

Auf Grund mangelnder Quellenlage fokussieren wir uns ausgehend auf zwei konkrete Fallbeispiele aus der Praxis. Stellen Sie sich folgende Situation vor:

**Fallbeispiel 1**

Die Weiterbildungsteilnehmende Anna betreut einen beatmeten Patienten auf Intensivstation. Für sie ist die Intensivpflegerin Jutta verantwortlich. Sie besprechen die Schwerpunkte der Betreuung des Patienten zusammen und strukturieren anhand dessen ihren Tag. Nach der Mittagspause verschlechtert sich der Zustand des Patienten plötzlich, er kann kaum noch beatmet werden und steht kurz vor der Reanimation. Anna ist mit der Situation sofort überfordert und Jutta übernimmt das Einleiten der Notfallmaßnahmen. Der Patient kann stabilisiert werden und die beiden besprechen die Situation nach.

**Fallbeispiel 2**

Der Intensivpfleger Jakob betreut zwei PatientInnen, einen beatmeten, sedierten und eine sehr unruhige Patientin. Daneben wird ihm der HF Lernende Sandro zugeteilt, der insgesamt ein vierwöchiges Praktikum auf der Intensivstation absolviert. Es ist für Jakob ein sehr arbeitsreicher Dienst und er hat für Sandro kaum Zeit, mit ihm Inhalte zu besprechen und ihn in der Pflege von PatientInnen anzuleiten. Sandro hat den Eindruck, dass er nur im Weg steht und wendet sich vollkommen enttäuscht an seinen Ausbilder auf Station.

Beide Fallbeispiele beziehen sich zwar auf unterschiedliche Situationen, haben jedoch das gleiche Problem zugrunde: Anleiten mit wenig Zeit. Denn aufgrund von Personalknappheit und steigenden Arbeitsanforderungen, muss auch die Praxisanleitung neu gedacht werden. Besonders in den High Care Bereichen hat sich die Situation pandemiebedingt und auch danach zusätzlich verschärft. Aber auch in der Ausbildung in der Pflegepraxis stellt die Intensivmedizin ein Setting mit speziellen Anforderungen dar. Mensdorf (2014) begründet dies u. a. darin, dass das Pflegepersonal physisch als psychisch stark gefordert ist, in Notfallsituationen ein schnelles Handeln erforderlich ist, in der die Kommunikation als nicht immer respektvoll erfunden wird aber auch Leiden, Sterben und Tod ständig präsent sind. Daraus und aufgrund des sich wandelnden Generationenmixes ergeben sich für die Praxisanleitung neue Herausforderungen.

## 5.5 Fazit

Die demografischen Veränderungen und die Verschiebung der Generationen im Arbeitsmarkt führen zu unterschiedlichen Lern- und Leistungsansprüchen. Die Generationen X, Y und Z bringen jeweils eigene Erwartungen an das Arbeitsumfeld mit, was wiederum Einfluss auf die Gestaltung der praktischen Ausbildung hat. Während ältere Generationen sich oft durch Pflichtgefühl und Anpassungsbereitschaft auszeichnen, legen jüngere Generationen Wert auf aktive Projektarbeit, Akzeptanz und Respekt auf Augenhöhe sowie auf sinnstiftende Tätigkeiten mit konstruktivem Feedback. In Reaktion auf die veränderten Erwartungen haben einige Betriebe bereits attraktivere Anstellungsbedingungen geschaffen. Dennoch stehen sie problematischen hierarchischen Denkstrukturen gegenüber, die eine schnelle Anpassung an den Fachkräftemangel behindern. Neue Belohnungssysteme, eine transparente Führungsstruktur, die Übertragung von Verantwortung und eine Anpassung der Dienstpläne an familiäre Lebensphasen sind einige der Lösungsansätze, die diskutiert werden.

Die Wertschätzung der individuellen Bedürfnisse von Mitarbeitenden und die Förderung der Selbstpflege gewinnen zunehmend an Bedeutung. Dies gilt insbesondere für die Generation Z, die sich weniger mit klassischen Arbeitsplatzstrukturen identifiziert und stattdessen Wert auf Work-Life-Balance, Sinnstiftung und angemessene Bezahlung legt. Es muss betont werden, dass ein Umdenken in der gängigen Praxis erforderlich ist, um den Fachkräftemangel effektiv zu bekämpfen und die Attraktivität der Berufsbilder im Gesundheitswesen zu steigern. Die Anpassung an die Erwartungshaltung der Mitarbeitenden, insbesondere der jungen Generationen, ist entscheidend, um die Arbeitsqualität zu verbessern. Hierbei kann das vorgestellte New Work-Konzept eine wichtige Rolle einnehmen, welches auf Autonomie, Freiheit und Sinnhaftigkeit in der Arbeit setzt und somit auf die Bedürfnisse der Mitarbeitenden eingeht.

## 5.6 Literatur

Ahmad, H., & Ibrahim, B. (2015). Leadership and the Characteristic of Different Generational Cohort towards Job Satisfaction. Procedia - Social and Behavioral Sciences, 204, 14–18. bitte in deutsch und als fliesstext.

Borges, N. J., Manuel, R. S., Elam, C. L., & Jones, B. J. (2006). Comparing millennial and generation X medical students at one medical school. Academic Medicine: Journal of the Association of American Medical Colleges, 81(6), 571–576. https://doi.org/10.1097/01.ACM.0000225222.38078.47

Dauth, T., & Kilz, S. (2021). New Work in der Pflege. Frauenhofer-Zentrum für internationales Management und Wissensökonomie IMW.

Deutscher Ärzteverlag GmbH, Redaktion Deutsches Ärzteblatt. (2022). Zahl der Auszubildenden in der Pflege steigt. Deutsches Ärzteblatt. https://www.aerzteblatt.de/nachrichten/136214/Zahl-der-Auszubildenden-in-der-Pflege-steigt

Garcia González, D., & Peters, M. (2021). BIBB / Ausbildungs- und Studienabbrüche in der Pflege – ein integratives Review. https://www.bibb.de/dienst/publikationen/de/17573

Hantl-Merget, J., & Rittner, A.-M. (2020). Vertrauen statt Kontrolle. CNE Pflegemanagement, 07 (01), 4–6. https://doi.org/10.1055/a-1068-5705

Kohl, N., Sperber, A.-M., Fehr, W., & Rapp, J. (2022). New Work in der Praxis – Erfahrungen und Beispiele aus Unternehmen. HMD Praxis der Wirtschaftsinformatik, 59(4), 1075–1087. https://doi.org/10.1365/s40702-022-00889-2

Kolnhofer-Derecskei, A., Reicher, R. Zs., & Szeghegyi, A. (2017). The X and Y Generations' Characteristics Comparison. Acta Polytechnica Hungarica, 14(8), 107–125. https://doi.org/10.12700/APH.14.8.2017.8.6

Köstler, C., Kuhlmey, A., & Scupin, O. (2022). Aus-, Fort- und Weiterbildung beeinflussen den Verbleib im Gesundheits- und Krankenpflegeberuf: Eine Querschnittstudie. Pflege, 1012-5302/a000905. https://doi.org/10.1024/1012-5302/a000905

Kummer, C. (2023). Der Fachkräftemangel ist erst der Anfang. SWI swissinfo.ch. https://www.swissinfo.ch/ger/wirtschaft/demografie_der-fachkraeftemangel-ist-erst-der-anfang/48271542

McCrindle, M. (2018). The ABC of XYZ: Understanding the Global Generations.

McKinsey & Co. (2023). What is Gen Z? http://ceros.mckinsey.com/quarterly-digital-promo

Mensdorf, B. (2014). Schüleranleitung in der Pflegepraxis. Hintergründe, Konzepte, Probleme, Lösungen (5. Aufl.). Kohlhammer.

Mohr, J., Boscher, C., Steinle, H., Winter, M. H.-J., & Reiber, K. (o. J.). Ringen um Pflegefachpersonal. Die Schwester Der Pfleger, 04, 62–66.

Mohr, J., Dorn, S., & Späth. (2023). Mehr Transparenz im Karrieredschungel. Die Schwester Der Pfleger, 09, 66–69.

Molzen, N., Nych, J., Tulke, M., Yaa-Dufie Windrich, J., Detlefs, M., Albrecht, J.-U., & Surén, M. (2022). Die Zukunft der Pflege? Auf Augenhöhe! Pflegezeitschrift, 75(1), 10–14. https://doi.org/10.1007/s41906-021-1184-6

Neuenschwander, M. P., Hofmann, J., Jüttler, A., & Schumann, S. (2018). Professional Desires and Career Decisions: Effects of Professional Interests, Role Models, and Internship in Lower Secondary School. International Journal for Research in Vocational Education and Training, 5(3), Article 3. https://doi.org/10.13152/IJRVET.5.3.5

Niehues, S., & Stowasser, P. (2023). New Work Was ist New Work … und was nicht? Zahlen | Daten | Fakten.

OdA Santé. (2021). OdASanté: Neueste Zahlen: Gesundheitsberufe weiterhin beliebt. https://www.odasante.ch/aktuell/neuste-zahlen-gesundheitsberufe-weiterhin-beliebt/

Osborn, R., Moulds, D., Schneider, E. C., Doty, M. M., Squires, D., & Sarnak, D. O. (2015). Primary Care Physicians In Ten Countries Report Challenges Caring For Patients With Complex Health Needs. Health Affairs, 34(12), 2104–2112. https://doi.org/10.1377/hlthaff.2015.1018

Panknin, H.-T. (2020). Kliniken mit Sogwirkung. Die Schwester Der Pfleger, 10, 4–7.

Reiber, K., Reichert, D., & Winter, M. (2019). Implikationen für die Berufseinmündung nach einer geeneralistischen Pflegeausbildung – eine mehrperspektivische Studie. Pflege, 32(1), 47–55. https://doi.org/10.1024/1012-5302/a000655

Schnetzler, S., Hampel, K., & Hurrelmann, K. (2023). Trendstudie Jugend in Deutschland 2023.

Schweizerische Konferenz der kantonalen Gesundheitsdirektorinnen und -direktoren GDK. (2019). Gesundheitsversorgung: Integrierte Versorgung in den Kantonen. https://www.gdk-cds.ch/de/gesundheitsversorgung/integrierte-versorgung

Sleziona, M. (2021). Es braucht einen Plan B. Die Schwester Der Pfleger, 6. https://www.bibliomed-pflege.de/sp/artikel/43225-es-braucht-einen-plan

Sorber, M., & Knecht, C. (2023). Den Berufseinstieg von neu examinierten Pflegenden unterstützen I. PADUA, 18(3), 127–130. https://doi.org/10.1024/1861-6186/a000735

Statistik Austria. (2022). Ausbildung im Gesundheitswesen. Statistik Austria. https://www.statistik.at/statistiken/bevoelkerung-und-soziales/gesundheit/gesundheitsversorgung-und-ausgaben/ausbildung-im-gesundheitswesen

Statistisches Bundesamt DE. (2021). Neuer Beruf: Pflegefachfrau und zum Pflegefachmann am Jahresende 2020. Statistisches Bundesamt. https://www.destatis.de/DE/Presse/Pressemitteilungen/2021/07/PD21_356_212.html

Strunck, S. (2023). Sinnstiftung als essenzieller Treiber. Die Schwester Der Pfleger, 09, 26–30.

Tapscott, D. (2008). Grown Up Digital: How the Net Generation is Changing Your World.

von Contzen, B., & Nehrig, C. (2022). Karriereplanung nach dem Win-Win-Prinzip. Die Schwester Der Pfleger, 03/2022, 64–68.

Weyland, U., & Kaufhold, M. (2017). Qualifizierung des betrieblichen Bildungspersonals in der Pflege. BiBB Themenschwerpunkt.

Zegelin, A. (2022). Personal gesucht? Werden Sie kreativ! Die Schwester Der Pfleger, 08. https://www.bibliomed-pflege.de/sp/artikel/46170-personal-gesucht-werden-sie-kreativ

# 6 Situationsorientierte Didaktik und Herausforderungen im High-Care-Bereich Notfallpflege

*Manuel Stadler & Oliver Kohler*

**Fallbeispiel**

In einer Notaufnahme begleiten Sie seit zwei Wochen einen Auszubildenden im dritten Lehrjahr. Gemeinsam haben Sie bereits die ersten Arbeitstage erfolgreich bewältigt und eine umfassende praktische Anleitung durchgeführt. Nun beginnen Sie einen weiteren Dienst, währenddessen der Auszubildende die Fachrichtungen Unfallchirurgie und Orthopädie näher kennenlernen möchte.

Ein 35-jähriger Patient wird mit Verdacht auf einer Unterarmfraktur und einer Kopfplatzwunde nach einem Sturz unter Alkoholeinfluss eingeliefert. Sie triagieren den Patienten gemäß dem Manchester Triage System und weisen Ihn der Dringlichkeitsstufe »Gelb« zu. Der Auszubildende übernimmt die primäre Versorgung des Patienten, während Sie assistierend tätig sind.

Nach ärztlicher Sichtung werden ein Unterarmgips, Wundversorgung, stationäre Aufnahme zur Überwachung auf mögliche Gehirnerschütterung sowie die Anlage einer peripheren Venenverweilkanüle (PVK) angeordnet. Der Auszubildende übernimmt die Anbringung des Monitorings, die Vorbereitung für die PVK-Anlage und Blutentnahme sowie assistierende Tätigkeiten bei der Wundversorgung und der Betreuung des Patienten. Es wird auf ein angemessenes Schmerzmanagement eingegangen. Der Auszubildende lernt, die Patientensituation einzuschätzen, Beobachtungen durchzuführen und alle durchgeführten Maßnahmen zu dokumentieren.

Bereits dieses kurze Fallbeispiel, zeigt anschaulich wie komplex eine einfache Patientenversorgung sein kann und welche Möglichkeiten bei der Praxisanleitung vorhanden sind.

In diesem Kapitel werden die Möglichkeiten und Risiken der Anleitung genauer betrachtet und einige hilfreiche Tipps mitgegeben.

## 6.1 Fachbereich Notaufnahme

Die Zentrale Notaufnahme (ZNA) ist oft die erste Anlaufstelle für eine stationäre oder ambulante Behandlung. Dabei deckt diese ein breites Spektrum an Behandlungsmöglichkeiten ab: ob Schlaganfall, Herzinfarkt oder Schwerverletzte.

Für letztere ist speziell die umfassende Versorgung im Schockraum vorbehalten. Hier wird die Notfallversorgung durch standardisierte Abläufe strukturiert durchgeführt. Es kommt hierbei ein interdisziplinäres und interprofessionelles Team aus ÄrztInnen, Pflegenden und anderen medizinisch-technischen Assistenzberufen zum Einsatz.

Alle PatientInnen sind einzigartig und es können immer unterschiedliche Situationen auftreten.

### 6.1.1 Die Notaufnahme im Wandel

In den letzten Jahren haben die Zentralen Notaufnahmen einen Wandel durchlaufen wie kaum eine andere Fachabteilung. Im Jahr 2018 beschloss der Gemeinsame Bundesausschuss (G-BA) die »Regelungen des Gemeinsamen Bundesausschusses zu einem gestuften System von Notfallstufen in Krankenhäusern gemäß § 136c Absatz 4 SGB V«. Dadurch wurden erstmals strukturelle und personelle Vorgaben definiert (Regelungen des Gemeinsamen Bundesausschusses zu einem gestuften System von Notfallstrukturen in Krankenhäusern gemäß § 136c Absatz 4 des Fünften Buches Sozialgesetzbuch (SGB V, 2020).

Die Notaufnahmen sind in drei verschiedene Stufen eingeteilt, wobei die damit verbundenen Strukturen, Ausstattungen und Vorhaltungen definiert sind (► Tab. 6.1). Es ist außerdem aufgelistet, wie viele Fachabteilungen pro Stufe vorhanden sein müssen. Als Basisversorger sind lediglich die Abteilungen Chirurgie und Innere Medizin notwendig. In Stufe 2 werden bereits vier Fachabteilungen benötigt (aus Kategorie A + B) und in der umfassenden Versorgung sind mindestens sieben Fachabteilungen erforderlich. Kategorie A entspricht den großen Hauptabteilungen, während Kategorie B Untergruppierungen oder Spezialisierungen darstellt.

**Tab. 6.1:** Übersicht der drei Stufen exkl. vorgehaltener Fachrichtungen.

| Basisversorger | Erweiterte Notfall-Versorgung | Umfassende Notfall-Versorgung |
|---|---|---|
| • Schockraum<br>• CT 24/7<br>• Hubschrauberlandestelle<br>• Ersteinschätzung<br>• Intensivstation mit mind. 3 High-Care und 3 Low-Care Betten.<br>• Ärztliche Leitung<br>• Pflegerische Leitung mit Notfallpflege | *Zusätzlich:*<br>• Endoskopie 24/7<br>• Herzkatheter 24/7<br>• MRT 24/7<br>• Notfalltherapie bei Apoplex-PatientInnen (Bsp.: Lyse).<br>• Intensivstation mit insgesamt mind. 10 High-Care Betten (anstatt 6 Betten gesamt).<br>• Mind. 6 Überwachungsbetten in der Notaufnahme. | Intensivstation mit mind. 20 High-Care Betten (anstatt 10 Betten gesamt). |

Weiterhin existieren spezielle Zertifikate und Zentren für die Notaufnahmen. Das Bekannteste ist das Traumazentrum der Deutschen Gesellschaft für Unfallchirurgie (DGU). Dieses Netzwerk der DGU ist wieder in drei Stufen unterteilt (lokal, regional und überregional). Weitere Zertifikate können Stroke Unit, Chest Pain Unit und Cardiac Arrest Center sein.

Mittlerweile arbeiten viele Berufsbilder in den Notaufnahmen. Neben ÄrztInnen, Pflegekräften und medizinischen Fachangestellten sind auch NotfallsanitäterInnen, Studierende, PraktikantInnen, Physician Assistants, Operationstechnische AssistentInnen (OTA) und Anästhesietechnische AssistentInnen (ATA) vertreten. Hierbei unterscheiden sich Schwerpunkte, Vorgehensweise und Wissensstand erheblich voneinander. Hier benötigen alle Beteiligten ein hohes Maß an Reflektionsfähigkeit und

Verständnis für die Kompetenzbereiche der jeweiligen Berufsbilder.

### 6.1.2 Fachweiterbildung Notfallpflege

Um den wachsenden Anforderungen und komplexen PatientInnensituationen in der Notaufnahme entgegenzustehen, entstand die Spezialisierung der Pflegekräfte mit der Fachweiterbildung Notfallpflege. Mittlerweile hat sich diese zu einer eigenen Profession entwickelt (Pin et al. 2022).

Diese Fachweiterbildung wurde primär durch die Deutsche Krankenhausgesellschaft (DKG) empfohlen und durch Regelungen der Bundesländer übernommen. Existiert keine Regelung der Bundesländer, so greift die Empfehlung der DKG (Deutsche Krankenhaus Gesellschaft 2019).

Die Fachweiterbildung Notfallpflege ist eine spezialisierte Ausbildung für Pflegekräfte, die in der Versorgung akut erkrankter oder verletzter PatientInnen in Notfallsituationen tätig sind. Sie umfasst vertiefte Kenntnisse in der Erkennung und Behandlung lebensbedrohlicher Zustände sowie in der Organisation von Notfallabläufen. Die Ausbildung umfasst theoretische Lehrinhalte sowie praktische Einsätze in Notaufnahmen, Intensivstationen, Anästhesiebereichen und Rettungsdiensten. Sie befähigt die Absolvierenden dazu, eigenverantwortlich in Notfallsituationen zu handeln und lebensrettende Maßnahmen durchzuführen.

Seit dem GBA-Beschluss ist für den Betrieb einer Notaufnahme die Fachweiterbildung Notfallpflege verpflichtend (Regelungen des Gemeinsamen Bundesausschusses zu einem gestuften System von Notfallstrukturen in Krankenhäusern gemäß § 136c Absatz 4 des Fünften Buches Sozialgesetzbuch (SGB V 2020).

### 6.1.3 Ersteinschätzung

Die Ersteinschätzung ist ein zentraler Bestandteil jeder Notaufnahme.

Anhand eines validierten Systems zur Ersteinschätzung werden PatientInnen nach Dringlichkeit eingeteilt und erhalten somit eine definierte Zeit bis zum erstmaligen Arztkontakt.

Das bekannteste System ist das Manchester Triage System (MTS) (Mackway-Jones, et al. 2020). Es findet neben dem Emergency Severity Index (ESI) am häufigsten Anwendung (Wuerz et al. 2000).

Beide Systeme arbeiten mit jeweils fünf Stufen, von sofortiger Behandlung bis hin zu keinem Notfall. Ziel ist es den richtigen (Notfall-) PatientInnen zum richtigen Zeitpunkt ein Arztkontakt zu ermöglichen. Diese Systeme sind notwendig, da das Verhältnis von PatientInnenandrang und Personal oftmals ungleich ist. So müssen Prioritäten gesetzt werden. Damit dies nicht willkürlich geschieht, hat der G-BA vorgeschrieben ein fünfstufiges validiertes Triage System zu nutzen.

## 6.2 Typische Lernfelder und Lernsituationen

Die Notaufnahme kann für Auszubildende ein interessanter und aufregender Einsatz sein. Es gibt zahlreiche Möglichkeiten, um Erfahrungen zu sammeln. Außerdem erhält man einen fachübergreifenden Einblick in die Behandlungen. In keinem anderen Bereich einer Klinik wechseln die PatientInnen so schnell.

### 6.2.1 Schockraummangement

Die Auszubildenden bekommen Einblicke in die Versorgung von Notfällen, besonders auch im Schockraum. Im Vorfeld sollte dies erklärt werden: hierbei kann die Besetzung und das Vorgehen nach ATLS® und cABCDE Schema erklärt werden.

Je nach Frequentierung der Klinik und Schockraumindikation können die Auszubildenden hier Erfahrung sammeln. Zum Beispiel kann hier assistiert werden, indem eine warme Decke angereicht wird oder auch geholfen wird, PatientInnen vollständig zu entkleiden.

### 6.2.2 Kommunikation und Übergaben

Eine Notaufnahme lebt von guter Kommunikation. Zum einen Kommunikation mit PatientInnen und Angehörigen, im Team miteinander und im Bezug mit KollegInnen anderer Professionen.

Zu eben solch einer guten und professionellen Kommunikation gehören auch Übergabesituationen zwischen dem Rettungsdienst aber auch dem Klinikpersonal intern.

Klare und strukturierte Übergaben anhand von Schemata und Übergabeprotokolle wie auch Aushändigen von PatientInnenunterlagen an den folgenden Bereich sind essenziell.

#### Kommunikation

> »Kommunikation ist die beste Antwort auf Komplexität« – (Marx 2017, S. 33)

Durch die Notwendigkeit einer ausgeprägten Kommunikation in der Notaufnahme werden Auszubildende dahin trainiert, Informationen zeitnah und strukturiert an die jeweiligen Stellen weiterzutragen.

Crew Ressource Management kurz CRM oder mittlerweile im Gesundheitssektor mehr vertreten Team Ressource Management kurz TRM (Marx 2017) gehen auf diese Komplexität ein und bieten Lösungsansätze. Wichtig ist hierbei vor allem die Priorisierung von Informationen und wie diese vom Sender an den richtigen Empfänger gelangt.

#### Übergaben

Übergaben sind ein kritischer Moment während der PatientInnenversorgung. Werden Informationen weggelassen oder gar vergessen zu erwähnen kann dies zu einer potenziellen Patientengefährdung führen.

Um diese mögliche Fehlerquelle zu reduzieren, wurden etliche Übergabe-Schemata entwickelt.

Eines dieser Schemata ist wie so oft in der Notfallmedizin ein Akronym. Im Jahr 2023 wurde »SINNHAFT« vorgestellt (Gräff et al. 2023):

- **S**tart
- **I**dentifikation
- **N**otfallereignis
- **N**otfallpriorität
- **H**andlungen
- **A**namnese
- **Z**usammenfassung
- **T**eamfragen

Dieses Akronym bietet allen, die Möglichkeit alle wichtigen Informationen strukturiert zu präsentieren ohne große Gefahr etwas zu vergessen. Erarbeitet wurde es mithilfe des Delphi-Verfahrens (Arbeitsgemeinschaft der Wissenschaftlichen Medizinischen Fachgesellschaften e.V. 2021).

Ein weiteres Akronym stellt SBAR da, es ist das empfohlene Konzept der Deutschen Gesellschaft für Anästhesiologie und Intensivmedizin (DGAI) zur strukturierten Übergabe von PatientInnen in der perioperativen Phase (von Dossow & Zwißler 2016):

- **S**ituation (Situation)
- **B**ackground (Hintergrund)

- **A**ssessment (Zustand)
- **R**ecommendation (Empfehlung)

Diese Akronyme können allerdings nur funktionieren, wenn diese allen Beteiligten bekannt sind.

### 6.2.3 PatientInnenbeobachtung

Die PatientInnenbeobachtung ist essenziell für Pflegekräfte und Auszubildende. Die Auszubildenden haben diesbezüglich Möglichkeit Erfahrung in der PatientInnenbeobachtung in rasch wechselnden PatientInnensituationen und auch Notfallsituationen zu machen. So kann der Zustand sehr schnell verbessert werden, aber eben die Behandlung auch frustran enden.

Hierbei kann explizit in Anleitungssituationen diese Beobachtung trainiert werden. Die Auszubildenden beschreiben, was sie wahrnehmen:

- Zum Beispiel die Mimik und Gestik der PatientInnen: herrscht etwa Angst, wird verstanden, was gesagt wird?
- Oder auch die Haut: wie ist die beschaffen? Blass oder rosig, faltig oder glatt?
- Wie ausgeprägt sind die Symptome eines Apoplex, hängt beispielsweise ein Mundwinkel?

Keine andere Berufsgruppe in der Notaufnahme hat so viel Kontakt zu den PatientInnen wie die Pflege. Daher erscheint es nur sinnvoll, eine ausgeprägte Beobachtungsgabe zu entwickeln. Beginnend mit der Ersteinschätzung, bildet diese die Grundlage einer jeden Behandlung in der Notaufnahme.

### 6.2.4 Standardisiertes Arbeiten

Die Auszubildenden können bzw. werden sich ein strukturiertes, standardisiertes Arbeiten aneignen können. Standardisiert zum Beispiel im Sinne der PatientInnenbegrüßung, Vitalparametererhebung, die Schmerzerhebung, Blutabnahme mit Versendung nach vorgegebenen Labor Schema, dem Monitoring, EKG schreiben und Dokumentation.

Durch die entstehende Routine und durch Struktur ermöglicht es zum einen der Pflegekraft wie auch dem Auszubildenden effektiv zu arbeiten. Nicht nur die Effektivität kann gesteigert werden, sondern auch die Qualität (Eiff et al. 2016, S. 373).

Ebenfalls können Auszubildende auch den Einblick in die Standard Operating Procedures (SOP's) bekommen und in Rahmen von Anleitungen diese vertieft werden. Anhand dieser innerbetrieblichen Regelungen wird eine Patientensituation im besten Falle abgearbeitet. Hier wird detailliert Behandlungspfade klinikintern beschrieben. Sollten keine klinikinternen SOP vorhanden sein, können auch allgemeine SOP herangezogen werden, immer mit der Klärung des Vorgehens in der Klinik. Es existieren hierfür mittlerweile einige kostenlose sowie kostenpflichtige Angebote.

**Empfehlung**

Kostenlose SOP für die Notaufnahme:
https://sop-notaufnahme.de

Kostenpflichtig aber deutlich umfangreicher:
https://medstandards.ch

### 6.2.5 Spezielle Pflege

Die Notaufnahme ist für Auszubildende insofern auch spannend, da es häufig zur besonderen/speziellen Pflege kommt. Natürlich ist Grundpflege auch Bestandteil des Arbeitsalltags, dennoch können hier spezielle Tätigkeiten erlernt werden: Das Legen von PVK's, das Richten von Infusionen, das Vorbereiten von sterilen Wundversorgungen wie auch Einblicke in das Gipsen von Frakturen macht den Einsatz abwechslungsreich.

### 6.2.6 Zeit- und Aufgabenmanagement

Das kontinuierlich variierende PatientInnen- und Arbeitsaufkommen kann sehr herausfordernd sein. Es führt zwangsläufig zu einer Förderung und Verfestigung des eigenen Zeitmanagements. Neben einem effizienten Handeln wird die Arbeitsorganisation auch durch Flexibilität gefördert.

### 6.2.7 Zusammenarbeit mit dem Rettungsdienst

Die Notaufnahme ist die Schnittstelle zwischen präklinischer und klinischer Notfallbehandlung. Zwangsläufig kommen Auszubildende in der ZNA mit dem Rettungswesen in Kontakt. Sie bekommen vertieft den Einblick in die Arbeit des Rettungsdienstes zum einen durch Auszubildende, die im gleichen Zeitraum Ihren Einsatz in der ZNA absolvieren können, aber im speziellen durch die KollegInnen als solches. Durch den regelmäßigen Kontakt zur Integrierten Leitstelle (ILS) können die Auszubildenden den Kontakt hierzu erfahren in dem z. B. qualifizierte Krankentransporte bestellt werden.

Ein Einblick kann auch durch Besichtigungen der Fahrzeugflotte und Gerätschaften stattfinden. So kann, bei Gelegenheit ein Rettungswagen und ein Notarzteinsatzfahrzeug besichtigt und mit den NotfallsanitäterInnn ins Gespräch gekommen werden.

Ein besonderes Highlight kann auch die Besichtigung eines Rettungshubschraubers sein!

## 6.3 Anleitungssituationen in der Praxis

Geplante Anleitungen gehören zu den wichtigsten Bausteinen der Ausbildung. Jedoch lässt sich der tägliche PatientInnenzustrom nicht steuern. Um trotzdem komplexere Praxisanleitungen zu ermöglichen, benötigt es eine gute Vorbereitung, um einen Lernerfolg zu garantieren.

### 6.3.1 Akutes Abdomen (Arbeits- und Lernaufgabe)

Mitunter täglich stellen sich PatientInnen mit akuten Bauchschmerzen vor. Daher liegt es nahe, diese PatientInnengruppe für eine Lernsituation heranzuziehen. So kann im Vorfeld bereits eine Arbeits- und Lernaufgabe (ALA) an den Auszubildenden herausgegeben werden. Neben dem theoretischen Wissen rund um die Anatomie und der generellen Krankheitslehre kann hier bereits notwendige Diagnostik und Laborparameter durch den Auszubildenden selbst erarbeitet werden. Hilfestellung können hier konkrete Fragen zu bestimmten Werten, wie etwa Laktat und CRP, sein. Nachdem eine Grundlage an Wissen geschaffen wurde, kann nun an PatientInnen das Erlernte und die Fertigkeiten vertieft werden. Das Auswerten der erhobenen Laborwerte, aber auch das Mitschauen bei einer Sonografie des Abdomens gehören dazu. Durch die Anamnese können erste Rückschlüsse auf eine mögliche Diagnose gezogen werden. Das aktive Mitdenken fördert hierbei das Verstehen von Zusammenhängen und das generelle Verständnis der Anatomie. Immer hilfreich hier ist das Einbringen von hausinternen oder generellen Standards. So kann eine SOP »Akutes Abdomen« Grundlage für die ganze Arbeits- und Lernaufgabe sein.

### 6.3.2 Reanimation (Anleitungstag)

Je nach Größe der Notaufnahme und der generellen Struktur des Hauses, ist eine Notaufnahme häufig mit Reanimationssituationen betraut. Oftmals sind es die laufenden Reanimationen, die in Begleitung des Rettungsdienstes in die Klinik kommen, manchmal werden Patient:innen aber erst in der Klinik reanimationspflichtig. Um den Auszubildenden hier eine Unterstützung bieten zu können, sind Übungen zur Reanimation sehr hilfreich. An einem geplanten Anleitungstag kann die Praxisanleitung im Rahmen einer Gruppenanleitung Aspekte der Reanimation in Theorie und Praxis vermitteln. Angefangen mit der Herzdruckmassage bis hin zu Medikamenten und ACLS-Algorithmen sind je nach Ausbildungsstand möglich. Abschluss einer solchen Einheit kann eine komplette Simulation mit erfolgreichem Ausgang sein. Hierbei können angehende NotfallsanitäterInnen und Auszubildende anderer Berufsgruppen gemeinsam üben und den jeweils anderen Beruf durch den Austausch besser kennenlernen.

### 6.3.3 Simulationstraining

Im Rettungsdienst mittlerweile Standard, hat sich das Simulierte Training als sehr gute Möglichkeit der Schulung erwiesen und kann auch in der Klinik eingesetzt werden. So können Fallbeispiele, wie eine Reanimation, sehr gut an einer Puppe durchgespielt und spezielle Szenarien unter realistischen Bedingungen erprobt und geübt werden. Je nach Ausstattung kann dies via Videokamera aufgenommen oder live angeschaut werden. Essenziell ist hier die Nachbesprechung anhand des Videomaterials. Dadurch können durch das Sehen der eigenen Fähigkeiten und Fertigkeiten wichtige Erkenntnisse erworben werden. Ebenso eignet sich eine Simulation sehr gut, um den Umgang mit Fehlern zu verbessern und die Fehlerkultur positiv zu beeinflussen. Für mehr Informationen zur Simulation in der praktischen Ausbildung siehe ► Kap. 12.3.

### 6.3.4 Mikroanleitungen

Hinter diesem Wort verstecken sich »geplante« Anleitungen, die nur wenige Minuten andauern können (Dietz-Wittstock & Quernheim, o. J.). So ist es hierbei wichtig, theoretische Inhalte im Vorfeld erarbeiten zu lassen und zu überprüfen. Ist dies geschehen, können die Hard Skills in kurzen aber vielleicht sogar häufigen praktischen Anleitungen geübt und erlernt werden. Bestes Beispiel hierfür ist das Erlernen einer Blutentnahme oder die Anlage einer peripheren Venenverweilkanüle.

## 6.4 Herausforderungen der Praxisanleitungen in der Notaufnahme

Die Notfallmedizin/Notfallpflege lebt heute von einer hohen Frequenz und einer deutlichen Zunahme schwieriger PatientInnensituationen.

Oft findet ein Spagat zwischen Anleitung und schneller Abarbeitung der Anordnungen statt. Wie kann man dabei dem Auszubildenden gerecht werden?

Praxisanleitung definiert sich hier nicht über detaillierte Planbarkeit, sondern erfordert ein hohes Maß an Spontanität.

Die Auszubildenden haben in der Notaufnahme während der Praxisanleitung große Möglichkeiten, seine gesammelten Erfahrungen sowohl im privaten als auch im beruflichen Kontext einzubringen. Dies kann einerseits sehr produktiv und förderlich sein, andererseits aber auch herausfordernd, wenn negative Erfahrungen im eigenen sozialen Umfeld gemacht werden. Beispielsweise kann eine ehrenamtliche Tätigkeit in einer Hilfsorganisation das Verständnis für die PatientInnen und eine Akutsituation fördern.

Im Gesamtkotext sind die Auszubildenden nicht als Hilfskräfte oder ZubringerInnen zu sehen, sondern als KollegInnen, die sich neues Wissen aneignen möchten. So sollten Aufgaben wie Blutproben- oder PatientInnentransport während des Einsatzes in der Notaufnahme nicht überhandnehmen. Die Auszubildenden sollen nach dem Einsatz in der Lage sein, die Maßnahmen nicht nur durchzuführen, sondern sie auch zu verstehen und ihre Indikationen/Kontraindikationen zu kennen.

Um den Auszubildenden dennoch eine hohe Qualität bieten zu können, sollte bereits im Erstgespräch darauf aufmerksam gemacht werden, dass es immer wieder Situationen, wie z. B. Overcrowding und Schockraumbehandlung, geben wird, in denen keine gezielte Anleitung möglich sein kann. So kann auch Druck von Praxisanleitenden genommen werden. Dennoch gibt es immer wieder Zeiten und Phasen, in der weniger PatientInnen in der ZNA sind. In diesen Phasen sollten dann gezielte Anleitungen stattfinden. Auch Überlappungszeiten von Schichten können sich hier anbieten.

Weiterhin können einfache Maßnahmen, wie ein abgestimmter Dienstplan und freigestellte Dienste für Praxisanleitende und Auszubildende, dazu beitragen, die Qualität zu steigern. Im Arbeitsalltag gibt es oft unterschiedliche Herangehensweisen, was für Auszubildende verwirrend sein kann. Eine klare Struktur und einheitliche Vorgehensweisen können hier Abhilfe schaffen.

Eine Möglichkeit könnte hierfür sein, dass die Auszubildenden (fast) ausschließlich mit den gleichen PraxisanleiterInnen zusammenarbeiten. So kann ein standardisierter Handlungsablauf erarbeitet werden. Gerade am Anfang eines praktischen Einsatzes sind Struktur, Ablauf, Räumlichkeiten sowie die Technik unbekannt. Ein Anleitungstag in den ersten Tagen des Einsatzes bietet hier die Möglichkeit, eine Art Einarbeitungstag abzuhalten. Neben dem Erstgespräch können an diesem Tag, falls notwendig, erste Geräteeinweisungen stattfinden, durch die Abteilung geführt und auch erste Lernziele begonnen werden.

Zudem sind psychosoziale Aspekte der Auszubildenden zu berücksichtigen. So können einige Situationen oder Handlungen Grenzerfahrungen sein. Hierbei gilt es bereits im Erstgespräch proaktiv auf diese möglichen Situationen hinzuweisen und auch Lösungen anzubieten wie etwa:

- Die Auszubildenden haben jederzeit die Möglichkeit, den Raum zu verlassen

- Bereits bei der Anmeldung der PatientInnen den Auszubildenden auf etwaige Situationen aufmerksam machen und sensibilisieren.
- Nachbesprechungen nach einer PatientInnenversorgung können helfen, erlebtes schnell zu klären.

## 6.5 Gezielte Entwicklung der Kompetenzen

Die Notaufnahme bietet eine Fülle an Möglichkeiten zur Entwicklung von Kompetenzen je nach Ausbildung und Ausbildungsstand können verschiedene Kompetenzen erworben werden.

Einfach unterteilt in Hard- und Softskills, im weiteren Sinne in die bekannten Kompetenzbereiche (▶ Tab 6.2, Hofbauer 1965). Gerade durch die hohe Schlagzahl an PatientInnen können Hard Skills innerhalb kurzer Zeit trainiert und erworben werden. Ein Beispiel hier wären die häufigen Anlagen von peripheren Verweilkanülen oder das Schreiben von EKGs.

**Tab. 6.2:** Hard & Soft Skills (Hofbauer 1965).

| Hard Skills | Soft Skills |
|---|---|
| • legen von peripheren Verweilkanülen/Blutentnahme via Kanüle<br>• legen von Blasendauerkathetern inklusive Spülkatheter<br>• legen von Magensonden<br>• Lagerung von PatientInnen je nach Krankheitsbild<br>• anlegen und anpassen von Schienen und Orthesen<br>• EKG und Monitoring | • PatientInnenbeobachtung (bspw. Haut, Ausscheidung, Verhalten)<br>• Anamnese<br>• Kommunikation in Stresssituationen (CRM, TRM)<br>• Eigenständiges Handeln in Stresssituationen<br>• Entwicklung von Stressresistenz und Resilienz.<br>• Erkennen der eigenen Grenzen |

### Kompetenzbereiche

Neben den verschiedenen Skills ist der Erwerb ganzer Kompetenzbereiche eines der obersten Ziele. So lassen sich nach wie vor diese in verschiedene Bereiche einteilen und bilden am Schluss die berufliche Handlungskompetenz. Bestehend aus Fach-, Personal-, Sozial- und Methodenkompetenz. Diese werden mittlerweile durch die nachfolgenden Kompetenzbereiche ersetzt.

**Auszug aus den Kompetenzbereichen der Pflegeberufe-Ausbildungs- und -Prüfungsverordnung (PflAPrV - Ausbildungs- und Prüfungsverordnung für die Pflegeberufe, 2018)**

Mit der neuen Ausbildung zur Pflegefachfrau/Pflegefachmann werden zum ersten Mal die Kompetenzbereiche eins bis fünf aufgeführt (Pflegeberufegesetz - PflBG, 2017). Diese spielen nicht nur für die grundsätzliche Ausbildung eine große Rolle, sondern auch in der Bewertung der Auszubildenden. Diese werden im Verlauf der Ausbildung immer komplexer und vollumfänglicher. Beispielhafte Kompetenzbereiche werden in den folgenden Zeilen beschrieben.

**Kompetenzbereich 1**
In lebensbedrohlichen sowie in Krisen- oder Katastrophensituationen zielgerichtet handeln.
*Beispiel*: Priorisierung und Planung der einzelnen notwendigen Maßnahmen im Rahmen der Ersteinschätzung.

**Kompetenzbereich 2**
Information, Schulung und Beratung bei Menschen aller Altersstufen verantwortlich organisieren, gestalten, steuern und evaluieren.
*Beispiel*: Beraten von Patienten und/oder Angehörigen nach der Anlage von Orthesen oder Gipsschienen.

**Kompetenzbereich 3**
Ärztliche Anordnungen im Pflegekontext eigenständig durchführen.
*Beispiel*: Zusammenarbeit mit Ärzten und Rettungsdiensten während der Behandlung von vital bedrohten Patienten im Schockraum. Übernehmen selbständig und/ oder nach Delegation bestimmter Tätigkeiten.

**Kompetenzbereich 4**
Die Qualität der pflegerischen Leistungen und der Versorgung in den verschiedenen Institutionen sicherstellen.
*Beispiel*: Früher Ambulanz, heute Zentrale Notaufnahme, Entwicklung zum Leistungserbringer in der ambulanten Versorgung. Im Rahmen der Anleiter Tage kann auf diese Entwicklung eingegangen werden.

**Kompetenzbereich 5**
Pflegehandeln an aktuellen wissenschaftlichen Erkenntnissen, insbesondere an pflegewissenschaftlichen Forschungsergebnissen, Theorien und Modellen, ausrichten.
*Beispiel:* Handeln anhand aktueller evidenzbasierter Leitlinien (Bsp: S3-Leitlinie Sepsis).

## 6.6 Fazit und Ausblick

Die Notaufnahme ist interessant und vielseitig! Feingefühl und handwerkliches Geschick ist gefragt wie auch Spontaneität und Stressresistenz. Das »nicht planbare«, schnell wechselnde PatientInnen und trotzdem qualitativ hochwertiges Teamwork, das ist die Kunst, die die Arbeit auszeichnet. In den Räumlichkeiten spielen sich oft Situationen ab, die Menschen außerhalb des Krankenhauses nicht für möglich halten würden. Die Komik, Tragik und Nüchternheit, die das Leben in der Notaufnahme schreibt, füllen mitunter ganze

Bücher. Die Unvorhersehbarkeit des PatientInnenstroms und die oft vorhandene Überlastung der Notaufnahmen bergen Risiken, aber auch Chancen. Durch gezielte und regelmäßige Praxisanleitungen können angehende Pflegekräfte für die Arbeit in der Notaufnahme begeistert werden.

Die Praxisanleitung bietet, insofern Sie richtig organisiert und durchgeführt ist, Auszubildenden die Möglichkeit der wertvollen Wissensvermittlung und Erfahrungssammlung. In den ersten Tagen ist dies zur Verankerung auf Station entscheidend, da es keinen festen Stationsalltag gibt, sondern eher einem geordnetem Chaos gleicht. In Zeiten von Pflegenotstand, alternder Bevölkerung und stetigem medizinisch –und pflegerischen Fortschritt scheint die Zeit für Anleitung sehr knapp kalkuliert zu sein. Genau diese Knappheit kann mit motivierter, organisierter und spannender situationsangepasster Anleitung entgegengewirkt werden.

Es ist wichtig, dass Stationsleitungen sich dessen bewusst sind und ausreichend Zeit für Anleitung und Förderung bereitstellen. Ohne Ihre Unterstützung ist eine gute Praxisleitung kaum möglich. Zudem müssen die verpflichtenden 10 % der freigestellten Anleitungen ernst genommen und in den Arbeitsalltag integriert werden. Denn nicht nur die Durchführung benötigt Zeit, sondern auch deren Planung und Vorbereitung.

Durch die Auszubildenden kann auch die Außenwirkung beeinflusst werden, wenn ihre Ausbildung strukturiert ist und positive Erfahrungen vermittelt werden: Auf peripheren Stationen wie auch im persönlichen Umfeld kann ein Verständnis für die Arbeit in der Notaufnahme entstehen. Möglicherweise können so auch zukünftige Kollegen für die ZNA rekrutiert werden.

## 6.7 Literatur

Arbeitsgemeinschaft der Wissenschaftlichen Medizinischen Fachgesellschaften e.V. (2021). Hilfestellung zu Delphiverfahren für Leitlinien mittels digitaler Abstimmung. https://www.awmf.org/fileadmin/user_upload/dateien/downloads_regelwerk/A_Hilfe_fuer_Delphiverfahren_Ergaenzung_zu_09-fin.pdf, letzter Zugriff a, 17.07.2025

Deutsche Krankenhaus Gesellschaft. (2019). DKG-Empfehlung für die Weiterbildung Notfallpflege. https://www.dkgev.de/fileadmin/default/Mediapool/2_Themen/2.5._Personal_und_Weiterbildung/2.5.11._Aus-_und_Weiterbildung_von_Pflegeberufen/Notfallpflege/DKG-Empfehlung_Weiterbildung_Notfallpflege.pdf, letzter Zugriff a, 17.07.2025

Dietz-Wittstock, M., & Quernheim, G. (o. J.). Praxisanleitung in der Notaufnahme (31.10.2020) https://open.spotify.com/episode/0ZTn0i4S6KMRanuMYdXXHX?si=c7f5d0080c0f43bd, letzter Zugriff am 12.02.2024

Eiff, Dodt, Brachmann, Niehues & Fleischmann (Hrsg.). (2016). Management in der Notaufnahme (2., überarbeitete und erweiterte Auflage). W. Kohlhammer GmbH.

Gräff, I., Pin, M., Ehlers, P., Schacher, S., Hossfeld, B., R.Strametz, G. Matthes, A. Gries, & M. Seidel. (2023). Der Übergabeprozess in der zentralen Notaufnahme – Konsentierung von Inhalten im Rahmen eines Delphi-Verfahrens. 15.03.2023. https://doi.org/10.1007/s10049-023-01130-3

Hofbauer, H. (1965). Die Soziale Schichtung. In: Zur Sozialen Gliederung der Arbeitnehmerschaft. Die Industrielle Entwicklung, vol 121. VS Verlag für Sozialwissenschaften, Wiesbaden. https://doi.org/10.1007/978-3-663-05512-9_2

Mackway-Jones, K., Mardsen, J., & Windle, Jill. (2020). Ersteinschätzung in der Notaufnahme (Jörg Krey, Heinzpeter Moecke, & Jochen Thiele, Hrsg.; 5. überarbeitete und erweiterte Auflage). Hogrefe.

Marx, D. (2017). Faktor Mensch—Sicheres Handeln in kritischen Situationen (2., überarbeitete Auflage). MEDI-LEARN Verlag GbR.

PflAPrV - Ausbildungs- und Prüfungsverordnung für die Pflegeberufe, CELEX Nr: 32005L0036 (2018).

Pin, M., Kegel, M., Dietz-Wittstock, M., & Dormann, P. (2022). Entwicklung der Notfallversorgung in Deutschland. In M. Dietz-Wittstock, M. Kegel, P. Glien, & M. Pin (Hrsg.), Notfallpflege—Fachweiterbildung und Praxis (S. 1–17). Springer Berlin Heidelberg. https://doi.org/10.1007/978-3-662-63461-5_1

Regelungen des Gemeinsamen Bundesausschusses zu einem gestuften System von Notfallstrukturen in Krankenhäusern gemäß § 136c Absatz 4 des Fünften Buches Sozialgesetzbuch (SGB V, 18 (2020).

von Dossow, Priv.-Doz. Dr. med. V., & Zwißler, Prof. Dr. med. B. (2016). Empfehlung der Deutschen Gesellschaft für Anästhesiologie und Intensivmedizin: Strukturierte Patientenübergabe in der perioperativen Phase – das SBAR-Konzept. Anästhesie und Intensivmedizin. https://www.dgai.de/alle-docman-dokumente/entschliessungen-vereinbarungen/1908-strukturierte-patientenuebergabe-in-der-perioperativen-phase-das-sbar-konzept/file.html

Wuerz, R. C. M., Milne, L. W. M., Eitel, D. R. M., MBA, Travers, D. R., MSN, & Gilboy, N. R., MS. (2000). Reliability and Validity of a New Five-levelTriage Instrument. Academic Emergency Medcine, 7. https://doi.org/10.1111/j.1553-2712.2000.tb01066.x

# 7 Situationsorientierte Didaktik und Herausforderungen im High-Care-Bereich Intensivpflege

*Margarita Frikel & Michaela Metzler*

Die Intensivstation ist ein zentraler Bereich für Ausbildung, Fortbildung und Weiterbildung. Aufgrund der anspruchsvollen und oft überwältigenden Arbeitsumgebung fühlen sich Lernende häufig überfordert. Bereits beim ersten Betreten eines PatientInnenzimmers wird deutlich, wie stark sich ein High-Care-Bereich, wie die Intensivstation, von einer Normalstation und der gewohnten Umgebung im Ausbildungsalltag unterscheidet.

Die PatientInnenschaft auf der Intensivstation ist multimorbide und möglicherweise an viele lebenserhaltende Geräte gebunden. Die Herausforderung besteht darin, die Lernenden von Anfang an kompetent zu fordern, ohne sie zu überfordern. Die Lernprozesse sollten an die individuellen Bedürfnisse und Erfahrungen der Lernenden angepasst und flexibel gestaltet werden. Besonders in den ersten Einsatztagen ist ein einfühlsamer Umgang mit den Lernenden von größter Bedeutung. Ein hohes Maß an Empathie und Verständnis ist unerlässlich, um eine unterstützende und motivierende Lernumgebung zu schaffen, in der sich die Lernenden sicher und wertgeschätzt fühlen.

## 7.1 Beschreibung des Arbeitsplatzes: High-Care-Bereich Intensivstation

Der High-Care-Bereich der Intensivstation bietet eine breite Palette an vielfältigen Aufgaben und Tätigkeiten, die in nahezu keinem anderen Funktionsbereich eines Krankenhauses zu finden sind. Die Verantwortlichkeiten sind weitreichend und haben einen entscheidenden Einfluss auf das Behandlungsergebnis der PatientInnen.

Die Intensivstation hat die zentrale Aufgabe, schwerstkranke PatientInnen umfassend zu versorgen. Dies erfolgt durch ein Team aus speziell geschultem Pflegepersonal und ÄrztInnen. Neben der pflegerischen Betreuung ist es von wesentlicher Bedeutung, dass die vielfältigen medizinischen Geräte sicher gehandhabt werden und die AnwenderInnen über ein umfassendes Verständnis ihrer Nutzung verfügen.

Der Arbeitstag ist in ein Dreischichtsystem unterteilt. Die Einhaltung der vorgeschriebenen Personaluntergrenzen ist dabei ein Muss, um eine sichere und qualitativ hochwertige Versorgung der PatientInnen zu gewährleisten.

Die Pflegefachkraft ist verantwortlich für die Behandlungspflege der IntensivpatientInnen. Nach den Visiten der verschiedenen Fachabteilungen wird der Behandlungsplan im interdisziplinären Team besprochen und entsprechend umgesetzt. Die Pflegeprozesse werden dabei automatisiert und auf einem hohen medizinisch-pflegerischen Niveau durchgeführt.

Die Intensivstation kann dabei als ein hochpräzises Uhrwerk betrachtet werden, bei dem jedes Zahnrad exakt ineinandergreift und kontinuierlich arbeitet. Die verschiedenen Komponenten der Intensivstation sind dabei perfekt aufeinander abgestimmt, um das Leben der PatientInnen zu unterstützen und zu erhalten.

Das Setting Intensivstation ist jedoch auch ein Bereich, in dem Routine selten vorkommt. Jede Schicht bringt neue Herausforderungen mit sich, was diesen sensiblen Arbeitsbereich besonders auszeichnet. Die Hauptaufgabe besteht darin, sich schnell auf unvorhersehbare Situationen einzustellen, Notfälle mit höchster beruflicher Handlungskompetenz zu bewältigen und interdisziplinär zusammenzuarbeiten. Das oberste Ziel bleibt dabei stets der Schutz des menschlichen Lebens.

**Merke**

Die Priorisierung dabei geht stets nach dem Leitsatz, »Treat first – what kills first«.

Dieser Leitsatz findet üblicherweise Anwendung bei der Behandlung von polytraumatisierten PatientInnen im Schockraum, kann jedoch auch schematisch für die Intensivstation genutzt werden. Er unterstreicht die Dringlichkeit und Priorität bei der Behandlung medizinischer Notfälle, indem lebensbedrohliche Zustände oder Verletzungen vorrangig behandelt werden, um das Überleben der PatientInnen zu sichern.

Relevante berufliche Qualifikationen umfassen eine Grundausbildung in der Pflege sowie eine spezialisierte Weiterbildung im Bereich der Intensivpflege. Diese Weiterbildung verbindet theoretisches Wissen mit praktischer Anwendung und eröffnet neue Möglichkeiten für die Umsetzung in der Praxis.

Obwohl der Bereich der Intensivstation im Krankenhaus den Anschein der Abgeschiedenheit erwecken mag, bestehen dennoch vielfältige Schnittstellen zu anderen Abteilungen und Funktionsbereichen. Dazu gehören beispielsweise die Notaufnahme sowie das Operations- oder Anästhesieteam.

## 7.2 Typische Lernfelder und Lernsituationen

Bei der praktischen Anleitung auf Intensivstationen ist es entscheidend, auf die individuellen Bedürfnisse der Lernenden und PraktikantInnen einzugehen. Die Anleitung sollte dem jeweiligen Ausbildungsstand angepasst sein, wobei der spezifische Lernbedarf vorab ermittelt werden sollte.

Durch gezielte Planung und Einsatz von zwei spezifischen Methoden können PraxisanleiterInnen den Lernprozess optimal unterstützen.

Auf der Intensivstation kann das Modelllernen nach Albert Bandura, eine kognitivistische Lerntheorie, wirkungsvoll eingesetzt werden. Diese Methode betont die Bedeutung von Aufmerksamkeits- und Gedächtnisprozessen.

Damit Lernende durch die Beobachtung von Praxisanleitenden lernen können, sind eine ruhige Atmosphäre und ausreichend Zeit für die Durchführung geplanter Maßnahmen an IntensivpatientInnen erforderlich. Dadurch kann das Beobachtete langfristig im Gedächtnis abgespeichert und später abgerufen werden. Reproduziertes Wissen wird anschließend von den Lernenden nachgeahmt und führt in der erfolgreichen Ausführungsphase zu erhöhter Selbstwirksamkeit sowie zu motivationalen Prozessen (Gruber 2018).

In der Anleitungssituation eignen sich praktische Themen, wie das Richten einer Infusion, der Verbandwechsel bei komplexen Wunden oder die Anlage einer Ernährungssonde zur kontinuierlichen Gabe von enteraler Ernährung. Diese praktischen Übungen ermöglichen es den Lernenden, das Gelernte in die Praxis umzusetzen und ihre berufliche Handlungskompetenz zu festigen.

Eine zusätzliche Lehr- und Lernmethode ist das geplante punktuelle Anleiten:

Die geplante punktuelle Anleitung ist ein wesentlicher Bestandteil der Ausbildung, Fortbildung und Weiterbildung. Diese Methode umfasst strukturierte und gezielte Anleitungssituationen, die auf der Grundlage eines vereinbarten Ausbildungsplans durchgeführt werden. In der Ausbildung, Fortbildung und Weiterbildung umfasst diese Methode Pflege- und Assistenzmaßnahmen sowie Pflegetechniken. Die Praxisanleitung begleitet und beobachtet die Lernenden während der punktuellen Anleitung. Anschließend führen die Lernenden eine Selbstevaluation durch und erhalten konstruktives Feedback von der zuständigen Praxisanleitung (Klein et al. 2021).

Durch die geplante punktuelle Anleitung können spezifische Fähigkeiten und Kenntnisse systematisch vermittelt werden, was den Lernenden ermöglicht, ihre Kompetenzen gezielt zu entwickeln und zu vertiefen. Diese Methode erfolgt in der Regel als Einzelanleitung, was eine individuelle Betreuung und Anpassung an die Lernbedürfnisse der Lernenden ermöglicht. Die strukturierte Vorgehensweise sorgt für klare Lernziele und eine nachvollziehbare Dokumentation des Lernfortschritts, was die Evaluation und Anpassung des Ausbildungsplans erleichtert. Zudem wird durch die geplante punktuelle Anleitung eine enge Verzahnung von theoretischem Wissen und praktischen Fähigkeiten erreicht, was ein tiefes Verständnis und die Anwendung des Gelernten in der Praxis fördert. Schließlich beinhaltet die geplante punktuelle Anleitung auch die Reflexion und Dokumentation der Lernprozesse, was den Auszubildenden hilft, ihren Lernfortschritt zu bewerten und kontinuierlich zu verbessern (Klein et al. 2021).

Konkret können große Lernfelder wie Atmung und Beatmung genutzt werden, um punktuelle Praxisanleitungen zu gestalten. Beispielsweise kann die Funktion der physiologischen Atmung im direkten Vergleich zur maschinellen Überdruckbeatmung veranschaulicht werden. Weiterführende Themen könnten das sterile endotracheale Absaugen invasiv beatmeter PatientInnen oder die Durchführung der VAP- (ventilator-assoziierte Pneumonie) Prophylaxe sein. Weitere exemplarische Themengebiete umfassen die Überwachung des Kreislaufs sowie die Einschätzung des Bewusstseins der PatientInnen.

## 7.3 Herausforderungen im High-Care-Bereich

PraxisanleiterInnen im High-Care-Bereich sehen sich einer Vielzahl von Herausforderungen bei der praktischen Ausbildung von Lernenden gegenüber. Im Folgenden werden die größten Herausforderungen zusammengefasst und beschrieben.

Es besteht eine hohe Komplexität bei der Versorgung der PatientInnen. Der High-Care-Bereich, wie die Intensivstation, ist für seine komplexe Versorgung von kritisch kranken PatientInnen zuständig. Die PraxisanleiterInnen müssen sicherstellen, dass Lernende in der Lage sind, diese Komplexität zu verstehen, angemessen zu reagieren und entsprechend zu handeln. An dieser Stelle sollte nicht außer Acht gelassen werden, dass Lernende auf einer Intensivstation durch die vorhandene Komplexität des Arbeitsumfeldes nicht überfordert werden und PraxisanleiterInnen im ständigen Austausch mit den Lernenden stehen sollten. Täglicher immenser Zeitdruck stellt ebenfalls eine Herausforderung dar. Aufgrund der hohen Arbeitsbelastung auf Intensivstationen kann es schwierig sein, ausreichend Zeit für die Anleitung und Betreuung von Lernenden zu finden. PraxisanleiterInnen müssen Wege finden, um trotz des Zeitdrucks eine effektive und qualitativ hochwertige praktische Ausbildung zu gewährleisten. Lernende sollte nicht das Gefühl einer zeitlichen Last oder Belastung vermittelt werden. Entsprechend spielt hier die strukturierte und zeitliche Vorausplanung in Kommunikationen mit den zuständigen Stationsleitungen eine große und wichtige Rolle. Geplante Anleitungstage in einem angemessenen Zeitrahmen könnten hier für Entlastung sorgen. Eine weitere Herausforderung stellt die emotionale Belastung dar. Die Pflege und Versorgung von kritisch kranken PatientInnen und die Betreuung deren Angehöriger kann emotional sehr belastend sein, sowohl für die Praxisanleitenden als auch für die Lernenden. PraxisanleiterInnen müssen Lernende dabei unterstützen, mit der hohen emotionalen Belastung umzugehen, Bewältigungsstrategien zu vermitteln und anzuwenden und gleichzeitig jederzeit professionell handeln zu können. Die Sicherheit der PatientInnen im High-Care-Bereich steht immer an erster Stelle. Die Kombination aus schwerstkranken PatientInnen und verschiedensten, hochkomplexen medizinischen Geräten stellt eine enorme Herausforderung dar. PraxisanleiterInnen müssen sicherstellen, dass Lernende über die notwendigen Fähigkeiten und Kenntnisse verfügen, um die Sicherheit der PatientInnen gewährleisten zu können. Ein weiterer wichtiger Punkt stellt die technologische Komplexität auf der Intensivstation dar. Moderne und innovative High-Care-Bereiche verwenden verschiedenste medizinische Technologien und Geräte.

PraxisanleiterInnen müssen sicherstellen, dass Lernende mit allen Technologien vertraut sind, die funktionsweisen verstehen und diese sicher bedienen können. Das Setting der Intensivstation funktioniert ausschließlich im großen interdisziplinären Team. Die interprofessionelle Zusammenarbeit mit verschiedenen Berufsgruppen ist eine der positivsten Herausforderungen im High-Care-Bereich. Die Versorgung schwerstkranker PatientInnen erfordert eine enge Zusammenarbeit unterschiedlicher Berufsgruppen im Gesundheitswesen, um eine qualitativ hochwertige Versorgung gewährleisten zu können. PraxisanleiterInnen müssen Lernende darauf vorbereiten, effektiv im interprofessionellen Team zu kommunizieren und zu arbeiten. Eine der wohl häufigsten Herausforderungen in der Praxisanleitung auf der Intensivstation eingegangen – die Unvorhersehbarkeit. Komplexe Krankheitsbilder, schwerstkranke PatientInnen, vielseitige Verletzungsmuster und lebenserhaltende Therapiemaßnahmen durchkreuzen oft geplante Abläufe und Maßnahmen, was einen reibungslosen Ablauf, vor allem für unerfahrene Mitarbeitende, oft unmöglich erscheinen lässt.

Die PraxisanleiterInnen sollten die Lernenden dahingehend schulen, dass auf unerwartete Ereignisse und Situationen entsprechend reagieret und agieret werden muss. Das Setzen von Prioritäten und die Flexibilität im Arbeitsablauf haben hierbei oberste Priorität. Abschließend wird noch auf das an jedem Ende einer Anleitung stattfindende Reflexionsgespräch eingegangen. Eine zeitnahe Evaluation, Reflexion und konstruktives Feedback ist der Schlüssel jeder hochwertigen Anleitung. Die Bewertung der Leistung von Lernenden im High-Care-Bereich kann eine Herausforderung darstellen, insbesondere wenn es um komplexe klinische Fähigkeiten geht. PraxisanleiterInnen müssen effektive Wege finden, um die Leistung der Lernenden zu bewerten, konstruktives Feedback zu geben und sie positiv zu unterstützen und zu motivieren. Es ist besonders wichtig, in High-Care-Bereichen zu vermitteln, dass die Entwicklung von Wissen, Sicherheit im Arbeitsumfeld und Handlungskompetenz Zeit benötigt und ein kontinuierlicher Prozess ist und nicht von heute auf morgen stattfindet (Kaltwasser et al. 2022).

## 7.4 Kompetenzentwicklung auf der Intensivstation

Um den oben genannten Herausforderungen im High-Care-Bereich gerecht zu werden, müssen Kompetenzen entwickelt und aufgebaut werden. Die gezielte Entwicklung von Kompetenzen auf der Intensivstation ist von entscheidender Bedeutung, da dieser hochspezialisierte Bereich in der Gesundheitsversorgung ein breites Spektrum an Fähigkeiten erfordert, um eine angemessene Pflege, Versorgung und Behandlung schwerkranker PatientInnen sicherzustellen. Die Entwicklung erfordert gleichermaßen kontinuierliches Lernen, praktische Erfahrung und die ständige Reflexion der eigenen Kompetenzen. PraxisanleiterInnen und erfahrene KollegInnen spielen dabei eine wichtige Rolle, indem sie Lernenden die Möglichkeit zur praktischen Anwendung bieten, Feedback geben und sie bei ihrer beruflichen Entwicklung unterstützen und gleichermaßen führen.

Die Entwicklung von Kompetenzen auf der Intensivstation ist ein kontinuierlicher Prozess, der verschiedene Bereiche umfasst, um im Ergebnis eine hochwertige Handlungskompetenz zu gewährleisten. Nachfolgend werden diese im Bereich des High-Care-Bereichs Intensivstation genauer betrachtet.

### Fachkompetenz

Zu diesem Bereich gehören alle unterstützenden pflegerischen und delegierbaren medizinischen Tätigkeiten, die im Kontext der Intensivmedizin notwendig sein können.

*Überwachung, Einschätzung, Bewertung und Durchführung*: Die Fähigkeit, PatientInnen kontinuierlich zu überwachen, vitale Parameter zu beurteilen und Veränderungen im Zustand de PatientInnen zu erkennen. Die Fähigkeit, intensivmedizinische Maßnahmen zu überwachen, bewerten und durchzuführen. Dazu zählen die invasive/nicht-invasive Beatmung, enterale/parenterale Ernährung, invasive Überwachung (z. B. arterielle und zentrale Venenkatheter), Wundversorgung, Positionierungsmaßnahmen, Mobilisationsmaßnahmen, die Verabreichung und Steuerung von Medikamenten, Organisation und Steuerung der Atemtherapie und atemunterstützender Maßnahmen, die Einhaltung der vorgeschriebenen Hygienestandards, in Notfallsituationen bei vitaler Gefährdung angemessen zu reagieren und entsprechend zu handeln.

*Umgang mit medizinischen Geräten*: Das Verständnis und die sichere Bedienung von medizinischen Geräten wie Beatmungsgeräten, invasives und nicht-invasives Monitoring, Dialysegeräten, Ernährungspumpen, Infusionspumpen und weiteren medizinischen Geräten, welche in der Intensivmedizin Relevanz finden.

*Fachwissen*: Ein fundiertes Wissen über verschiedene Krankheitsbilder und Symptomkomplexe, einschließlich ihrer Ursachen, Symptome, Behandlungsmöglichkeiten und potenziellen Komplikationen, sowie aktuelle Behandlungs- und Therapiemethoden und Behandlungsziele. (Gernot Marx et al, 2023, Mamerow, 2021)

**Sozialkompetenz**

*Kommunikationsfähigkeiten*: Die Fähigkeit, klar, verständlich und respektvoll zu kommunizieren, sowohl verbal als auch nonverbal. Im High-Care-Bereich Intensivstation treffen viele Berufsgruppen im interdisziplinären Team aufeinander. Pflegefachpersonen, Ärzte verschiedener Fachbereiche, Physio-, Ergo- und Logotherapeuten sowie weitere im Gesundheitswesen tätige Personen. Auf der Grundlage guter Kommunikation werden gemeinsam Therapieziele entwickelt und entsprechend am PatientInnenbett umgesetzt, um eine koordinierte und ganzheitliche Versorgung der PatientInnen sicherzustellen. Die Kommunikation ist der Grundbaustein einer guten interdisziplinären Zusammenarbeit auf der Intensivstation, dementsprechend ist eine gute Kommunikationsfähigkeit obligat. Ein weiterer wichtiger Punkt ist die ständige Kommunikation mit PatientInnen und deren Angehörigen, auch hier spielt die Kommunikationsfähigkeit der Pflegefachkräfte eine wichtige Rolle.

*Empathie*: Aufgrund der Extremsituationen, welcher PatientInnen, Angehörige sowie das Personal auf der Intensivstation ausgesetzt sind ist es enorm wichtig Empathie zu zeigen und daraus das eigene Handeln und die Kommunikation abzuleiten.

*Teamarbeit*: Die Fähigkeit, aktiv im Team und mit dem Team zu arbeiten. Medizinische und pflegerische Probleme, Aufgaben und Informationen sollten gemeinsam im Team eruiert werden. Nur so gelingt es eine qualitativ hochwertige Versorgung zu gewährleisten. Mitarbeitende müssen in der Lage sein bei drohender Belastung und/oder Überbelastung Aufgaben delegieren zu können, damit das Wohl der zu versorgenden Person nicht gefährdet wird. Dies lässt sich sehr gut auf eine Anleitungssituation übertragen, in der dem Lernenden vermittelt wird, das es in Ordnung ist, sich Hilfe zu holen oder Aufgaben zu delegieren. Ebenso sollte jeder Mitarbeitende auf einer Intensivstation in der Lage seine Hilfe einzufordern, wenn diese im Arbeitsablauf benötigt wird, um die Sicherheit und Versorgung der PatientInnen aufrecht zu erhalten zu können.

*Konfliktlösung*: Vor allem in großen interdisziplinären Teams, wie zum Beispiel auf einer Intensivstation, sind Konflikte unumgänglich. Konflikte können auch im Umgang mit PatientInnen und deren Angehörigen entstehen. Die Fähigkeit, Konflikte auf konstruktive Weise anzugehen, Probleme zu identifizieren und Kompromisse bzw. Lösungen zu finden sind gerade im High-Care-Bereich von großer Wichtigkeit. Ebenfalls ist die Fähigkeit, eigene Emotionen zu erkennen, zu kontrollieren und angemessen darauf zu reagieren, auch in stressigen oder herausfordernden Situationen, wie sie auf der Intensivstation häufig anzutreffen sind, obligat. Als Pflegefachkraft auf der Intensivstation ist es ebenfalls entscheidend, eine ausgeprägte emotionale Kompetenz zu besitzen. Die Reflexion von Nähe und Distanz zu den PatientInnen ist dabei unerlässlich, um eine angemessene Betreuung zu gewährleisten, sowie sich selbst zu schützen. Darüber hinaus trägt die soziale Verantwortung jedes Einzelnen dazu bei, eine unterstützende und respektvolle Umgebung für Patienten und Kollegen zu schaffen (Gernot Marx et al. 2023; Mamerow 2021).

**Personalkompetenz**

*Resilienz* die Fähigkeit, mit Stress umzugehen, Belastungen zu bewältigen und eine positive Einstellung zum Beruf aufrechtzuerhalten ist einer er wohl wichtigsten Kompetenzen einer Intensivpflegekraft. Nur so ist es möglich auf Dauer eine hochwertige PatientInnenversorgung sicherzustellen. Im High-Care-Bereich der Intensivpflege sind Flexibilität und Anpassungsfähigkeit unerlässlich. Die wechselnden Anforderungen erfordern ein schnelles Handeln und die Fähigkeit, sich rasch an neue Situationen anzupassen. Ein hohes Maß an Motivation und Energie sowie Stabilität und Belastbarkeit sind aufgrund des Umfangs und der geforderten Qualität der intensivpflegerischen Arbeit, welche ständig variieren und physisch wie psychisch eine enorme Beanspruchung und Belastung bedeuten, unerlässlich. Auf der Intensivstation ist ein hohes Verantwortungs- und Pflichtgefühl unerlässlich. Die Bereitschaft, Fachwissen zu erwerben und sich kontinuierlich weiterzubilden, ist entscheidend, um stets up to date zu bleiben. Eine starke Lernkompetenz ermöglicht es, die sich ständig weiterentwickelnden Herausforderungen erfolgreich zu bewältigen (Gernot Marx et al. 2023; Mamerow 2021).

**Methodenkompetenz**

Als Pflegefachkraft auf einer Intensivstation ist die Methodenkompetenz von entscheidender Bedeutung. Sie umfasst die Fähigkeit zur effektiven Informationsbeschaffung und -bewertung, um leitliniengerechtes Arbeiten zu gewährleisten. Dazu zählt ebenfalls die Anwendung aktueller Expertenstandards. Neben der Umsetzung etablierter Richtlinien ist es ebenso wichtig, sich kontinuierlich über weitere aktuelle wissenschaftliche Erkenntnisse auf dem Gebiet der Intensivpflege zu informieren und weiterzubilden, und diese in die tägliche Praxis zu integrieren. So trägt eine fundierte Methodenkompetenz dazu bei, die Qualität der Versorgung auf der Intensivstation kontinuierlich zu verbessern und den Patienten optimale Behandlungsmöglichkeiten zu bieten.

Das Involvieren des Pflegeprozesses dient nicht nur der strukturierten Planung und Umsetzung intensivpflegerischer Maßnahmen, sondern dient auch als Grundlage zur Bewertung der Versorgungsabläufe. Er ermöglicht eine Bewertung des PatientInnenzustands sowie eine periodische, rückblickende und vorausschauende Qualitätsanalyse. Dabei ist die Anwendung unterstützender Score-Systeme wie zum Beispiel die Richmond-Agitation Sedation-Scale (RASS), die Behavior-Pain-Scale (BPS) enorm wichtig, um medizinische und pflegerische Herausforderungen einzuschätzen zu können, um entsprechend Handlungsfähig zu sein (Marx et al, 2019).

Es ist ebenfalls wichtig, auch Konzepte außerhalb des speziellen Pflegebereichs der Intensivstation zu berücksichtigen, die ergänzend wirken, wie beispielsweise das Konzept der Kinästhetik zur Unterstützung der Bewegungsfähigkeit, basale Stimulation zur Förderung der Wahrnehmung insbesondere bei beatmeten PatientInnen, sowie die Integration von Ansätzen zur Frührehabilitation wie nach Bobath (Marx et al. 2019; Mamerow 2021).

## 7.5 Literatur

Gruber, T. (2018). Gedächtnisprozesse. In: *Gedächtnis. Basiswissen Psychologie*. Springer. doi: https://doi.org/10.1007/978-3-662-56362-5_4

Kaltwasser A., Dubb R., Pelz S., Hermes C. & Stolecki D. (2022), *Die Intensivmedizin*, Springer-Verlag GmbH

Klein, Z., Peters, M., Dauer, B., & Garcia González. (2021). Em*pfehlungen für Praxisanleitende im Rahmen der Pflegeausbildung nach dem Pflegeberufegesetz* (PflBG).

Marx, G., Muhl, E., Zacharowski, K. (2019), *Die Intensivmedizin*, Springer-Verlag GmbH Deutschland

Marx G.,Muhl E., Zacharowski K., Zeuzem S. (2023), *Die Intensivmedizin*, Springer-Verlag GmbH Deutschland

Mamerow, R. (2021), *Praxisanleitung in der Pflege*, Springer-Verlag GmbH Deutschland

# 8 Situationsorientierte Didaktik und Herausforderungen im High-Care-Bereich Anästhesietechnische Assistenz/Anästhesiepflege

*Konstantin Reichl*

Der High-Care-Bereich der Anästhesiepflege unterliegt seit einigen Jahren grundlegenden Veränderungen. So werden seit 2005 deutschlandweit Ausbildungsgänge in der Anästhesietechnischen Assistenz (ATA) angeboten. Die grundständig ausgebildeten ATA ergänzen seitdem diejenigen Pflegefachpersonen, die mit oder ohne Fachweiterbildung in der Anästhesie pflegerische Aufgaben, sowie Assistenzaufgaben in der Narkoseabteilung übernehmen. Der Fokus im folgenden Kapitel soll auf den didaktischen Besonderheiten der ATA-Ausbildung liegen, da sich die situationsorientierte ATA-Didaktik – trotz ähnlicher Aufgaben im Vergleich zu fachweitergebildeten Pflegepersonen – doch grundlegend von pflegedidaktischen Prinzipien oder pädagogischen Besonderheiten in den pflegerischen Fachweiterbildungen unterscheidet.

**Stellen Sie sich folgende Situation vor:**

Jana N. befindet sich im zweiten Ausbildungsdrittel der Ausbildung zur Anästhesietechnischen Assistenz. Sie hat Ihre praktische Zwischenprüfung vor sich und fühlt sich noch sehr unsicher und hat dementsprechend Angst vor der anstehenden Bewertung. Sie absolviert momentan Ihren Einsatz in der Viszeralchirurgie – ein Einsatzbereich, der ihr eigentlich sehr liegt. Einer der Praxisanleiter, Peter S., ist heute mit ihr eingeteilt und sie assistieren bei der Narkoseeinleitung einer Patientin, die eine große, offene Laparotomie erhalten soll. »Du machst das, was du schon kannst und ich schau dann drüber!« hat er ihr am Anfang gesagt und seitdem arbeiten alle für sich. Als die Patientin in die Einleitung kommt, übernimmt Peter S. das Gespräch mit der Patientin und bereitet sie zur Narkose vor. Jana N. steht etwas verloren im Eck und weiß nicht so recht, was sie machen soll. Immerhin darf sie dann einen venösen Zugang legen und die Medikamente injizieren. Die eingeteilte Anästhesistin spricht aber nur mit Peter S. und Jana N. fühlt sich ein wenig verloren und ausgegrenzt. Als die injizierten Medikamente anfangen zu wirken, wird die Anästhesistin etwas hektisch. Die Maskenbeatmung scheint nicht zu funktionieren. Nach mehrmaligen Versuchen sinkt die Sauerstoffsättigung der Patientin bedrohlich ab. Peter S. holt Hilfe und verweist Jana N. in die Ecke des Einleitungsraumes: »Das ist ein schwieriger Atemweg. Schau doch einfach zu, wie wir das machen!« In der anschließenden Notfallsituation sieht Jana N., wie mehrere Oberärzte, ihr Praxisanleiter und die Anästhesistin mit verschiedenen Hilfsmitteln und anästhesiologischen Techniken den Atemweg sichern. Eine Komplikation, die sie bis dahin schon mehrfach gesehen hatte. Als die Situation sich etwas beruhigt, erklärt Peter S., was alles gemacht wurde, um den schwierigen Atemweg zu sichern. »Ich weiß doch wie man das macht…« meint Jana. »Aber ich könnte das nie, wenn ich mal selbst ausgelernt bin. Da fehlt mir ja völlig die Erfahrung!«

Das fiktive Fallbeispiel beinhaltet einige zentrale Problematiken, die in der praktischen

ATA-Ausbildung eine Rolle spielen. Diese sollen auf den folgenden Seiten immer wieder aufgegriffen werden und einer pädagogisch-didaktischen Analyse unterzogen werden.

## 8.1 Anästhesietechnische Assistenz – Berufsbild, Ausbildung und Arbeitsplatz

In das Leben gerufen wurde die ATA-Ausbildung erstmals in Form von Pilotprojekten im Herbst 2004 und im Frühjahr 2005 an den Universitätskliniken Halle (Saale) und Frankfurt am Main. In der ATA-Ausbildung wird von den Befürwortern des Konzepts ein Berufsprofil gesehen, das eher medizinisch-technisch als pflegerisch-sorgend interessierte Personen anspricht und das dem Spezialisierungstrend in der Medizin sowie den künftigen Veränderungsprozessen in den Kliniken begegnet (Selinger, 2012). So stellt die Ausbildung eine Alternative, aber zugleich auch eine Konkurrenz zur klassischen Fachweiterbildung in der Anästhesiepflege dar (Lehmann, 2017). Die Tatsache, dass es sich bei der ATA-Ausbildung – im Vergleich zu der Fachweiterbildung – um eine grundständige Berufsausbildung handelt, stellt hier jedoch den grundliegenden Unterschied dar. Dabei scheinen sich die Tätigkeitsprofile fachweitergebildeter Pflegepersonen und Anästhesietechnischer AssistentInnen nicht zu unterscheiden. »So sind ATA nach einer dreijährigen Ausbildung in den gleichen Bereichen tätig wie die Mitarbeiter/innen der Anästhesiepflege« (DBVSA, 2021, o. S.). Zu den Aufgaben gehören die fachkundige Betreuung der PatientInnen unter Berücksichtigung ihrer physischen und psychischen Situation während ihres Aufenthaltes im Anästhesiebereich, die selbständige Vorbereitung und Nachsorge der Anästhesie, die Vor- und Nachbereitung des Arbeitsplatzes und entsprechender Medikamente und die Unterstützung des Anästhesisten. Des Weiteren assistieren sie bei der Betreuung und Vitalüberwachung der narkotisierten PatientInnen (Monitoring und Beatmung), bei der Betreuung der PatientInnen im Aufwachraum und verfügen über eine fundierte Sachkenntnis bezüglich der Wartung und Handhabung medizinischer Apparate und Materialien (DBVSA, 2021). Aus der Tätigkeitsdefinition geht hervor, dass ATA keineswegs erweiterte medizinische Tätigkeiten übernehmen. Der Fokus scheint vielmehr auf Assistenzaufgaben zu liegen. Mit dem Anästhesietechnische- und Operationstechnische-Assistenten-Gesetz (ATA-OTA-G) und der Anästhesietechnische und Operationstechnische-Assistenten-Ausbildungs- und Prüfungsverordnung (ATA-OTA-APrV) wurde auf Bundesebene ab dem 1.1.2022 ein neuer Heilberuf geschaffen. Damit herrschte ab diesem Zeitpunkt bundeseinheitlich Klarheit und Rechtssicherheit für Angehörige des Berufs (Igl, 2021). Es gilt anzunehmen, dass mit der neuen staatlich geregelten ATA-Ausbildung das Berufsbild ein größeres berufspädagogisches Interesse erfahren wird und dass dessen Professionalisierung voranschreiten wird. Seitdem beträgt der theoretische und praktische Unterricht mindestens 2100 Stunden, die praktische Ausbildung mindestens 2500 Stunden (§ 13 ATA-OTA-G). In den neuen gesetzlichen Verankerungen der ATA-Ausbildung werden von der Gesetzgebung neben Kompetenzen auch Ausbildungsziele festgelegt. Damit wird nicht nur ersichtlich, welche Schwerpunkte in der beruflichen Bildung zukünftiger Anästhesietechnischer AssistentInnen anvisiert werden müssen, sondern auch welche Aufgabengebiete diese nach ihrer Ausbildung übernehmen werden. Im ATA-

OTA-G werden die Ziele der Ausbildung klar definiert (▶ Tab. 8.1). So wurde unter anderem festgelegt, dass zukünftige ATA dazu befähigt werden sollen, eigenverantwortlich die Funktions- und Betriebsfähigkeit des anästhesiologischen Versorgungsbereiches herzustellen und die Vorbereitung und Nachbereitung anästhesiologischer Arbeitsabläufe zu koordinieren. Ebenso eigenverantwortlich sollen ATA sach- und fachgerecht mit Medikamenten umgehen können, die im Rahmen der Anästhesie verwendet werden. Des Weiteren fallen Maßnahmen und Verfahren zur Betreuung von PatientInnen während ihres Aufenthalts im Anästhesiebereich sowie das Überwachen des Gesundheitszustandes in den eigenverantwortlichen Aufgabenbereich. Im Rahmen der Mitwirkung stehen Aufgaben, wie das fach- und situationsgerechte Assistieren bei anästhesiologischen Maßnahmen sowie das eigenständige Durchführen ärztlich veranlasster Maßnahmen in anästhesiologischen Versorgungsbereichen im Fokus (§ 9 Absatz 1&2 ATA-OTA-G).

**Tab. 8.1:** Ausbildungsziele ATA (in Anlehnung an Thomas-Krause, 2023).

| **Übergeordnete Ziele (§ 7 ATA-OTA-G)** | **Gemeinsame Ziele (§ 8 ATA-OTA-G)** | **Fachspezifische Ziele ATA (§ 9 ATA-OTA-G)** |
|---|---|---|
| • Fachkompetenz<br>• Methodenkompetenz<br>• Personalkompetenz<br>• Sozialkompetenz<br>• PatientInnenbezug zum eigenen Handeln<br>• persönliche und fachliche Weiterentwicklung & lebenslanges Lernen | • Herstellen der Funktions- & Betriebsbereitschaft des Arbeitsbereichs<br>• Vorbereiten, Durchführen & Nachbereiten therapeutischer, diagnostischer Maßnahmen<br>• sach- & fachgerechtes Umgehen mit & Aufbereiten von Medikamenten, medizinischen Materialien & Geräten<br>• Hygiene-, Gesundheits- & Dokumentationsvorschriften<br>• PatientInnenübernahme, -überwachung, -übergabe & -überleitung<br>• Kommunikation<br>• Qualitätsmanagement<br>• Maßnahmen der ersten Hilfen einleiten & durchführen<br>• Arbeiten im Team | • Vorbereiten, Koordinieren der zur Durchführung anästhesiologischer Maßnahmen & Verfahren erforderlichen Arbeitsabläufe & deren Nachbereitung<br>• Assistenz und Übernahme delegierter anästhesiologischer Maßnahmen & Verfahren<br>• anästhesiespezifische Medikamentenlehre<br>• PatientInnenbetreuung & -überwachung im gesamten Versorgungsbereich (ausgenommen Intensivbereich |

## 8.2 Kompetenzschwerpunkte und typische Lernsituationen

Eine zentrale Orientierung für den theoretischen und praktischen Unterricht stellen die gesetzlich normierten acht Kompetenzschwerpunkte dar. Diese geben einen Maßstab für curriculare Planungen, aber auch für die Planung von Lernszenarien im schulischen und klinischen Setting.

Im *Kompetenzschwerpunkt 1* (»Berufsbezogene Aufgaben im ambulanten und stationären Bereich eigenverantwortlich planen und strukturiert ausführen«) liegt der Fokus auf der Sicherstellung der PatientInnensicherheit, der Überwachung und Unterstützung von PatientInnen unter Berücksichtigung ihrer individuellen Situation, der prä-, intra- und postoperativen Überwachung und Versorgung, dem Umgang mit Medikamenten und medizinischen Geräten, der Einbindung medizinischer und naturwissenschaftlicher Bezugskenntnisse und dem Arbeiten in Funktions- und Versorgungsbereichen, wie in der Notfallambulanz und der Endoskopie.

Der *Kompetenzschwerpunkt 2* (»Bei der medizinischen Diagnostik und Therapie mitwirken und ärztliche Anordnungen eigenständig durchführen«) fokussiert die Assistenz bei ärztlich veranlasster Diagnostik und Therapie, die Assistenz beim Assessment und der Behandlung akuter und chronischer Schmerzen und die Durchführung von Intra- und Interhospitaltransporten.

Im *Kompetenzschwerpunkt 3* (»Interdisziplinäres und interprofessionelles Handeln verantwortlich mitgestalten«) liegt der Schwerpunkt auf Abstimmungs- und Koordinierungsprozessen im interdisziplinären Team, der Arbeitsprozessgestaltung, der interprofessionellen Kommunikation und der Konfliktbewältigung im Team.

Im *Kompetenzschwerpunkt 4* (»Verantwortung für die Entwicklung der eigenen Persönlichkeit übernehmen (lebenslanges Lernen), berufliches Selbstverständnis entwickeln und berufliche Anforderungen bewältigen«) geht es um die Entwicklung eines beruflichen Selbstverständnisses, das lebenslange Lernen und den Umgang mit Informationen in der Arbeitswelt sowie die Förderung der eigenen Gesundheit.

Der *Kompetenzschwerpunkt 5* (»Das eigene Handeln an rechtlichen Vorgaben und Qualitätskriterien ausrichten«) beinhaltet Kenntnisse über rechtliche Grundlagen, das Gesundheitssystem und qualitätssichernde Maßnahmen.

Im *Kompetenzschwerpunkt 6* (»Mit Patientinnen und Patienten aller Altersstufen und deren Bezugspersonen unter Berücksichtigung soziologischer, psychologischer, kognitiver, kultureller und ethischer Aspekte kommunizieren und interagieren«) sollen Fähigkeiten und Fertigkeiten für die patientInnenbezogene Kommunikation und Beziehungsgestaltung, für das Erkennen von Bedürfnissen von PatientInnen, sowie für die Information und Beratung, vermittelt werden.

Der *Kompetenzschwerpunkt 7* (»In lebensbedrohlichen Krisen- und Katastrophensituationen zielgerichtet handeln«) vermittelt Kompetenzen zum Handeln in Notfallsituationen.

Im *Kompetenzschwerpunkt 8* (»Hygienische Arbeitsweisen umfassend beherrschen und beachten«) geht es um die Aneignung hygienischer Kenntnisse und Fähigkeiten und den Umgang mit Sterilität (§ 1 Absatz 1 Anlage 1 ATA-OTA-APrV).

In der praktischen Ausbildung stößt man mit einer isolierten Betrachtung der Kompetenzschwerpunkte an seine Grenzen. Viele Lernsituationen sind so komplex und vielschichtig, dass sie immer kompetenzübergreifend gedacht werden müssen. Typische ATA-bezogene Lernsituationen können aus der praktischen Erfahrung abgeleitet werden. Hervorzugeben ist dabei die Unterteilung in routinierte Versorgungssituationen und ungeplante Versorgungssituationen (▶ Tab. 8.2):

**Tab. 8.2:** Typische Lernsituationen in der Ausbildung zur Anästhesietechnischen Assistenz (eigene Darstellung).

| Routinierte Versorgungssituationen | Ungeplante Versorgungssituationen |
|---|---|
| *Im Bereich der Anästhesie (Pflicht- und Wahlpflichtbereich):* | *Im Bereich der Anästhesie (Pflicht- und Wahlpflichtbereich):* |
| • Vorbereiten des Narkosearbeitplatzes<br>• Vorbereiten der PatientInnen zur Narkose<br>• Kontrolle und Vorbereitung der Geräte<br>• Monitoring und Überwachung<br>• Narkoseeinleitung von PatientInnen mit unterschiedlichen physischen und psychischen Voraussetzungen<br>• Assistenz bei der Beatmung<br>• Überwachung und Pflege von PatientInnen im Aufwachraum | • Management von hämodynamischer Instabilität<br>• Schwieriger Atemweg<br>• Schwierige Beatmungssituation<br>• Einleitung nicht-nüchterner PatientInnen und Management bei Aspiration<br>• Schockraum und Polytraumamanagement<br>• Komplikationen im Aufwachraum<br>• Geburtshilfliche Notfälle<br>• Versorgung von Blutungen und Patient Blood Management<br>• Umgang mit psychisch auffälligen und deliranten PatientInnen |
| *Im Bereich der Funktions- und Versorgungsbereiche:* | *Im Bereich der Funktions- und Versorgungsbereiche:* |
| Notaufnahme: | Notaufnahme: |
| • Aufnahme von PatientInnen<br>• Blutabnahme und Labordiagnostik<br>• Versorgung mit Gips- und Stützverbänden | • Versorgung im Schockraum<br>• Versorgung kardialer Notfälle<br>• MANV |
| Endoskopie: | Endoskopie: |
| • Vorbereitung des Endoskopiematerials<br>• Assistenz und Überwachung während Routineuntersuchungen<br>• Aufbereitung der Endoskopiegeräte | • Assistenz und Überwachung bei Notfalleingriffen<br>• Management von Blutungskomplikationen<br>• Respiratorische Probleme während der Endoskopie |
| Pflegestation: | Pflegestation: |
| • Klinische Überwachung und Erfassen der Vitalparameter<br>• Versorgung von PatientInnen im Rahmen der Körperpflege<br>• Wundmanagement | • Notfälle stationärer PatientInnen |
| Schmerzambulanz: | Schmerzambulanz: |
| • Aufnahme und Anamnese von SchmerzpatientInnen<br>• Schmerzassessment bei chronischen Schmerzen<br>• Durchführen nicht-medikamentöser Schmerztherapien | • Management von Schmerzspitzen und Durchbruchsschmerzen<br>• Klinische Notfälle bei ambulanten oder stationären SchmerzpatientInnen |

## 8.3 Herausforderungen in der praktischen Ausbildung

Lernende der Anästhesietechnischen Assistenz sind in der praktischen Ausbildung mit besonderen Herausforderungen konfrontiert. So bietet das Arbeitsumfeld innerhalb der anästhesiologischen Fachbereiche Besonderheiten, die den Prozess des Theorie-Praxis-Transfers und der praktischen Ausbildung im Allgemeinen beeinflussen könnten. Die Tätigkeit in der Anästhesie erfordert eine klar strukturierte, vertrauensvolle Zusammenarbeit in einem Anästhesieteam, das aus speziell ausgebildeten FachärztInnen und Fachpflegekräften oder ATA besteht. Alle Teammitglieder müssen belastbar sein, flexibel auf bedrohliche Situationen reagieren und ihre Aufgaben einwandfrei und ohne Fehler erfüllen können. Denn die PatientInnensicherheit hat bei allen Tätigkeiten höchste Priorität (Larsen & Müller-Wolff 2021). Dabei scheint die große Herausforderung zu sein, sich im täglichen beruflichen Handeln von ruhigen, standardisierten Phasen, auf unplanbare Notfallsituationen umzustellen. »Sie [die ATA/Fachpflege, Anm. d. V.] ist auch in ruhigen Phasen der Narkose und Operation jederzeit auf plötzlich einsetzende kritische Situationen vorbereitet und in der Lage, bei deren Bewältigung besonnen und zielgerichtet mitzuwirken« (Larsen & Müller-Wolff 2021, S. 11). Larsen und Müller-Wolff betonen vielmehr auch Arbeitsphasen, in denen besonders sicheres und spezialisiertes Handeln gefordert ist, wie bei geburtshilflichen Notfällen im Bereitschaftsdienst, bei der Versorgung im Schockraum oder der Mitwirkung im Reanimationsteam in der Klinik (Larsen & Müller-Wolff, 2021, S. 11). Gegenwärtige Entwicklungen lassen erahnen, dass die Komplexität der Tätigkeit in der Anästhesie zukünftig noch zunehmen wird. Die Anzahl der Narkosen in Deutschland ist zwischen 2013 und 2019 (vor der Covid-19-Pandemie) mit der Zahl der Operationen von 15.818.274 auf 17.229.013 bundesweit und damit um mehr als 1,4 Mio. gestiegen (bei insgesamt 19,41 Mio. stationär behandelten PatientInnen). Gleichzeitig hat die Zahl der PatientInnen mit akuten, schwerwiegenden und/oder lebensbedrohlichen Erkrankungen zugenommen, womit das Ausmaß der Komplexität der Versorgungsprozesse der zu behandelnden PatientInnen von ihrer Einschleusung bis zur Überleitung in den Aufwachraum (AWR/Holding area) gestiegen ist (Becker et al. 2022). Die dargestellten Spezifika und Entwicklungen im Tätigkeitsbereich der Anästhesie lassen die Schwierigkeiten in der praktischen Ausbildung und in der Praxisanleitung erahnen. Die Tatsache, dass ATA-Auszubildende häufig mit hochkomplexen, stark technologisierten und ungeplanten Versorgungssituationen konfrontiert werden, kann eine Hürde im Wissenstransfer sein. »Ein Bildungssetting für den praktischen Wissenstransfer ergibt sich in der Anästhesiepflege sehr sporadisch. Meistens ist die gängige Praxis im Arbeitsalltag: Es steht eine Aufgabe an, die zeitnah erledigt werden soll« (Schlick, 2021, S. 110). In ungeplanten oder schwer planbaren Situationen sind eine strukturierte Praxisanleitung und die Anwendung von theoretischem Wissen somit nicht leicht durchführbar. Des Weiteren besteht in der Anästhesie und anderen akutmedizinischen Bereichen bei Zwischenfällen und der Versorgung kritisch kranker PatientInnen abseits der Routine ein hohes Gefahrenpotenzial für Team und PatientInnen. Seltene Zwischenfälle lassen sich oft nur unzureichend in realen Situationen trainieren – eine hohe Handlungskompetenz ist in der täglichen Arbeit kaum zu erreichen (Sieg, Friedrich & Eismann, 2018, S. 35). Damit Lernende dennoch schrittweise an die besonderen Herausforderungen am Lernort OP herangeführt werden können, bedarf es einer strukturierten, geplanten, aber auch professionell adaptierten, situationsorientierten Anleitungskompetenz.

**Fallbeispiel**

Die typischen, berufseigenen Herausforderungen spiegeln sich auch in dem Fallbeispiel von Jana N. wider. Peter S. leitet die Auszubildende pragmatisch an. Es stehen Aufgaben an, die zeitnah erledigt werden müssen. Eine strukturierte Praxisanleitung sieht anders aus. Das Umstellen von ruhigen Phasen auf ungeplante Versorgungssituationen wird nicht als Anleitungssituation aufgegriffen. Doch wie hätte die Praxisanleitung effektiver gestaltet werden können?

Eine weitere Herausforderung wird durch die neuen gesetzlichen Vorgaben gestellt. Dies betrifft die Qualifikation und den Stundenumfang der Praxisanleitung (Düpjohann & Rewer 2023).

- Bis zum 31.12.2028 muss die Praxisanleitung mindestens 10 % eines Einsatzes der praktischen Ausbildung betragen.
- Ab dem 31.12.2028 muss die Praxisanleitung 15 % betragen (§ 16 ATA-OTA-G).
- Qualifiziert zur Praxisanleitung sind bereits ausgebildete ATA/OTA und Mitarbeitende mit vorausgegangener dreijähriger Pflegeausbildung (§ 1, § 58, § 64 Pflegeberufegesetz) plus Fachweiterbildung für den Operationsdienst oder Intensivpflege und Anästhesie.
- Praxisanleitende müssen mindestens ein Jahr Berufserfahrung im jeweiligen Berufsfeld nachweisen. Eine berufspädagogische Zusatzqualifikation von mind. 300 h und jährliche berufspädagogische Fortbildungen von 24 h sind auch zu belegen.
- Seit dem 1.1.2022 muss die Praxisanleitung eines Einsatzes nachgewiesen werden.
- Die Verantwortlichen der praktischen Ausbildung haben die Aufgabe, die praktische Ausbildung zeitlich und sachlich so durchzuführen, dass die jeweiligen Ausbildungsziele in der vorgesehenen Zeit erreicht werden (§ 20 ATA-OTA-G)

Somit werden praktische AusbildungsträgerInnen vermehrt in die Verantwortung genommen und es stehen zusätzliche Verpflichtungen an, die die strukturierte Praxisanleitung betreffen.

## 8.4 Gezielte Entwicklung von Kompetenzen und strukturierte Planung von Anleitung

Die gezielte Entwicklung von Kompetenzen bedarf eines vertieften Wissens über die geforderten Kompetenzen in der ATA-Ausbildung und die Ausbildungsziele, die anzustreben sind. Die kompetenzorientierte Anleitung kann nach dem Modell der vollständigen Handlung geplant werden (► Abb. 8.1):

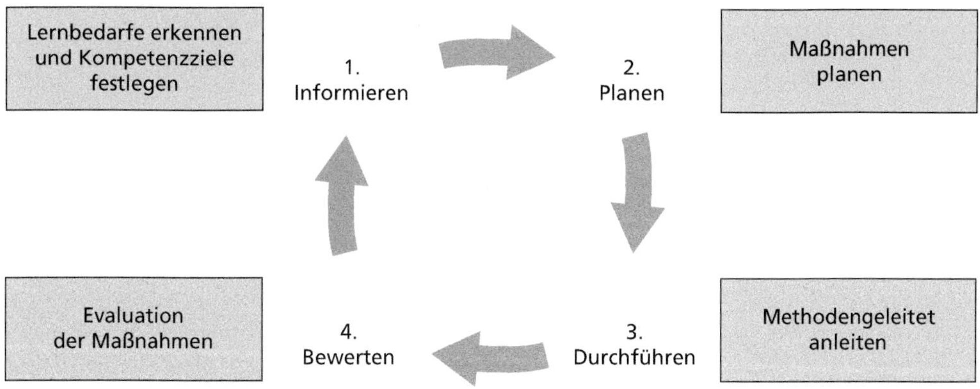


**Abb. 8.1:** Prozessorientierte Anleitungsplanung (eigene Darstellung).

## 8.4.1 Lernbedarfe erkennen – Kompetenzen formulieren

Ein Lernbedarf macht stets deutlich, dass ein Defizit zu dem erkannt wird, was an Wissen, Können und Verhalten erforderlich ist, um als ATA kompetent tätig sein zu können. Wer einen Lernbedarf erkennen und formulieren kann, ist bestrebt, diesen auch zu überwinden (Mamerow, 2021). Somit ist eine Lernstanderhebung die Ausgangslage für jegliche Anleitungssituation (►Abb. 8.2). Ein Defizit muss sichtbar werden, damit überhaupt die Notwendigkeit für eine pädagogische Intervention besteht. Die Lernbedarfe können sich aus *curricularen Vorgaben* oder aus *individuellen Bedürfnissen* ergeben.

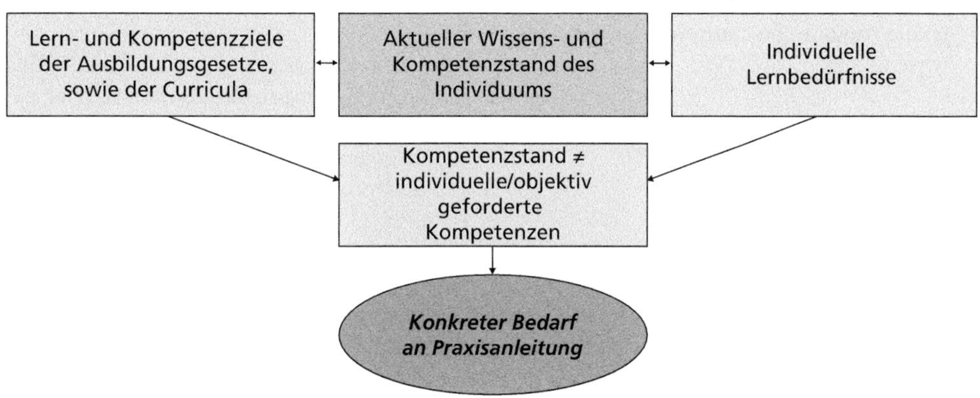


**Abb. 8.2:** Erkennen von Lernbedarfen (eigene Darstellung).

## 8.4.2 Maßnahmen planen

Strukturierte Praxisanleitung muss sorgfältig geplant sein. Im Bereich der Anästhesie ist – wie bereits erwähnt – die Planbarkeit oftmals erschwert, da häufig eine Einbindung in den getakteten Arbeitsalltag vorgesehen ist. Über eine Freistellung und eine

Verankerung von festen Praxisanleitungstagen könnten strukturelle Voraussetzungen geschaffen werden, um diesem Problem zu begegnen. Ungeplante Versorgungsituationen, wie im eingangs dargestellten Fallbeispiel, können nicht genau vorgeplant werden und bedürfen eines anderen Vorgehens. Bei der Planung der Anleitungssituation müssen folgende Fragen anvisiert werden (Mamerow 2021):

- Individuelle Belastbarkeit des/der Auszubildenden? Über- oder Unterforderung möglich?
- Welche Inhalte sind Teil der Anleitung? Weniger (Lerninhalt) ist oft mehr (Lerneffekt)!
- Welche Ziele streben ich und die/der Auszubildende an? Kleinere, realistischere Ziele fördern eher die Motivation.
- Welche Motivation hat die/der Auszubildende? Fördert die geplante Anleitung die Leistungsmotivation?
- Welche Zeit steht mir für die Anleitung zur Verfügung? Nach mehr als zwei Stunden kann die Aufmerksamkeit und die Lernfähigkeit deutlich abnehmen.
- Ist die Anleitung situationsorientiert oder vorstrukturiert?

### 8.4.3 Methodengeleitet anleiten

Die konkrete Umsetzung des Maßnahmenplanes für die Anleitung in der ATA-Ausbildung, wird von den spezifischen Methoden bestimmt. Die Anleitungsmethoden werden im nächsten Kapitel genauer erörtert. Auch hier richtet sich die Auswahl an Methoden nach den jeweiligen Gegebenheiten und nach dem Maß an Vorstrukturierung.

### 8.4.4 Evaluation der Maßnahmen

Im letzten Schritt muss der Erfolg der Anleitungssituation überprüft werden. Hierbei geht es um eine Absicherung, ob die geplante Praxisanleitung und die eingesetzten Methoden dazu beigetragen haben, die angestrebten Kompetenzen zu erreichen. Je nach Grad der Strukturierung kann dabei eine Kompetenzmessung mittels standardisierten Beurteilungsleitfäden erfolgen. Nach der Form werden Leistungseinschätzungen allgemein unterschieden in:

- *Frei formulierte Einschätzungen* nach unstrukturierter Beobachtung. Diese Beurteilung wird in der Regel bei Arbeitszeugnissen in der beruflichen Praxis eingesetzt.
- *Leistungsbewertung anhand festgelegter Kriterien* nach strukturierter, geplanter Beobachtung. Diese Form ist hauptsächlich bei Lernenden in regelmäßigen Zeitabständen vorgesehen (Mamerow 2021).

Eine unstrukturierte Beobachtung findet häufig bei ungeplanten Anleitungssituationen oder im alltäglichen Anleiten statt. Eine strukturierte Leistungseinschätzung wird dagegen im Rahmen qualifizierter Leistungseinschätzungen zur Benotung von praktischen Einsätzen oder bei Praxisbegleitungen durch schulische Lehrkräfte vorgenommen. Die Beurteilung der Auszubildenden und Lernfortschrittskontrollen dienen nicht in erster Linie zur Zensurgebung, sondern sie haben auch wichtige pädagogische Funktionen (Frodl 2020):

- *Diagnose*: Die Ausbildenden haben die Möglichkeit anhand der Ergebnisse den Ausbildungsplan zu überprüfen und gegebenenfalls Korrekturen vorzunehmen.
- *Disziplinierung*: Bei Gefährdung der Ausbildungszielerreichung ist neben der Sanktionierung durch die Ausbildenden auch

eine Steigerung der Selbstdisziplin des Auszubildenden möglich.

- *Information*: Die Auszubildenden erhalten Informationen darüber, wie ihr persönlicher Lernfortschritt und ihr Ausbildungsstand einzuschätzen sind, wie sie sich im Vergleich.
- *Motivation*: Im Sinne einer extrinsischen Motivation kann die Rückkopplung zur Erhöhung der Leistungsmotivation führen.

## 8.5 Anleitungsmethoden in der ATA/Anästhesiepflege

Die Auswahl an Anleitungsmethoden in Ausbildungsberufen des Gesundheitswesens scheint riesig zu sein. Zum Zeitpunkt der Erstellung dieses Kapitels scheint es keine Veröffentlichungen zu geben, die thematisieren, welche Methoden für den Bereich der ATA/Anästhesiepflege besonders geeignet sind. Die folgende Auswahl leitet sich daher aus berufspraktischer Erfahrung ab und berücksichtigt die Besonderheiten der praktischen Ausbildung in der Anästhesietechnischen Assistenz.

### 8.5.1 Prozessorientierte Anleitung nach dem Modell der vollständigen Handlung

Ähnlich wie in ▶ Kap. 8.4 dargestellt, kann nicht nur die Planung von Lernsituationen prozessorientiert gestaltet werden, sondern auch die eigentliche Anleitung. In der Literatur wird hierzu beschrieben, dass Lernsituationen in der praktischen Ausbildung einem handlungsorientierten Prozess folgen. Mehr und mehr hat sich diese prozessorientierte Sichtweise nach dem Modell des Regelkreises des Pflegeprozess auch als ablauforganisatorische Hilfe zur Gestaltung von Ausbildungsabläufen durchgesetzt (Mamerow 2021):

- Einführung, Einleitung (Vorgespräch)
- Durchführung (Erarbeitung, Vertiefung, Problemlösung)
- Auswertung (Ergebnissicherung, Zusammenfassung, Feedback)
- Wiederholung (Übung, Anwendung, Kontrolle).

Um komplexe Versorgungssituationen zu lösen, können hierzu klare Analyseschritte einer Problemsituation bearbeitet werden:

- Lernende erfahren eine Problemsituation
- Lernende beschreiben und analysieren eine Problemsituation
- Lernende erfassen Bedarfe und Veränderungsmöglichkeiten
- Lernende planen Strategien und Maßnahmen
- Lernende setzen den Maßnahmenplan um
- Lernende bewerten das Handlungsergebnis und planen Verbesserungsmöglichkeiten

**Fallbeispiel**

In der eingangs beschriebenen Fallsituation wäre eine prozessorientierte Anleitung möglich gewesen. In Vorbereitung auf die Versorgungssituation hätte Peter S. die Assistenz bei der Patientin vorbesprechen können. In einem geschützten Gespräch hätten gemeinsam mögliche Probleme, wie Vorerkrankungen, begleitende Probleme durch die offene Laparotomie, sowie Handlungsschritte geplant werden können. Lösungsstrategien hätten durch Jana N. mit Unterstützung selbst entwickelt werden können. Jana N. hätte die Assistenz im Anschluss mit geringfügiger Hilfestellung des Praxisanleiters durchführen können. In einem Nachgespräch hätte die Versorgungssituation reflektiert werden können. Identifizierte Lernbedarfe hätten Anstoß für weitere Praxisanleitungen gegeben.

### 8.5.2 Arbeits- und Lernaufgaben

Arbeits- und Lernaufgaben sind eine gut geeignete Methode, das Lernen an den Lernorten Schule und Praxis zu vernetzen. Sie sind zu jedem Zeitpunkt der Ausbildung einsetzbar und erfordern keinen besonderen Ausbildungsstand der Lernenden. Lernaufgaben für die Praxis können je nach Ausbildungsstand komplex oder in Teilaufgaben strukturiert sein. Das Ziel dieser Aufgaben, die innerhalb von praktischen Einsätzen zu lösen sind, ist es, die Auszubildenden dazu anzuregen, sich mit einem Thema über einen längeren Zeitraum in der Praxis auseinanderzusetzen. Die Aufgaben stellen den Praxisbezug her und werden dort von Auszubildenden gelöst. Die Arbeits- und Lernaufgaben können als Beobachtungsaufgaben, als Handlungsaufgaben, als Reflexionsaufgaben oder als Erkundungsaufgaben gestaltet werden (Mamerow, 2021). Die Arbeits- und Lernaufgaben schließen sich Lernsituationen im schulischen Unterricht an und können somit auch Kompetenzschwerpunkten zugeordnet werden. In der Vorbereitung sollten die Lernaufgaben schriftlich erstellt und nach einem Planungsraster gestaltet werden. Wichtige Schritte sind dabei (Düpjohann & Rewer 2023):

- Titel der Lernsituation und Bezug zum praktischen Einsatz (z. B. Viszeralchirurgie)
- Angestrebte Kompetenzen und Lernziele
- Art der Lernaufgabe (Reine Beobachtung? Schriftliche Erarbeitung? Erkundung? Anwendung und Handlung?
- Art der Bearbeitung (Schriftlich, mündlich, praktisch, Gruppenanleitung oder Einzelanleitung?)
- Auswertung und Aufgabenzeitraum
- Reflexion und Nachbesprechung

Klar sein sollte, dass Arbeits- und Lernaufgaben einer Vorbereitungszeit bedürfen. Da es sich meist um geplante praktische Tätigkeiten handelt, können vor allem geplante anästhesiologische Versorgungssituationen damit bearbeitet werden. Möglich wäre aber auch die inhaltliche Fokussierung auf komplikative und ungeplante Situationen, die über einen längeren Zeitpunkt mithilfe von Arbeits- und Lernaufgaben beobachtet, reflektiert und praktisch erlernt werden.

### 8.5.3 Simulationsbasiertes Lernen

Simulationsbasiertes Lehren und Lernen (SBL) stellt einen Überbegriff dar, der sowohl das Simulationstraining als auch das Skillstraining beinhaltet. Hierbei handelt es sich um zwei Bezeichnungen für fachpraktischen Unterricht, welche fälschlicherweise häufig synonym verwendet werden (Steinacker, Kreiss & Herchet 2022). Eine klare Abgrenzung ergibt sich durch die Komplexität der praktischen Handlungen, wobei Simulationen eine komplexe Versorgungssituation trainieren sollen. Bei High-Fidelity-Simulationen handelt es sich um komplex strukturierte Simulationsformate, die multiple, seltene, unbekannte oder ungenau bestimmte Probleme enthalten (schwierige, komplexe Problemstellungen) und potenziell Stress, Frustration oder kritische Situationen auslösen. Ausschlaggebend ist die Realitätsnähe (Puppen/Simulatoren, reale Umgebung), um möglichst immersiv zu agieren (Schröppel 2021). Dabei grenzen sich High-Fidelity-Simulationen von Low-Fidelity-Simulationen ab, wobei letztere über eine geringere Realitätsnähe während der simulationsbasierten Erfahrung definiert werden (Radl, Breznik, & Wilhelmer 2022).

Durch die Implementation von Simulationsbereichen in Kliniken (► Abb. 8.3), hat sich in den letzten Jahren in Deutschland die Möglichkeit ergeben, in der medizinischen und pflegerischen Ausbildung praktische Handlungen an Simulationspuppen zu üben und anzuwenden. Insbesondere für Lernsituationen, die vielschichtig, komplex und in der klinischen Ausbildung schwer erlernbar sind, eignet sich das Lernen in simulativen Lernumgebungen. Speziell für die ATA-Ausbildung scheint simulationsbasiertes Lernen spezifische Potenziale zu entfalten. In einer quantitativen Befragung von Lehrenden und Lernenden in der ATA wird vor allem der Nutzen für die Verbesserung des Theorie-Praxis-Transfers, der Problemlösekompetenz, der Steigerung von Notfallkompetenzen und für die Entwicklung von Teamfähigkeiten widergespiegelt (Reichl 2023). Insbesondere ungeplante Situationen, wie z. B. Not-Sectio, Schockraumversorgungen, akute Blutungen oder Reanimationen können hier wirksam eingeübt werden. Dies wird durch internationale Metaanalysen im Bereich der pflegerischen Ausbildung unterstrichen, die die Effekte von simulationsbasierter Lehre nachweisen konnten (Li, Au, Tong, Ng & Wang 2022; Tonapa, Mulyadi, Ho & Efendi 2023; Chabrera et al. 2021).

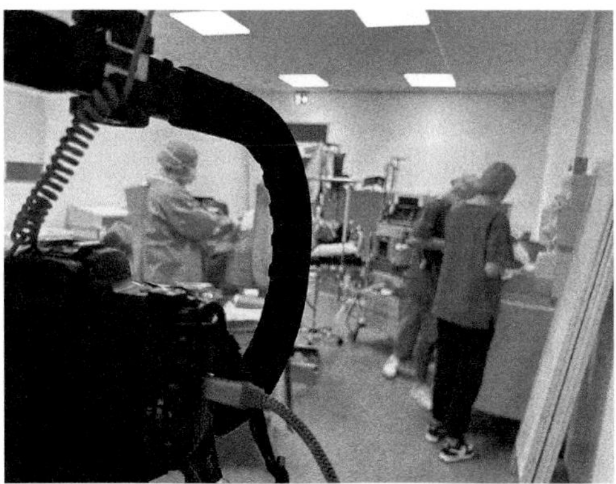

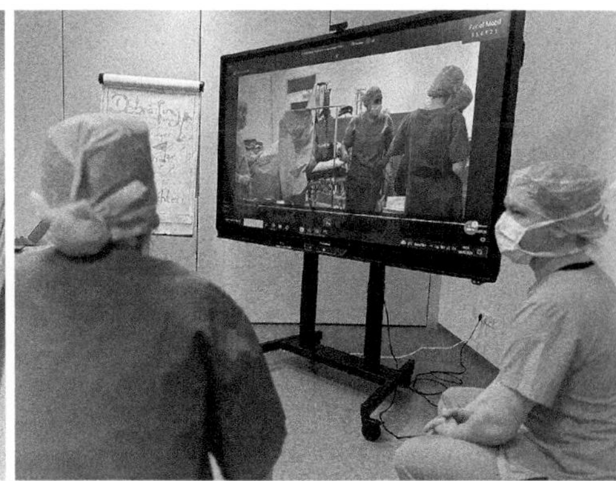

**Abb. 8.3:** Links videobasierte Simulation, rechts Debriefing mittels Videotechnik (eigene Darstellung).

Das eigentliche Ablaufschema oder das Simulationsdesign kann nach den Leitlinien des SimNAT-Pflege in vier Schritte untergliedert werden: Das *Prebriefing* (Vorbereitung der Lernenden durch Übergabe der Situation), die *Durchführung* der simulationsbasierten Erfahrung (anhand eines vorgegebenen, komplexen Aufgabenschemas), das *Debriefing* (geleiteter Reflexions- und Transferprozess am Ende der Simulation) und letztendlich die *Evaluation* des Lernszenarios (SimNAT Pflege e. V. 2022).

Im ► Kap. 12 Methodenkapitel dieses Buches wird noch genauer auf die simulationsbasierte Lehre eingegangen.

## 8.6 Literatur

ATA-OTA-APrV. (2020). Ausbildungs- und Prüfungsverordnung über die Ausbildung zur Anästhesietechnischen Assistentin und zum Anästhesietechnischen Assistenten und über die Ausbildung zur Operationstechnischen Assistentin und zum Operationstechnischen Assistenten vom 04.11.2020,. S. BGBL. S. 2295.

ATA-OTA-G. (2019). Gesetz über den Beruf der Anästhesietechnischen Assistentin und des Anästhesietechnischen Assistenten und über den Beruf der Operationstechnischen Assistentin und des Operationstechnischen Assistenten vom 14.12.2019 i.d.F.v. 19.12.2019, BGBL. S. 2768.

Becker, P., Gebhardt, S., Losch, M., Scheer, A., Schiller, B., Stolecki, D., & Ullrich, L. (2022). Anästhesie kann nicht jeder! *intensiv, 22*(30), S. 212-217. doi:10.1055/a-1829-1278.

Bensmann, K., & Schwermann, M. (2022). *Leitlinie Simulation als Lehr-Lernmethode - Vollständige Überarbeitung der SimNAT Pflege e. V. Leitlinie 2020.* (S. P. e. V., Hrsg.) Fulda: SimNAT Pflege e. V.

Chabrera, C., Dobrowolska, B., Jackson, C., Kasimovskaya, N., Kennedy, S., Lovric, R., . . . Cabrera, E. (2021). Simulation in Nursing Education Programs: Findings From an International Exploratory Study. *Clinical Simulation in Nursing, 21*(59), S. 23-31. doi:https://doi.org/10.1016/j.ecns.2021.05.004.

DBVSA. (2021). *Informationen zur ATA Ausbildung.* Letzter Zugriff am 4. 03. 2023 unter http://www.ata-info.de/?Informationen_zur_ATA_Ausbildung.

Düpjohann, A., & Rewer, E. (2023). *Kompetenzorientierter Unterricht in der ATA-OTA-Ausbildung.* Springer: Berlin.

Frodl, A. (2020). *Professionelle Ausbildung in Gesundheitsberufen - Gewinnung, Schulung und Betreuung von Auszubildenden.* Berlin: Springer.

Larsen, R., & Müller-Wolff, T. (2021). Anästhesiologie und Anästhesiefachpflege - ein Überblick. In R. Larsen, T. Fink, & T. Müller-Wolff (Hrsg.), *Larsens Anästhesie und Intensivmedizin für die Fachpflege* (10. Ausg., S. 3-16). Berlin: Springer.

Lehmann, Y. (2017). Qualifizierungen für die Anästhesie(pflege) im Wandel. *Intensiv, 22*(5), S. 271-275.

Li, Y. Y., Au, M. L., Tong, L. K., Ng, W., & Wang, S. (2022). High-fidelity simulation in undergraduate nursing education: A meta-analysis. *Nurse Education Today, 22*(111), S. 1-13. doi:https://doi.org/10.1016/j.nedt.2022.105291.

Mamerow, R. (2021). *Praxisanleitung in der Pflege* (7. Ausg.). Berlin: Springer.

Radl, K. S., Breznik, M., & Wilhelmer, I. (2022). *Simulation in der Ausbildung von Gesundheitsberufen.* Wien: Facultas.

Reichl, K. (2023). *Eine empirische Analyse zum Theorie-Praxis-Transfer in der beruflichen Ausbildung zur Anästhesietechnischen Assistenz mit Hilfe on High Fidelity Simulationen und Virtual Reality Szenarien.* Hamburg: Hamburger Fern-Hochschule.

Schlick, S. (2021). Anleitung in der Anästhesiepflege. *Im OP, 11*(21), S. 110-113. doi: https://doi.org/10.1055/a-1169-5905.

Schröppel, H. (2021). Theoretische Grundlagen zur Methode. In A. Kerres, C. Wissing, & B. Wershofen, *Skillslab in Pflege und Gesundheitsberufen - Intra und interprofessionelle Lehrformate* (S. 13-34). Berlin: Springer.

Selinger, Y. (2012). *Medizinisch-technische Assistenz oder Fachpflege? Qualifizierungswege und -profile für das Handlungsfeld Anästhesie – eine Evaluationsstudie mit qualitativ orientiertem Mixed-Methods-Design.* Martin-Luther-Universität Halle-Wittenberg: Halle.

Sieg, L., Friedrich, L., & Eismann, H. (2018). »Lernen im geschützten Umfeld«: Implementierung in die Fort- und Weiterbildung. *Anästhesiologie Intensivmedizin Notfallmedizin Schmerztherapie, 53*(18), S. 35-46. doi:DOI https://doi.org/10.1055/s-0043-105259.

Steinacker, A., Kreiss, V., & Herchet, D. (2022). *Simulationsszenarien für Aus- und Weiterbildung in der Pflege.* Berlin: Springer.

Thomas-Krause, P. (2023). Praxisanleitung in der Ausbildung zur Anästhesietechnischen Assistenz. *Im OP, 23*(13), S. 219-222.

Tonapa, S. I., Mulyadi, M., Ho, K., & Efendi, F. (2023). Effectiveness of using high-fidelity simulation on learning outcomes in undergraduate nursing education: systematic review and meta-analysis. *European Review for Medical and Pharmacological Sciences, 27*(23), S. 444-458.

# 9 Situationsorientierte Didaktik und Herausforderungen im High-Care-Bereich Operationstechnische Assistenz/OP-Fachpflege

*Jessika Lausen*

**Fallbeispiel**

Ein Klinikverbund aus zwei Kliniken und einem medizinischen Versorgungszentrum. Jährlich beginnt die OTA-Ausbildung vor Ort mit mehreren Auszubildenden in den sechs Sälen des zentralen OP-Bereichs. Weitere ambulante Abteilungen, Notfallsäle und bewährte, gesetzlich geforderte Außenbereiche sind ebenfalls vorhanden. Alle erforderlichen chirurgischen Fachbereiche sind im Leistungsspektrum des Verbundes abgebildet.

Vor dem Hintergrund der seit 01.01.2022 geltenden gesetzlichen Regelung der Ausbildung ist es eine sehr große Herausforderung, qualitativ hochwertige, angemessen strukturierte und, im Kontext des Fachkräftemangels, leistbare Ausbildung zu gewährleisten. Wie Busse bereits 2020 festgestellt hat, steigt die Personalnot in den OP-Bereichen quantitativ und qualitativ weiter ungebremst an (Busse 2020). Außerdem gaben über 46 % der Teilnehmenden bei der OP-Barometer Befragung von 2019 an, dass nicht ausreichend Personal zur Bewältigung der Arbeit zur Verfügung steht und erhöhte Fluktuation im Team herrscht (ebd.). Eine verbindliche Anzahl von (freigestellten) Praxisanleitenden ist weder im Gesetz noch in der Ausbildungs- und Prüfungsverordnung verankert. Suboptimale Voraussetzungen, mit denen Praxisanleitende täglich konfrontiert sind. Hinzu kommt die erweiterte Anleitungszeit ab 2028 auf 15 %, anstatt analog zur generalistischen Pflegeausbildung mit 10 %, der praktischen Ausbildungszeit.

Ausgehend von der zuvor beschriebenen Situation sind, in Abhängigkeit von der Schulblockplanung, immer ein bis zwei Ausbildungskurse in der praktischen Ausbildung. Das bedeutet im äußersten Fall gleichzeitig Auszubildende in der praktischen Ausbildung, die sich in den Lernzielen um mindestens ein Jahr unterscheiden. Daraus resultieren unterschiedliche Lernziele und Lernzielebenen, die berücksichtigt werden müssen. Ein Auszubildender im ersten Ausbildungsdrittel versteht zum Beispiel die PatientInnensicherheit als Begriff, kann diesen, im Gegensatz zum Auszubildenden im dritten Ausbildungsdrittel, noch nicht fachkompetent und verantwortlich übernehmen.

Dazwischen sind die Auszubildenden (z. B. ab Ende der sechsmonatigen Probezeit) vorwiegend in den Außenbereichen (AEMP, Pflegepraktikum etc.) eingesetzt.

Die anleitenden Personen (OP-Fachpflegende und OTAs mit mind. 300-stündiger pädagogischer Zusatzqualifikation) haben zwei Arbeitsziele gleichzeitig zu erfüllen: die fachkompetente, ressourcenschonende Saalregie und die individuelle, geplante und lernzielgeleitete Anleitung.

## 9.1 Beschreibung des Arbeitsplatzes OP

Der Arbeitsbereich OP ist, trotz unterschiedlicher Größen der jeweiligen operativen Abteilung, in unterschiedlichen Kliniken in der Regel strukturell vergleichbar aufgebaut.

Unterschieden werden i. d. R. nach räumlicher Trennung:

- Ver- und Entsorgungsschleusen (Personen-, PatientInnen- und Personalschleuse, Materialschleusen und weitere)
- OP-Flur mit Notausgängen und Brandschutztüren
- Aufenthaltsraum
- Lagerräume für diverses Material (z. B. Geräte, Sterilgut, Instrumentarium, Röntgenschürzen)
- der Waschraum zur Durchführung der chirurgischen Händedesinfektion
- die jeweilige OP-Saaleinheit (in unterschiedlicher Anzahl) mit Einleitungsbereich, OP-Saal, ggf. eine Art Lagerraum für diverse Utensilien (z. B. Implantate) und dem Ausleitungsbereich, mit möglicherweise weiteren Lagermöglichkeiten (z. B. für Histologiebedarf) und Entsorgungsmöglichkeiten u. a. für gebrauchte Materialien und Flüssigkeiten
- ggf. Büroeinheiten

Bezogen auf die Tätigkeiten der OTAs im OP-Bereich, liegt der Schwerpunkt in der OP-Einheit und kann chronologisch in prä-, intra- und postoperative Tätigkeiten gegliedert werden.

In der Einleitungsphase werden PatientInnen von KollegInnen der Anästhesiepflege erwartet und übernommen. Es erfolgt eine standardisierte Übergabe, ein erneuter Sicherheitscheck nach den Richtlinien der WHO und die Vorbereitung bzw. Durchführung der Narkose. Jemand von der OP-Pflege stellt sich im Rahmen der erneuten Sicherheitsabfrage vor und klärt die für die OP-Vorbereitung und Durchführung relevanten Informationen ab, um entsprechende Anpassungen in den Vorbereitungen zu ermöglichen (z. B. Herzschrittmacher, Implantate, etc.).

Zeitgleich mit dem Einschleusen der PatientInnen und der Narkoseeinleitung, wird der OP-Saal vollständig gecheckt und vorbereitet. Im Saal selbst werden gemeinsame und aufgeteilte Tätigkeiten beim Springen und der Instrumentation unterschieden. Die Aufgaben sind durch sterile und unsterile Tätigkeit klar voneinander abgegrenzt (▶ Tab. 9.1).

**Tab. 9.1:** Tätigkeiten, die in Absprache aufgeteilt werden.

| Tätigkeiten, die in Absprache aufgeteilt werden |
|---|
| • Saalcheck (raumlufttechnische Anlage, Sauger, HF-Gerät, sonstige Geräte, Kontrolle auf Sauberkeit, Nebenräume mit Lagerbestand, etc.)<br>• Während der prä-, intra- und postoperativen Tätigkeiten den Gesamtüberblick behalten, zielorientiert kommunizieren und unerwünschten Ereignissen vorbeugen, bzw. korrigierend eingreifen Sicherheitsabfrage beim PatientInnen<br>• Vorbereitungen für das Tagesprogramm (Sterilgüter nach First-In-First-Out-Prinzip bereitstellen, Sterilitätskontrolle, diverse zusätzliche Materialien)<br>• Wahren der Sterilzone und der PatientInnensicherheit<br>• Saalnachbereitung (nach Hausstandard z. B. Desinfektion einzelner Geräte oder Lagerungshilfsmittel)<br>• Aufhebung der PatientInnenpositionierung, Kontrolle auf mögliche Positionierungsschäden, Verbrennungen oder sonstige Verletzungen, wahren der Intimsphäre und PatientInnensicherheit |

**Tab. 9.1:** Tätigkeiten, die in Absprache aufgeteilt werden. – Fortsetzung

| Springertätigkeit (unsteril) | Instrumentation (steril) |
|---|---|
| • Öffnen von Sterilgut<br>• Anreichen von Sterilgut und Flüssigkeiten<br>• Zählkontrolle im 4-Augen-Prinzip (prä-, intra- und postoperativ)<br>• Ggf. legen eines transurethralen Blasenverweilkatheters<br>• Unterstützung bei der PatientInnenpositionierung<br>• Team-Time-Out<br>• Dokumentation<br>• Intraoperative Springertätigkeit (u. a. Bedienung von med. techn. Geräten, Präparate versorgen, benötigte Instrumente und Sterilgüter bereitstellen, Implantate bereitstellen und anreichen etc.) | • Kenntnis des OP-Ablaufes, möglicher Komplikationen und zusätzlich benötigten Materials, Techniken und Vorgehensweisen<br>• Chirurgische Händedesinfektion<br>• Steriles Ankleiden<br>• Steriles Beziehen und Vorbereiten der sterilen Tische<br>• Abnahme von Sterilgut<br>• Zählkontrolle im 4-Augen-Prinzip (prä-, intra- und postoperativ)<br>• Ankleiden der Chirurgen und der Assistenz<br>• Anreichen der sterilen Abdeckung<br>• Team-Time-Out inkl. Rückmeldung zu Vollständigkeit, Sterilität und Funktionsfähigkeit<br>• Vorausschauende Instrumentation<br>• Sicherer Abschluss der Operation<br>• Entsorgung von Instrumenten, Flüssigkeiten und verwendeten Materialien |

## 9.2 Typische Lernfelder und Lernsituationen

Lernfelder und Lernsituationen in der OTA-Ausbildung sind, durch die Eigenverantwortlichkeit der praktischen Ausbildungsorte für den praktischen Ausbildungsplan, in Deutschland nicht einheitlich. Jeder Ausbildungsträger hat per Gesetz die Pflicht eine »durch ihren Zweck gebotene Form planmäßig sowie zeitlich und sachlich gegliederte« (ATA-OTA-G, § 20) Ausbildung zu gewährleisten, um die Lernzielerreichung zu ermöglichen. Im zu Beginn beschriebenen Fallbeispiel wurde ein Standort übergreifendes, halboffenes Praxiscurriculum für die OTA-Ausbildung erstellt.

Hierzu ein Beispiel aus dem *Kompetenzschwerpunkt 1:* Berufsbezogene Aufgaben im ambulanten und stationären Bereich eigenverantwortlich planen und strukturiert ausführen.

»Die Auszubildenden verstehen die Sicherstellung der PatientInnensicherheit als professionsübergreifende Aufgabe und übernehmen dazu die Verantwortung für den eigenen Aufgabenbereich« (Anlage 3, ATA-OTA-APrV).«

Die Auszubildenden können zu Beginn der Ausbildung die PatientInnensicherheit als professionsübergreifende Aufgabe verstehen, aber die Verantwortung für den eigenen Aufgabenbereich erst mit Kompetenzerweiterung übernehmen. Der Kompetenzschwerpunkt wurde daher in diese beiden Teilbereiche gegliedert. Diese werden in unterschiedlichen Abschnitten der Ausbildung gelehrt, gefördert und erwartet.

In der Gesamtheit wurden folgende wesentliche Lernfelder herausgearbeitet:

- Im OP-Bereich:
  - Orientierungseinsatz
  - Springertätigkeit
  - Ambulantes Operieren
  - Instrumentation

- In den Außenbereichen:
  - AEMP
  - Anästhesiepflege
  - Interventionelle Funktionseinheiten (z. B. Endoskopie, HKL/LHKM)
  - Pflegepraktikum
  - Zentrale Notaufnahme

Chronologisch reihen sich der Orientierungseinsatz, die Springertätigkeit (ggf. von den Außenbereichen unterbrochen), die Außenbereiche und die Instrumentation nacheinander auf.

Aufgrund der Fülle an Lernsituationen wird in der unten aufgeführten ▶Tab. 9.2 jeweils nur eine charakteristische, exemplarische Lernsituationen aus den drei zentralen OTA-Lernfeldern aufgeführt. Es wurde bewusst auf ein geschlossenes Curriculum und somit auf die Vorgabe einer Anleitungsmethode oder Sozialform für eine Lernsituation verzichtet. Die pädagogischen Möglichkeiten, die Individualität und die Autonomie der Lernenden und Anleitenden soll nicht eingeschränkt werden.

**Tab. 9.2:** Mögliche Anleitungsmethoden.

| Kompetenz-schwer-punkt | Lernfeld | Exemplarische Lernsituation | Mögliche Anleitungsmethoden |
|---|---|---|---|
| **8 b)** | Orientierungs-einsatz | Hygienische Händedesinfektion | z. B. als Gruppenanleitung mit CAS-Grundalge<br>• Gemeinsame Wiederholung der Theorieinhalte<br>• Skills-Übung inkl. Kontrolle durch fluoreszierendes Händedesinfektionsmittel mit Schwarzlichtlampe und anschließender Selbstreflektion bzw. Feedback durch die Praxisanleitung<br>• Folgende Einzelbearbeitung einer Arbeits- und Lernaufgabe mit Anwendungsaufgabe (Video einer selbst durchgeführten hyg. Händedesinfektion mit Stellungnahme dazu) |
| **1 a)** | Springertätigkeit zu Beginn des 1. AD | Prinzipien der PatientInnen-positionierung an einem Beispiel | z. B. als Gruppenanleitung mit CAS-Grundlage<br>• Vorherige theoretische Aufbereitung durch die Auszubildenden mit frei gewähltem Medium (OP-Tisch, Lagerungshilfsmittel, Dekubitusprophylaxe, genaue Beschreibung der Positionierung etc.)<br>• Skills-Übung und Selbsterfahrung – andere Auszubildende positionieren und selbst positioniert werden |
| **8 b) und 8 c)** | Instrumentation | Chirurgische Händedesinfektion und steriles Ankleiden | z. B. als Einzel- oder Gruppenanleitung mit CAS-Grundlage<br>• Abfrage der Theorieinhalte<br>• Durchführung<br>• Abgleich der Selbst- und Fremdwahrnehmung |

**Tab. 9.2:** Mögliche Anleitungsmethoden. – Fortsetzung

| Kompetenz-schwer-punkt | Lernfeld | Exemplarische Lernsituation | Mögliche Anleitungsmethoden |
|---|---|---|---|
| | | | • Fehler nachvollziehbar verbalisieren<br>• Skills-Übung<br>• Anschließende Einzelbearbeitung einer Arbeits- und Lernaufgabe mit Anwendungsaufgabe (vgl. hyg. Händedesinfektion) |

## 9.3 Herausforderungen im OP (bezogen auf die praktische Ausbildung)

Viele Herausforderungen in der praktischen Ausbildung im OP gleichen den Herausforderungen in anderen (medizinischen) Ausbildungsberufen, wie z. B. nicht ausreichende personelle, zeitliche und räumliche Ressourcen allgemein und für die Praxisanleitung heterogene Gruppen, Individualität der Lernenden, Sprachbarrieren, fortschreitende Spezialisierung und Technisierung, Generationsunterschiede und unterschiedliche (Aus-)Bildungswege, um nur einige zu nennen.

Die Umstellung von der DKG-Empfehlung für die Ausbildung von ATA und OTA zur gesetzlich geregelten Ausbildung ist seit 2022 DIE Herausforderung für alle an der Ausbildung Beteiligten. Diese ist vergleichbar zur gesetzlichen Anpassung in der Pflege 2020 zur generalistischen Pflegeausbildung. Ohne erweiterte Schulung oder eigeninitiativer Fortbildung zu gesetzlichen Vorgaben ist diese Hürde nicht zu nehmen.

Der OP-Bereich ist in jedem Klinikum ein, in der Regel, unsichtbares System mit eingeschränkten Zugangs- und Kennenlernmöglichkeiten, wodurch es zu einem verzerrten Bild der tatsächlichen Tätigkeit der OTA kommen kann.

Zum Ausbildungsbeginn ist die *OP-Welt* eine enorme Herausforderung für die Auszubildenden. Alle im multidisziplinären Team sind gleich angezogen. ÄrztInnen, KollegInnen, Studierende, Auszubildende und PraktikantInnen sind ohne Erfahrung schwer zu unterscheiden. Zusätzlich wird durch Haube, Mundschutz und Geräusche aus dem Umfeld die *akustische und visuelle Wahrnehmung*, speziell der Mimik, erschwert. Der Zutritt zum OP-Bereich erfolgt durch die Personalschleuse. Bei diesem Vorgang ist zu Beginn ebenfalls Anleitung, aufgrund von Hygienevorgaben, erforderlich. Der erste praktische Einsatz ist nicht ohne Grund auch in der Gesetzgebung als Orientierungseinsatz ausgewiesen.

Eine besondere Herausforderung der praktischen Anleitung im OP-Bereich ist die *spezielle räumliche und personelle Situation*. Auf den ersten Blick fällt vor allem die räumliche Enge im OP-Saal auf. In einem Saal kümmern sich im Schnitt mindestens vier Berufsgruppen (AnästhesistInnen und Anästhesiepflege, ChirurgInnen und OP-Pflege) um die PatientInnen. Deren Tätigkeiten überschneiden sich nicht nur in Zuständigkeiten, sondern auch in zeitlichen Abschnitten, wofür eine reibungslose, zielorientierte *Kommunikation und multidisziplinäres Miteinander* Voraussetzungen sind. In diesem Kontext anzuleiten, in dem *PatientInnen im Mittelpunkt stehen bzw.*

*die Zeit, mit Schwerpunkt auf die OP-Ablaufplanung und Saalverfügbarkeit, nicht außer Acht* gelassen werden darf, ist für die Anleitenden und die Auszubildenden nicht einfach.

*Durchgehend ist im Arbeitsalltag Teamarbeit* gefordert. Es gibt im Saal keine Möglichkeit sich zurückzuziehen und »für sich« zu arbeiten. Die Aufmerksamkeit muss ununterbrochen bei den PatientInnen, beim OP-Geschehen und bei den KollegInnen sein. Das ist auch für Ausgelernte nicht herausfordernd und verlangt besonders den Auszubildenden viel ab.

Unabhängig davon, ob Auszubildende zuvor in der Berufsschule waren oder bereits ins Arbeitsleben gestartet sind, ist *das lange Stehen* während den Operationen eine körperliche Herausforderung (schmerzende Beine oder Rücken, Kreislaufprobleme), an die sie sich gewöhnen, und gegebenenfalls individuelle Strategien dafür entwickeln müssen.

*Psychisch herausfordernd* sind vermehrt gefährdende Faktoren wie Kontakt mit infektiösem Material, offensichtliche Verletzungsgefahr z. B. an Instrumenten, unsichtbare Gefährdung wie ionisierende Strahlung, Umgang mit Formaldehyd sowie Erschwernisse für rückengerechtes Arbeiten, wie beispielsweise Röntgenschürzen.

Verglichen mit den Außenbereichen haben die OTA-Auszubildenden im OP-Saal *wenig Kontakt mit wachen PatientInnen.* In Abhängigkeit vom jeweiligen Entwicklungsstand der Selbst- und Sozialkompetenz ist hier ggf. mehr Unterstützung und Förderung erforderlich. Die besondere Situation der nicht narkotisierter PatientInnen (beängstigender Bereich und beängstigende Situation, Unklarheit über weiteren Verlauf, Kontrollverlust durch Narkose etc.) darf nicht außer Acht gelassen werden. Die Besonderheit der Kommunikation z. B. an der PatientInnenschleuse und bei den Übergaben unter den Zuständigkeitsbereichen muss thematisiert werden.

Die unterschiedlichen im OP agierenden *Generationen und Qualifikationswege* sind in zahlreichen Konstellationen möglich. Im Vergleich zur Pflegeausbildung ist die OTA eine *junge Ausbildung.* »Die Grundlage für den Ausbildungsberuf der Operationstechnischen Assistenz ist erst in den 1990-er Jahren durch eine Arbeitsgruppe der deutschen Krankenhausgesellschaft e.V. (DKG) entstanden. Grund waren damals die hohen Weiterbildungskosten von Fachkräften im OP-Bereich sowie der dort vorherrschende Fachkräftemangel (Düpjohann & Rewer 2023).« Unbestreitbar ist das mögliche Konfliktpotenzial, das eine dreijährige Ausbildung bietet, die eine etablierte, insgesamt siebenjährige Ausbildung aus Kostengründen und Personalnot im Team ergänzen oder ablösen soll. In der Zwischenzeit sind die OTAs nicht mehr aus den OP-Pflegeteams wegzudenken, dennoch ist die Kombination der Generationenherausforderung mit unterschiedlichen Qualifikationswegen nicht zu unterschätzen.

In der *Betreuung der Auszubildenden über die drei Ausbildungsjahre* hinweg sind unterschiedliche Modelle möglich. Eins-zu-Eins Betreuung, zugeordnete Praxisanleitungen über drei Jahre, chirurgischen Fachbereichen zugeordnete Praxisanleitungen oder völlig freie Verfügbarkeit von Anleitungspersonen, die über eine Freistellung für die Anleitungen verfügen oder nicht. Alle Modelle haben Vor- und Nachteile und sollten, zum jeweiligen Team und der Ausbildungssituation passend, begründet ausgewählt, implementiert und evaluiert werden.

## 9.4 Gezielte Entwicklung von Kompetenzen – Möglichkeiten der Förderung, Unterstützung Vertiefung

Die angestrebte berufliche Handlungskompetenz gliedert sich in »Fach-, Methoden-, Sozial- und Selbstkompetenzen, die als Handlungsvoraussetzungen erst im Handlungsprozess zum Ausdruck kommen.« (Erpenbeck, J. & von Rosenstiel, L., 2007, S. 224) Die Unterscheidung der einzelnen Teilkompetenzen sollte kriteriengeleitet und dokumentiert sein.

Eine ganzheitliche Möglichkeit ist der Abgleich von Fremd- und Eigenwahrnehmung im Sinne des Johari-Fensters z. B. anhand einer Kompetenzmatrix. Hier bieten sich die bekannten Beurteilungsunterlagen der jeweiligen kooperierenden Schule an, um Theorie-Praxis übergreifend und kriteriengeleitet, einheitlich, verständlich und nachvollziehbar Feedback zu geben. Förder- und Unterstützungsbedarfe werden durch Diskrepanzen in Selbst- und Fremdwahrnehmung deutlich und können im Gespräch thematisiert und zielgerichtet bearbeitet werden.

> »Persönlichkeitsbedingt neigen Mitarbeiter zur Über- oder Unterschätzung ihrer Kompetenzen, so dass das Verfahren eine subjektive Wahrnehmung transparent macht (a.a.O., S. 176).«

Die Unterschiede können deutlich gemacht werden, indem sowohl die Praxisanleitung als auch die jeweilige auszubildende Person den Beurteilungsbogen nacheinander in sich unterscheidenden Schreibfarben ausfüllen. Somit wird die Selbsteinschätzung durch die Fremdeinschätzung ergänzt und bildet die Grundlage für das anschließende Feedbackgespräch (ebd.).

Universell zu empfehlende Methoden für die Kompetenzteilbereiche gibt es nicht. Aber einige sind durchaus in den unterschiedlichen Schwerpunkten besonders geeignet.

Das Fachwissen, als reproduzierbares Theoriewissen, ist, bei entsprechender Lernkompetenz, wenig problematisch aufzubauen. Ein regelmäßiger Abgleich mit den Theorieinhalten der Berufsfachschule, um an das Vorwissen anzuknüpfen, und darauf aufbauende Arbeits- und Lernaufgaben, Wochenthemen, theoretische Vorbereitung und Abfragen durch Praxisanleitende, die ihr implizites Wissen dazu verbalisieren, haben gute Ergebnisse gezeigt.

Die Selbstkompetenz gezielt aufzubauen kann schwierig oder auch konfliktträchtig sein. Ein Abgleich von Selbst- und Fremdwahrnehmung, durch unterschiedliche Personen bzw. in verschiedenen Settings, und eine offene Kommunikation von Stärken und Schwächen kann zur Annahme, aber auch zur Ablehnung führen. Hier ist die Praxisanleitung als Vertrauensperson gefragt den passenden Rahmen zu schaffen und die Auszubildenden richtig einzuschätzen.

Sozialkompetenz zeigt sich im Umgang mit anderen, ist also erfahrungsgeleitet. Diese Erfahrung ist, besonders im Hinblick auf die professionelle Kommunikation mit PatientInnen, für Einsätze an der PatientInnenschleuse geeignet. Gruppenanleitungen, dritte Lernorte und »SchülerInnen leiten SchülerInnen an« sind ebenfalls gut geeignet.

Die Weiterentwicklung der Methodenkompetenz ist an die Eigenverantwortung der Auszubildenden gekoppelt. Hierzu eignen sich besonders die Projekt- und Portfolioarbeit, bzw. der »SchülerInnen-OP« analog zur bereits bekannte SchülerInnenstation in der Pflegeausbildung. Projekte könnten z. B. ein selbst erstelltes Journal für die hausinternen Positionierungen sein, ein eigener Bereich für einen klinikinternen Tag der offenen Tür, die Gestaltung einer SchülerInnenbibliothek oder ein Image-Video für den Social-Media-Auftritt der Klinik.

Zusammenfassend ist festzuhalten, dass bei der individuellen Förderung und Unterstützung eine genaue Analyse des Förderbedarfs und der Persönlichkeit zugrundliegen muss, um individuell passend anleiten zu können.

## 9.5 Geläufige, erprobte Methoden, die im Lernfeld High-Care-Bereich Anwendung finden

Diverse Anleitungsmethoden wie z. B. der »Cognitive Apprenticeship« sind bekannt und werden in ▶ Kap. 15 genauer erläutert. Der Schwerpunkt dieses Kapitels liegt daher auf Fallbeispielen für die schriftliche Operationsplanung und dem Dritten Lernort.

### 9.5.1 Fallbeispiel

Das gewählte (Fall-)Beispiel stellt den Realitätsbezug zum Alltag her und ermöglicht eine angepasste Situations- oder Problemschilderung an die jeweiligen Lernziele.

> »Mit der gewählten Situation soll den zu prüfenden Personen ein inhaltlich überschaubares Ereignis präsentiert werden, das zum einen den Bezug zu ihren bisherigen Erfahrungen und Einstellungen herstellt und zum anderen zu einer direkten, konkreten Problemlösung, Entscheidungsfindung und Stellungnahme herausfordern soll.« (IBBW, S. 5)

Eine Fallbeschreibung sollte konkret, verständlich, detailliert aber komprimiert verfasst sein (max. 1 Seite) und wie vorhergehend beschrieben, problemtragend und provokant sein. »Fallsituationen beschreiben Ereignisse, Beobachtungen und/oder Handlungsabfolgen, die zeitlich und räumlich begrenzt sind. Sie schildern Geschehnisse in komprimierter Form. Sie beschreiben Fakten, die in einem klassischen, literarischen Text nicht benannt würden (IBBW, S. 6).« Eine Steigerung der Komplexität über die drei Ausbildungsjahre ist selbstverständlich« und »auch fiktive konstruierte Fallbeschreibungen müssen in sich schlüssig und in der Darstellung realistisch, fachlich korrekt und verständlich sein (IBBW, S. 7).«

**Fallbeispiel**

Für eine Auszubildende im dritten Ausbildungsdrittel steht die Prüfungsvorbereitung und Instrumentation im Vordergrund. Die Schwerpunkte liegen hierbei auf der schriftlichen OP-Ablaufplanung und der Instrumentation. Es bietet sich ein PatientInnen-Fallbeispiel für die jeweilige chirurgische Fachabteilung an, das eine komplexe, problembezogene OP-Ablaufplanung mit nachfolgender Instrumentation ermöglicht. Für die Ablaufplanung, in der die patientInnenspezifischen Herausforderungen berücksichtigt werden müssen, werden die PatientInneninformationen benötigt. Das könnte aussehen wie folgt:

Sie sind am Ende der Ausbildung in der Gefäßchirurgie eingesetzt und das OP-Programm für den morgigen Tag steht fest. Ihre Praxisanleitung hat mit ihnen eine Übung für beide Teile der Abschlussprüfung geplant und auf dem OP-Plan steht an erster Stelle Frau Schmidt. Nach Anamnese und Voruntersuchungen ist klar, dass Frau Schmidt eine Carotis-TEA links bekommt. Sie ist am 01.12.1957 geboren, 170 cm groß, wiegt 112 kg, ist wach und orientiert. Mehrere Versuche zur Gewichtsreduktion sind bereits gescheitert. Frau Schmidt leidet unter Diabetes mellitus Typ 1 und hat Polyneuropathie in beiden Beinen. Hinzukommen Nervenschmerzen in den Beinen, die medikamentös eingestellt sind, aber auf der Schmerzskala dennoch bei 3–4 von 10 liegen. Sie benötigt eine Brille und ein Hörgerät, beim Gehen zum Teil einen Rollator. Aus der PatientInnenakte sind noch folgende weitere Informationen zu Vorerkrankungen und Voroperationen zu entnehmen:

Arterielle Hypertonie, pAVK, KHK, Femoralisgabel TEA rechts (2010), Zehenamputation D3 rechts (1996), coronarer Bypass und zwei coronare Stents (2012), Carotis-Stenose rechts Stadium I und Carotis-Stenose links Stadium IIb.

Frau Schmidt hat schon mehrere Operationen hinter sich, aber mit jeder Operation und dem voranschreitenden Alter steigert sich die Angst davor, nicht mehr aus der Narkose aufzuwachen oder ein Pflegefall zu werden. Die Angst äußert sich unter anderem in Zittern und Weinen, auch weil ihr Mann sie nur eingeschränkt begleiten kann.

Zur Ausarbeitung gehören die Falldarstellung und die OP-Ablaufplanung. Aus dem Fallbeispiel kann die Auszubildende entnehmen, dass die Patientin in ihrer Wahrnehmung und der Beweglichkeit eingeschränkt ist. Durch die Polyneuropathie ist die Sensibilität in den Beinen nicht mehr vollständig gegeben und der Zustand der Gefäße ist eine Herausforderung und ein Risikofaktor für die Entwicklung eines Dekubitus, ebenso die offensichtliche Adipositas.

Diese patientInnenspezifischen Besonderheiten werden nicht nur in der Tätigkeit, sondern auch in der OP-Ablaufplanung berücksichtigt.

Die OP-Ablaufplanung kann unterschiedlich strukturiert sein. Eine chronologische Abfolge der jeweiligen Schritte bietet sich für die Strukturierung an.

## 9.5.2 Dritter Lernort

Der dritte Lernort ist nicht als Räumlichkeit zu verstehen, sondern ein geschaffener, pädagogisch begleiteter Lernraum, der die Möglichkeit gibt Fehler machen zu dürfen ohne Konsequenzen für PatientInnen befürchten zu müssen. Dieser ermöglicht es den Auszubildenden alltagsnahe Situationen zu planen, zu erleben und ohne Notendruck nachvollziehbar, in angepasster Geschwindigkeit und reproduzierbar, zu erfahren. Die Auszubildenden können Tätigkeiten zielgeleitet vorbereiten, ausführen, üben, reflektieren und angepasst wiederholen.

»Die verschiedenen Methoden, wie Skills-Training, Simulation, Erfahrungs- und Erkundungswerkstatt etc., fordern ein verändertes Verständnis von Unterricht. Die methodisch-theoretische Grundlage bietet hier das integrative Modell Skillslab und CAS (Stieger in Fesl 2018, S. 92).« Dieses veränderte Verständnis von (praktischem) Unterricht leitet zur Rolle als Lernprozessbegleitung und DiskussionspartnerIn für den Theorie-Praxis-Transfer, anstatt zu Lehrenden, die den zu lernenden Stoff präsentieren.

Weg von *»ich sage dir was du siehst«*, hin zu *»was siehst du?«*. »Sie sind Lernberatende, Beobachtende, Moderierende und stehen, den konstruktiven Lernprozess bewusst fördernd, vermehrt im Hintergrund (ebd.).«

**Beispiel Positionierungsworkshop**

Zu Beginn formulieren die Auszubildenden eine detaillierte Positionierungsbeschreibungen für z. B. zwei spezielle Lagerungen (Bauchlagerung und Steinschnittlagerung). Diese werden den Anleitenden vor der praktischen Durchführung abgegeben. Nach der Durchführung werden diese in der abschließenden Reflexion besprochen und mit Anmerkungen wieder ausgehändigt. Am Lagerungsworkshop selbst werden die Auszubildenden in Dreier-Gruppen aufgeteilt und jeweils von zwei Praxisanleitenden begleitet und betreut. Somit sind zwei Räumlichkeiten mit allen benötigten Materialien vorbereitet. Zwei Auszubildende positionieren den dritten Auszubildenden z. B. auf dem Bauch für eine Wirbelsäulenoperation. Im Anschluss werden die Selbstreflektion der Auszubildenden und die körperliche Erfahrung des dritten Auszubildenden thematisiert. Das Feedback der Praxisanleitenden schließt sich an und im weiteren Verlauf können Fehler bzw. Diskrepanzen zwischen Theorie und Praxis diskutiert und behoben werden.

Die Auszubildenden schätzen die Möglichkeit ohne Notendruck mit den Anleitenden zu lernen, zu üben und ohne Zeitdruck vom Expertenwissen der Praxisanleitenden zu profitieren. Der Ressourcenaufwand ist groß, aber bringt großen Erfahrungs- und Kompetenzzuwachs.

## 9.6 Literatur


Ausbildungs- und Prüfungsverordnung über die Ausbildung zur Anästhesietechnischen Assistentin und zum Anästhesietechnischen Assistenten und über die Ausbildung zur Operationstechnischen Assistentin und zum Operationstechnischen Assistenten und zur Änderung der Ausbildungs- und Prüfungsverordnung für Notfallsanitäterinnen und Notfallsanitäter vom 04. November 2020.

Busse, T. (2020): OP-Barometer 2019. Frankfurt University of Applied Sciences. Letzter Zugriff am 03.09.2023 unter: https://www.frankfurt-university.de/fileadmin/standard/Forschung/ZGWR/OP_Barometer_2019_Aufbereitung_kurz.pdf.)

Düpjohann, A.; Rewer, E. (2023): Kompetenzorientierter Unterricht in der ATA-OTA-Ausbildung (Springer).

Erpenbeck, J.; Rosenstiel, L. (2007): Handbuch Kompetenzmessung – Erkennen, verstehen und bewerten von Kompetenzen in der betrieblichen, pädagogischen und psychologischen Praxis. 2. Auflage. Schäffer-Poeschel.

Fesl, S.; Auböck, U. (2018): (K)ein Dritter Lernort – Erfahrungen, Best Practice Beispiele un aktuelle Befunde aus Österreich. Buchreihe Pflegewissenschaft. Hpsmedia.

Institut für Bildungsanalysen Baden-Württemberg – IBBW (2022): Leitfaden zur Erstellung von Prüfungsaufgaben für die zentrale schriftliche Abschlussprüfung an Berufsfachschulen für Pflege.

Kultusministerkonferenz (2021): Handreichung für die Erarbeitung von Rahmenlehrplänen der Kultusministerkonferenz für den berufsbezogenen Unterricht in der Berufsschule und ihre Abstimmung mit Ausbildungsordnungen des Bundes für anerkannte Ausbildungsberufe. Letzter Zugriff am 18.09.2023 unter: https://www.kmk.org/fileadmin/veroeffentlichungen_beschluesse/2021/2021_06_17-GEP-Handreichung.pdf.

Meier, T.; Jöhr, M.; Kammermann, M. (2022): Ausbilden und Lernen am dritten Lernort – situationsorientierte Didaktik für Ausbildende. Hep-Verlag.

# 10 Situationsorientierte Didaktik und Herausforderungen im High-Care-Bereich Palliativpflege

*Martina Muschel*

## 10.1 »Palliativ? Das ist doch, wenn man nichts mehr machen kann, oder?«

So oder ähnlich reagieren Menschen häufig, wenn sie erfahren, dass ihr Gegenüber in einem stationären Hospiz oder auf einer Palliativstation arbeitet. Konkrete Vorstellungen, wie die palliative Versorgung kranker Menschen aussieht, fehlen zumeist.

**Fallbeispiel**

Ira Mahler befindet sich im dritten Jahr ihrer Ausbildung zur Pflegefachfrau. Seit zwei Wochen ist sie auf der Palliativstation ihrer Trägerklinik eingesetzt. Ira hat großen Respekt vor diesem Einsatz. Sie war im Laufe ihrer bisherigen Ausbildung noch nicht mit der Pflege und Begleitung von Menschen in der letzten Lebensphase konfrontiert und fürchtet sich davor, zum ersten Mal in ihrem Leben einen toten Menschen zu sehen und zu berühren. Seit einer Woche ist der 70-jährige Herr Balzer Patient auf Iras Station. Er ist in der Klinik gut bekannt aufgrund seines Krankheitsverlaufs. Vor vier Jahren wurde bei Herrn Balzer ein Bronchialkarzinom diagnostiziert. Trotz einer Lungenteilresektion und mehrerer Chemotherapiezyklen konnte eine Streuung des Tumors nicht verhindert werden. Herr Balzer hat Metastasen in der Leber und in seinen Knochen. Sein Zustand verschlechtert sich rapide, sodass von weiteren kurativen Therapien abgesehen werden muss. Dies ist auch Herr Balzers Wunsch. Vor drei Tagen wurde Herr Balzer von der Stationsärztin und dem Sozialdienst für einen Hospizplatz angemeldet, da seine Ehefrau die Pflege zu Hause nun nicht mehr stemmen kann. Das Ehepaar hat keine Kinder. Seit gestern hat Ira Angst, in Herrn Balzers Zimmer zu gehen, da er schwer und brodelnd atmet und nicht mehr in der Lage ist, aufzustehen oder mit Ira zu sprechen. Auch Essen und Trinken ist ihm nicht mehr möglich. Im heutigen Spätdienst sagt Iras examinierte Kollegin zu ihr: »Den Hospizplatz können wir wieder absagen. Herr Balzer befindet sich bereits in der finalen Phase, es könnte sein, dass er heute noch verstirbt. Seine Frau ist bei ihm, aber ich glaube, sie ist mit der Situation überfordert. Bitte schau doch regelmäßig nach, ob die beiden etwas brauchen.« Als Ira das Zimmer betritt, ergreift Frau Balzer sofort ihre Hand und fragt weinend: »Wie lange wird es noch dauern, bis mein Mann stirbt? Denken Sie, dass er leiden muss? Und wenn er nicht mehr trinken kann, verdurstet er da nicht?« Ira fühlt sich schrecklich und weiß nicht, was sie Frau Balzer antworten soll.

## 10.2 Grundprinzipien und Ziele des Palliative Care Konzeptes

»Nicht dem Leben mehr Tage hinzufügen, sondern den Tagen mehr Leben geben.« (sinngemäß nach Cicely Sauders)

Dieser Cicely Saunders, der Begründerin der modernen Palliativ- und Hospizarbeit, zugeschriebene Satz beschreibt treffend den wesentlichen Kern des Palliative Care Konzeptes. In unserer westlichen Gesellschaft stirbt laut Voltz (2018) jährlich etwa ein Prozent der Bevölkerung. Zwei Drittelder Betroffenen sterben an oder mit einer Erkrankung mit progredientem Verlauf. Der Wunsch der meisten Menschen, bis zum Tod gesund und im eigenen zu Hause sterben zu können, kann daher oft nicht erfüllt werden. Ist eine Therapie nicht mehr kurativ, also auf die Heilung einer Erkrankung, ausgerichtet, weil diese Heilung nicht (mehr) erreicht werden kann, wird eine palliative Versorgung angestrebt. Diese ist an den persönlichen Bedürfnissen der betroffenen Menschen ausgerichtet. Der lateinische Begriff ›palliare‹ bedeutet, etwas mit einem Mantel zu umhüllen, also zu schützen. Entscheidend für die Wahl palliativer Maßnahmen ist immer die Lebensqualität der betroffenen Personen. Palliative PatientInnen legen selbst fest, was für sie Lebensqualität bedeutet. Auch die Definition der World Health Organization (WHO) des Begriffes ›Palliative Care‹ misst der Lebensqualität größte Bedeutung zu:

**Definition**

»*Palliative care* is an approach that improves the quality of life of patients (adults and children) and their families who are facing problems associated with life-threatening illness. It prevents and relieves suffering through the early identification, correct assessment and treatment of pain and other problems, whether physical, psychosocial or spiritual.« (WHO, 2020)

Weitere Informationen der WHO verfügbar unter:

https://www.who.int/news-room/fact-sheets/detail/palliative-care

Die palliative Versorgung zu pflegender Menschen erfolgt durch ein multiprofessionelles und interdisziplinäres Team. Ein besonderer Schwerpunkt liegt auf einer achtsamen und bewussten Kommunikation. Pflegefachpersonen, die in der Palliativpflege tätig sind, orientieren ihre Arbeit an den Bedürfnissen und Wünschen ihrer PatientInnen. Dies verlangt ein sehr hohes Maß an Empathie und Fachwissen (Keller und Brentle 2021). Aus diesem Grund arbeiten im High-Care-Bereich Palliativpflege sinnvollerweise Pflegefachpersonen mit einer Fachweiterbildung Palliative Care.

Während in der kurativen Medizin und Pflege der Fokus sehr stark auf körperlichen Aspekten liegt, werden in der palliativen Symptomkontrolle auch psychische, spirituelle und soziale Dimensionen in den Blick genommen. Heller und Theissing (2019) betonen, dass diese Dimensionen auch in der Sterbephase im Vordergrund stehen und Pflegende ihr Handeln danach ausrichten sollten. Die Unterstützung und Mitbetreuung der Bezugspersonen ist ein fest verankerter Teil der palliativen Arbeit. Idealerweise kommen palliative Aspekte bereits in einem frühen Stadium der Erkrankung zur Anwendung.

Therapien werden in der Palliativmedizin nicht per se eingestellt, sondern gemeinsam mit den PatientInnen in den Blick genommen. Ziel ist eine individuell angemessene Behandlung für die jeweils spezifische Situation. Dabei kann es sich auch um eine invasive Maßnahme handeln, wie beispielsweise eine Bluttransfusion, wenn diese ermöglicht, das Bett noch einmal für einen halben Tag verlassen zu können, um ihn mit der Familie im Garten zu verbringen.

Der Tod wird als ein Teil des Lebens gesehen und ohne Versuche, ihn zu verzögern oder zu beschleunigen akzeptiert. Nach Borasios (2019) Ansicht geht es auch in der letzten Lebensphase mit einer Erkrankung darum, den natürlichen Sterbeprozess zu erkennen, vorzubereiten und zu begleiten, ohne ihn unnötig zu stören.

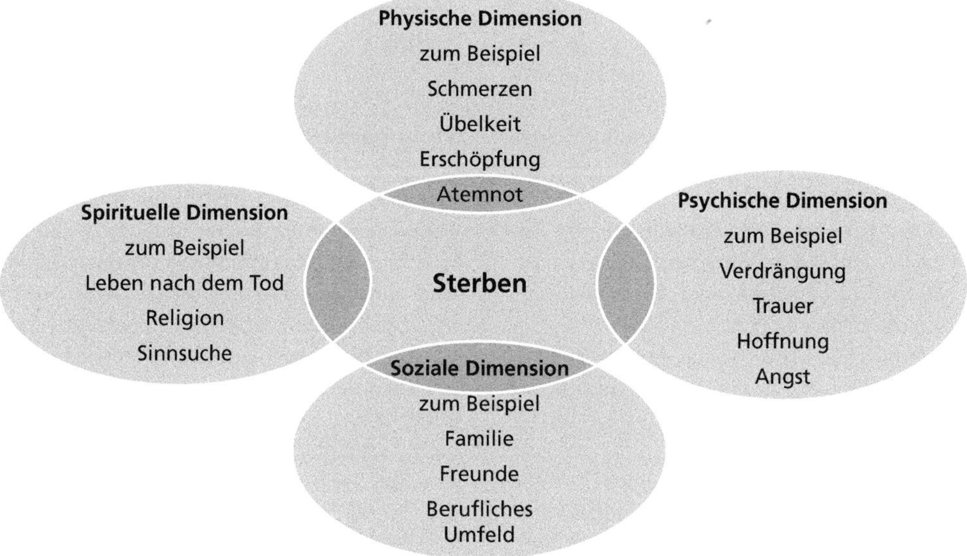


**Abb. 10.1:** Die vier Dimensionen des Sterbens (eigene Darstellung).

> **Merke**
>
> Palliative Care bedeutet nicht, auf weitere Behandlungen zu verzichten. Es geht darum, eine angemessene Behandlung für die individuelle Situation in Absprache mit allen Beteiligten zu finden.

## 10.3 Der Arbeitsplatz Palliativpflege

Beim Wort Palliativpflege denken die meisten Menschen zuerst an eine unheilbare Tumorerkrankung. Doch auch bei vielen anderen Erkrankungen ist eine palliative Versorgung angezeigt. Unter den Aspekten des demografischen Wandels und des medizinischen Fortschrittes sehen Keller und Brentle (2021) eine stetig wachsende Gruppe von PatientInnen, die an einer unheilbaren Erkrankung mit progredientem Verlauf leiden. Zu dieser Gruppe zählen unter anderem

- Ältere und hochbetagte Menschen, die schwer erkranken

- PatientInnen mit kognitiven Beeinträchtigungen, wie einem demenziellen Syndrom, dem Down-Syndrom oder psychiatrischen Erkrankungen
- Multimorbid erkrankte PatientInnen mit chronischen Erkrankungen, wie beispielsweise einer Herz- oder Niereninsuffizienz
- PatientInnen mit chronischen Krebserkrankungen, wie bestimmten Lymphomen
- PatientInnen mit fortschreitenden neuromuskulären Erkrankungen oder Muskeldystrophien
- Früh- oder neugeborene Kinder, die mit nicht heilbaren schweren körperlichen Beeinträchtigungen oder Multisystemerkrankungen zur Welt kommen
- NotfallpatientInnen nach dauerhaften Beeinträchtigungen, wie dem Syndrom der reaktionslosen Wachheit

Aufgrund dieser sehr heterogenen Gruppe von betroffenen Menschen findet Palliativpflege in vielen unterschiedlichen Settings statt. Diese befinden sich sowohl in ambulanten als auch in stationären Bereichen. Während die Ausstattung im ambulanten Bereich individuell angepasst ist, sollten stationäre palliative Settings folgende Voraussetzungen erfüllen:

- Kleine Einheiten mit maximal zehn Betten, bevorzugt in Einzelzimmern, und einem gehobenen Personalschlüssel. Das Fachpersonal ist idealerweise palliativ weitergebildet
- Technische Voraussetzungen, um Notfallsymptome behandeln zu können wie beispielsweise Sauerstoffanschlüsse oder Absaugvorrichtungen
- Medikamentöse Voraussetzungen, um Notfallsymptome behandeln zu können wie beispielsweise Medikamente zur Blutstillung oder Schmerztherapie
- Institutionelle, räumliche und personelle Voraussetzungen zur Mitbetreuung von Bezugspersonen, wie beispielsweise uneingeschränkte Besuchszeiten

### 10.3.1 Stationäre Palliativversorgung

Die Palliativpflege entstand aus der modernen Hospizbewegung, die in Großbritannien ihren Anfang nahm. Dort wurde 1967 von Cicely Saunders das erste stationäre Hospiz gegründet.

#### Stationäre Hospize

Plätze in stationären Hospizen sind für die palliativen PatientInnen vorgesehen, die unter vielen und komplexen Symptomen leiden und einen hohen Pflegebedarf haben. Auch bei einem nicht ausreichend vorhandenen sozialen Netz kann eine stationäre Hospizaufnahme angezeigt sein. Aufnahmevoraussetzung ist das Leiden an einer unheilbaren, in absehbarer Zeit zum Tode führenden Krankheit, bei der eine Heilung ausgeschlossen ist. Ein Arzt oder eine Ärztin stellt den Antrag auf einen Hospizplatz unter Angabe von Diagnosen und Prognose. Auch weitere Begründungen′, wie beispielsweise Sauerstoffbedarf, spezielle Drainagen oder Wundversorgungen, die in einem Pflegeheim nicht versorgt werden könnten, werden bei der Platzvergabe berücksichtigt. Im stationären Hospiz besteht das Recht auf freie Arztwahl, sodass meist mit niedergelassenen ÄrztInnen zusammengearbeitet wird. Aufgrund der räumlichen und personellen Ausstattung, die durch ehrenamtliche MitarbeiterInnen ergänzt wird, können auch Bezugspersonen oder sogar Haustiere dauerhaft anwesend sein und letzte Wünsche erfüllt werden.

#### Stationäre Hospize für Kinder

In stationären Kinderhospizen wird, im Gegensatz zu Einrichtungen für Erwachsene, bereits ab Diagnosestellung einer lebensverkürzenden unheilbaren Erkrankung eine Betreuung für die ganze Familie angeboten.

Kinderhospize dienen betroffenen Familien während der gesamten Krankheits-, Sterbe- und Trauerphase als Anlaufstelle. Das kranke Kind wird palliativ betreut, während die ebenfalls im Hospiz wohnende Familie Zeit und Kraft für eigene Bedürfnisse erhält und Erholung finden kann. Dies ist besonders positiv für betroffene Geschwisterkinder. Aufenthalte in Kinderhospizen enden auch in der Regel nicht mit dem Tod des kranken Kindes und können mehrfach für eine etwa zweiwöchige Dauer beantragt werden.

#### Kliniken

Auf Palliativstationen in Kliniken finden sich, wie in stationären Hospizen, kleine Einheiten mit etwa zehn Betten und ein angehobener Personalschlüssel. Verglichen mit einem stationären Hospiz werden auf Palliativstationen noch umfangreichere Therapien durchgeführt, die neben Linderung auch noch Verbesserungen anstreben können. Wird beispielsweise ein Hirntumor palliativ bestrahlt, um ihn so zu verkleinern, dass eine belastende Hirndrucksymptomatik verbessert werden kann, wirkt sich dies positiv auf die Lebensqualität der betroffenen Person aus. Nach Stabilisierung oder Verbesserung der Situation wird eine Entlassung nach Hause, in ein stationäres Hospiz oder eine stationäre Langzeitpflegeeinrichtung angestrebt. Zahlreiche PatientInnen versterben dennoch auf der Palliativstation. Auch andere Stationen einer Klinik behandeln palliative PatientInnen. Oft sind hier die Voraussetzungen für eine Betreuung nach dem Palliative Care Konzept erschwert, da die genannten Rahmendbedingungen nicht erfüllt sind.

#### Stationäre Langzeitpflegeeinrichtungen

Auch in Einrichtungen der stationären Langzeitpflege leben Menschen mit progredient verlaufenden unheilbaren Erkrankungen. Immer mehr Pflegefachpersonen dieser Einrichtungen lassen sich daher zu Palliative Care Fachkräften schulen oder besuchen entsprechende kontextbezogene Weiterbildungen. Da ein Umzug in ein stationäres Hospiz in der Regel nicht bewilligt wird, gibt es die Möglichkeit, palliativ geschulte Fachkräfte der Spezialisierten Ambulanten Palliativversorgung (SAPV) in die Versorgung zu integrieren. Diese übernehmen beispielsweise das Schmerzmanagement mittels einer Schmerzpumpe.

### 10.3.2 Ambulante Palliativversorgung

#### Ambulante Hospizdienste

Die Aufgaben in ambulanten Hospizdiensten werden größtenteils von ehrenamtlichen MitarbeiterInnen wahrgenommen. Sie übernehmen vielfältige Aufgaben in den Bereichen Entlastung von Bezugspersonen oder psychosozialer Begleitung. Ein Schwerpunkt ambulanter Kinderhospizdienste liegt in der Betreuung von Geschwisterkindern.

#### Spezialisierte Ambulante Palliativversorgung

Laut dem Bundesministerium für Gesundheit (2022) haben Schwerstkranke und sterbende Menschen in Deutschland einen gesetzlichen Anspruch auf eine spezialisierte palliative Versorgung. Im ambulanten Bereich wird diese von multiprofessionellen Teams der SAPV-Dienste erbracht. Auf diese Weise können Menschen mit vielen komplexen Symptomen, für die eine Regelversorgung nicht ausreichen würde, im eigenen Zuhause betreut werden. SAPV-Teams bestehen aus palliativ weitergebildeten ÄrztInnen und Pflegefachpersonen (Heller & Theissing 2019).

Weitere Informationen des Bundesgesundheitsministeriums verfügbar unter:

https://www.bundesgesundheitsministerium.de/palliativversorgung.html

### 10.3.3 Das multiprofessionelle und interdisziplinäre Team

In der palliativen Betreuung sorgen viele Berufsgruppen und auch ehrenamtlich engagierte Menschen für ein bestmögliches Gelingen. Für Auszubildende besteht im palliativen Setting so die Möglichkeit, interdisziplinäre Berufserfahrungen zu sammeln. Sie kooperieren unter anderem mit

- ÄrztInnen, die idealerweise palliativ weitergebildet sind
- Niedergelassenen ÄrztInnenin stationären Hospizen und der SAPV
- Pflegefachpersonen und Pflegefachassistenzpersonen
- SeelsorgerInnen
- PsychoonkologInnen
- PhysiotherapeutInnen
- SozialarbeiterInnen
- Ehrenamtliche Mitarbeitende
- Bezugspersonen

## 10.4 Typische Lernfelder und Lernsituationen in der Palliativpflege

**Fallbeispiel**

Ira Mahler ist sich unsicher, wie sie dem sterbenden Herrn Balzer und seiner Frau begegnen soll. Sie ist überfordert mit der Einschätzung von Herrn Balzers Symptomen und der Frage, wie sie achtsam mit Frau Balzer kommunizieren kann.

Folgende Lernsituationen ergeben sich häufig für Auszubildende in der Palliativpflege von Menschen in der letzten Lebensphase:

### 10.4.1 Begleitung der Sterbephasen nach Kübler-Ross

Die Psychiaterin und Sterbeforscherin Elisabeth Kübler-Ross entwickelte ein Modell, das den Sterbeprozess in fünf Phasen unterteilt. Menschen in der letzten Lebensphase durchleben demnach die Phasen des Nicht-Wahrhabenwollens, des Zorns, des Verhandelns, der Depression und schließlich der Akzeptanz (Heller & Theissing 2019). Bezugspersonen durchleben in diesem Zeitraum ähnliche Phasen der Trauer. Für Pflegefachpersonen ist es wichtig, im Umgang zu erspüren, wo sich Betroffene und deren Bezugspersonen emotional befinden, um angemessen und empathisch reagieren zu können. In der Phase des Zorns richtet sich die ohnmächtige Wut beispielsweise oftmals auch gegen Personen des betreuenden Teams. Für Auszubildende ist es wichtig, entsprechende Kenntnisse zu haben, um sich professionell distanzieren zu können und Gesagtes nicht persönlich zu nehmen. Auf keinen Fall sollten die Phasen des Sterbeprozesses mit einem vorab definierten Ziel erwartet werden und somit einen offenen Umgang verhindern.

### 10.4.2 Aufnahme von Nahrung und Flüssigkeit

Essen und Trinken wird vor allem für Bezugspersonen palliativer PatientInnen oft zum zentralen und emotionalen Thema. Ob ein Tag gut oder schlecht verlaufen ist wird häufig damit gleichgesetzt, ob und wieviel gegessen und getrunken wurde. Dabei ist der Körper eines sterbenden Menschen nicht mit dem eines gesunden vergleichbar. Der Körper stellt sich auf einen katabolen Stoffwechsel um und kann größere Nahrungsmengen nicht mehr verstoffwechseln. Die Betroffenen sollten selbst nach ihrem Hunger- und Durstgefühl entscheiden, wieviel Nahrung und Flüssigkeit sie zu sich nehmen wollen. Eine sehr gute Edukation der Betroffenen und ihrer Bezugspersonen ist hier dringend erforderlich (Heller & Theissing 2019; Keller & Brentle 2021).

### 10.4.3 Terminale Dehydratation

Dass im Sterbeprozess das Durstgefühl sinkt, ist ein physiologischer Vorgang. Wenn der Körper in dieser Phase langsam dehydriert, werden andere belastende Symptome sogar gelindert. So sorgt eine terminale Dehydratation beispielsweise für eine körpereigene Endorphinausschüttung, die schmerzlindernd und stimmungsaufhellend wirken kann (Borasio 2019). Die in dieser Phase auftretende Mundtrockenheit ist nicht mit Durst gleichzusetzen. Um ein Durstgefühl zu vermeiden, bedarf es keiner künstlichen Flüssigkeitszufuhr. Diese ist in der Sterbephase sogar kontraindiziert, da aufgrund des physiologischen Nierenversagens zugeführte Flüssigkeit nicht mehr ausgeschieden werden kann. Dies kann zu Ödemen führen, unter anderem in der Lunge mit der Folge einer massiven Dyspnoe. Um eine Mundtrockenheit zu verhindern, hilft eine konsequente Mund- und Lippenpflege. Diese wird so an Wünsche und Bedürfnisse angepasst, dass das Wohlbefinden im Vordergrund steht, beispielsweise mit kleinen Eiswürfeln aus dem Lieblingsgetränk (Keller & Brentle 2021).

**Merke**

Menschen in der letzten Lebensphase sterben nicht, weil sie aufhören zu essen und zu trinken. Sie hören auf zu essen und zu trinken, weil sie sterben.

### 10.4.4 Übelkeit und Erbrechen

Übelkeit und Erbrechen in der letzten Lebensphase haben häufig zentrale oder gastrointestinale Ursachen. Auch Medikamente wie beispielsweise Opiate, Stoffwechselveränderungen, hirnorganische Prozesse wie Hirndruck, Stress, Angst oder Ekel können Übelkeit auslösen. Linderungsmöglichkeiten sind daher ursachenabhängig und erfolgen beispielsweise medikamentös oder durch eine regelmäßige Obstipationsprophylaxe (Heller & Theissing 2019).

### 10.4.5 Dyspnoe und terminale Rasselatmung

**Definition**

Die *Dyspnoe* oder Atemnot beschreibt das subjektive Gefühl, nicht genug Luft zu bekommen und die Atmung steigern zu müssen.

Eine Dyspnoe wird von Betroffenen immer als bedrohlich bis hin zu lebensbedrohlich erlebt. Die empfundene Angst wirkt sich wie ein Teufelskreis aus, der die Dyspnoe weiter verstärkt und umgehend durchbrochen werden muss. PatientInnen werden in dieser Situation niemals allein gelassen (Keller & Brentle 2021). Vor allem palliative PatientInnen mit pulmonalen und kardialen Erkrankungen sind betroffen. Oft haben sie die Situation bereits erlebt und können benennen, was ihnen hilft und welche prophylaktischen Maßnahmen sie in ihrer Nähe wünschen. Pflegefachpersonen sollten dies bereits im Vorfeld ansprechen und entsprechende Maßnahmen treffen, die im Team kommuniziert werden. Mittel der Wahl zur Verbesserung einer akuten Dyspnoe ist ein schnellwirksames Opiat.

Bezugspersonen ertragen das Miterleben einer Atemnot nur schwer. Auch das in der Finalphase häufig auftretende terminale Rasseln ist für sie belastend. Eine in den Atemwegen pendelnde geringe Flüssigkeitsmenge, die nicht mehr abgehustet wird, verursacht das Geräusch. Die Betroffenen selbst erleben meist keine Einschränkung. Für Pflegefachpersonen ist wichtig zu beobachten, ob der Atemvorgang physiologisch erscheint oder etwa eine Tachypnoe mit sichtbarer Anstrengung vorliegt. In letztem Fall kann eine Absaugung des Sekrets Linderung verschaffen, dies ist bei physiologischer Atmung nicht indiziert, da unnötig belastend. Der Medikamentenwirkstoff Butylscopolaminiumbromid, subcutan verabreicht, kann das terminale Rasseln unterbinden.

Sterbende Menschen zeigen am Lebensende veränderte Atemmuster. Die häufig zu beobachtende Cheyne-Stokes-Atmung geht schließlich in vereinzelte schnappende Atemzüge über.

### 10.4.6 Grande Fatigue

**Definition**

Die *Grande Fatigue* bezeichnet eine signifikante Müdigkeit mit schnell erschöpfenden Kraftreserven oder einem erhöhten Ruhebedürfnis. Die Erschöpfung hängt nicht von zuvor erfolgten Anstrengungen ab und beinhaltet körperliche, psychische, soziale und spirituelle Aspekte (Keller & Brentle 2021).

Die Fatigue steht laut Bausewein (2018) mit 74 Prozent noch vor dem Schmerzsymptom an der Spitze der Symptome bei TumorpatientInnen im letzten Lebensjahr. Da die Grande Fatigue sämtliche Lebensbereiche der betroffenen Menschen beschneidet, wird sie von ihnen und ihren Bezugspersonen als sehr belastend empfunden. Pflegefachpersonen können unterstützend wirken, indem sie über das Symptom aufklären und erleichternde Maßnahmen, wie einen regelmäßigen Schlaf-Wach-Rhythmus, aufzeigen und unterstützen.

### 10.4.7 Schmerzen und total pain

Schmerzen sind ein gravierendes Symptom in der Palliativpflege mit weitreichenden Folgen. Sie können die Lebensqualität massiv einschränken bis hin zum Wunsch zu sterben. Der von Cicely Saunders geprägte Begriff ›total pain‹ bekräftigt, dass Schmerzen nicht nur körperlich empfunden werden, sondern auch soziale, spirituelle und psychische Ebenen beeinträchtigt. Diese Schmerzen können sich in Schuldgefühlen, Ängsten oder Einsamkeit zeigen. Total pain wird von unheilbar kranken Menschen als allumfassend empfunden. Eine elementare Aufgabe von Pflegefachpersonen ist die Schmerzerfassung, die zu einem individuellen Schmerzmanagement führt. Palliative PatientInnen schätzen ihre Schmerzsituation anhand eines für sie geeigneten Assessmentinstruments selbst ein. Ist dies nicht mehr möglich, erfolgt die Einschätzung über ein geeignetes Fremderfassungsinstrument.

Während körperlicher Schmerz medikamentös und komplementär oft erfolgreich gelindert werden kann, sind für die weiteren Dimensionen des total pain andere Aspekte bedeutend. Palliative PatientInnen sollten hier Zuwendung, Sicherheit und Empathie erleben und über Gespräche Anteilnahme erfahren.

Besonders wichtig im palliativen Setting ist eine vorausschauende Anordnung einer geeigneten Bedarfsmedikation, um auch plötzlich auftretende Schmerzspitzen abfangen zu können (Heller & Theissing 2019; Keller & Brentle 2021).

### 10.4.8 Kommunikation mit Sterbenden und ihren Bezugspersonen

Die Ausbildung zur Pflegefachperson beinhaltet im Theorieunterricht zahlreiche Grundkenntnisse der Gesprächsführung. In der Praxis erleben Auszubildende dennoch Situationen, in denen ihnen die Kommunikation schwerfällt. Eine gute Kommunikation mit sterbenden Menschen und ihren Bezugspersonen ist aus vielen Gründen erschwert. Oft befinden sich die Betroffenen in einer Phase der Wut, Trauer oder des Nicht-Wahrhabenwollens, sodass von ihrer Seite aus eine gute Kommunikation in diesen Momenten nicht möglich ist. Zudem sind Pflegefachpersonen eventuell unsicher, was sie direkt ansprechen können und werden dadurch gehemmt. Darüber hinaus können viele Themen, die kommunikativ Türen öffnen, nicht wie sonst herangezogen werden, wie etwa die Frage nach Zukunftsplänen. Auch die einfache Frage »wie geht es Ihnen?« oder die Verabschiedung »bis nächste Woche« kann problematisch werden. Dabei möchten viele Sterbende über den bevorstehenden Tod, ihre Ängste und Hoffnungen sprechen, spüren aber, dass ihr Gegenüber dieses Gespräch fürchtet. Eine geeignete Gesprächstechnik für die genannten Situationen ist das aktive Zuhören und die klientenzentrierte Gesprächsführung nach Carl Rogers. Die drei Kerninhalte der Empathie, der Akzeptanz und der Kongruenz erleichtern eine wertschätzende Kommunikation (Rogers 2017). Kongruenz meint für Auszubildende wie Ira auch, zugeben zu dürfen, dass sie nicht einschätzen kann, wie lange Herr Balzer noch leben wird.

### 10.4.9 Der Umgang mit Verstorbenen

Die meisten palliativen PatientInnen versterben gut vorbereitet, nur selten tritt der Tod unerwartet ein. Dies ermöglicht betroffenen Menschen und ihren Bezugspersonen, sich vorzubereiten und das Sterben zu gestalten. Ängste und Wünsche können kommuniziert werden. Alle palliativen Einrichtungen haben Rituale für ein würdevolles Abschiednehmen, die auch für das palliative Team wichtig sind. Auszubildende sollten gleich zu Einsatzbeginn über den Umgang mit Verstorbenen und die damit verbundenen Rituale informiert werden. Die Charta der Rechte hilfe- und pflegebedürftiger Menschen des Bundesministeriums für Familie, Senioren, Frauen und Jugend (2018) befasst sich in Artikel acht mit dem Recht hilfe- und pflegebedürftiger Menschen, in Würde zu sterben. Ein Abschnitt weist explizit auf den gebotenen Respekt gegenüber Verstorbenen hin.

**Weitere Informationen zur Pflegecharta verfügbar unter:**

https://www.bmfsfj.de/resource/blob/93450/be474bfdb4016bbbca9bf87b4cb9264b/charta-der-rechte-hilfe-und-pflegebeduerftiger-menschen-data.pdf

## 10.5 Herausforderungen in der Praxis im Setting Palliativpflege

Obwohl der Einsatz in der palliativen Praxis in der Regel nicht im ersten Ausbildungsdrittel geplant ist, machen viele Auszubildende im Setting Palliativpflege erstmals Erfahrungen mit dem Tod. Oftmals gilt dies nicht nur für ihr berufliches, sondern ihr gesamtes Leben. Die Vorstellung, wie ein toter Mensch aussieht oder sich anfühlt, kann laut Müller (2018) zu Ängsten führen. Auszubildende brauchen daher in der Praxis eine engmaschige kommunikative Betreuung, wann sich beispielsweise Patientinnen und Patienten in der Sterbephase befinden. Das ganze Team sollte diesbezüglich sensibel mit Auszubildenden umgehen und sie freiwillig entscheiden lassen, ob die Begleitung eines sterbenden Menschen oder die Versorgung nach dem Tod im konkreten Fall übernommen werden kann.

Ebeling (2015) verweist darauf, dass vor allem in der Begleitung der letzten Lebensphase eine sonst übliche professionelle Distanz nicht immer gewahrt werden kann. Die eigene Distanzzone muss in manchen Situationen überschritten werden, was zu einem intensiveren Mitleiden oder Hilflosigkeit führen kann.

Die Auseinandersetzung mit der menschlichen Sterblichkeit bringt Auszubildende nach Winters (2020) Ansicht dazu, sich auch ihrer eigenen Endlichkeit bewusst zu werden. Fragen zum eigenen Tod, zu ethischen Fragestellungen und Grundhaltungen wie beispielsweise zum assistierten Suizid, können erstmals aufkommen. Dies kann Ängste und Emotionen auslösen. Praxisanleitende und das palliative Team sollten sensibel dafür sein, ob Gespräche zu den genannten Thematiken erwünscht sind und diese bei Bedarf anbieten.

**Literaturempfehlung zum Thema assistierter Suizid**

Borasio, G. D., Jox, R., Taupitz, J. & Wiesing, U. (2020). Selbstbestimmung im Sterben - Fürsorge zum Leben. Ein verfassungskonformer Gesetzesvorschlag zur Regelung des assistierten Suizids (2., erweiterte und überarbeitete Aufl.). Stuttgart: Kohlhammer. ISBN: 978-3-17-039064-5

Eine weitere Herausforderung der Palliative Care Arbeit ist, Emotionen und Leid der PatientInnen und deren Bezugspersonen auszuhalten und nicht selbst auf schädliche Art und Weise mitzuleiden. Vor allem die Begleitung sterbender Kinder und junger Erwachsener kann für Auszubildende traumatisch sein. Es ist erforderlich, Auszubildende sehr engmaschig zu begleiten und sie auch in verarbeitende Maßnahmen wie Supervisionsangebote zu integrieren.

Auch im High-Care-Bereich Palliativpflege kann es zu Notfallsituationen kommen. Bei einigen Erkrankungen besteht in der palliativen Phase beispielsweise die Gefahr einer Blutung oder einer starken Dyspnoe. Auch kann die Versorgung einer tumorbedingten exulzerierenden Wunde Gefühle wie Ekel hervorrufen. Einige PatientInnen erleiden in der letzten Lebensphase ein delirantes Syndrom, das für alle Beteiligten sehr belastend ist. Auszubildende im palliativen Setting müssen daher sehr genau über eventuell eintretende Notfälle informiert werden und sollten bei allen Dienstübergaben anwesend sein können.

## 10.6 Gezielte Kompetenzentwicklungen in der Palliativpflege

Der High-Care-Bereich Palliativpflege bietet die Möglichkeit vielfältiger Kompetenzentwicklungen. Da das Setting mit unterschiedlichen sowohl ambulanten als auch stationären Bereichen sehr heterogen aufgestellt ist, sind auch die Möglichkeiten der Anleitung und des Kompetenzerwerbs vielschichtig. Eine herausragende Bedeutung hat in jedem palliativen Setting eine sehr enge Begleitung der Auszubildenden. Feste praxisanleitende Bezugspersonen im gesamten Einsatz sind wichtig, um Vertrauen zu schaffen. Im Erst-, Zwischen- und Abschlussgespräch sollten auch eventuell vorhandene Ängste und Vorerfahrungen zum Thema Sterben und Tod erfragt werden und jederzeit ein weiteres Gesprächsangebot bestehen. Konkrete Praxisanleitungssituationen und die Bearbeitung spezifischer Arbeits- und Lernaufgaben können im palliativen Setting sehr gut umgesetzt werden.

### 10.6.1 Fachliche Kompetenzentwicklungen

Aufgrund der vielfältigen Krankheitsbilder und einem in der Regel hohen Pflegebedarf besteht in der Palliativpflege die Möglichkeit, umfangreiches Fachwissen zu erlangen und zu vertiefen. Dies umfasst auch Entwicklungen in der respektvollen Pflege von sterbenden und verstorbenen Menschen und dem eigenen Umgang mit Trauer.

### 10.6.2 Personale Kompetenzentwicklungen

Palliativpflege bedeutet, empathisch und wertschätzend zu pflegen unter stetiger Wahrung der Würde der zu pflegenden Menschen. Daher findet für Auszubildende eine hohe soziale Kompetenzentwicklung statt. Auch die intensive Auseinandersetzung mit der eigenen Endlichkeit entwickelt die soziale Kompetenz weiter. Aufgrund vieler interkultureller Begegnungen können Auszubildende Rituale der eigenen und fremder Kulturen in der letzten Lebensphase miterleben und somit auch ihre interkulturellen Kompetenzen gezielt in spirituellen Bereichen weiterentwickeln. Die Entwicklung kommunikativer Kompetenzen findet in zahlreichen palliativen Arbeitssituationen statt. Die Anwendung erlernter Gesprächstechniken oder die Erkenntnis, dass diese auch scheitern können, gehören ebenso zur kommunikativen Kompetenzentwicklung wie das Erkennen der Wichtigkeit, eigene Gefühle zu verbalisieren. Dies gilt sowohl in der Kommunikation mit PatientInnen und deren Bezugspersonen als auch im multiprofessionellen Team.

### 10.6.3 Lernkompetenzentwicklungen

Auszubildende in der Palliativpflege erhalten zahlreiche Impulse zur Kompetenzentwicklung in den Bereichen Selbstreflexion, Selbstfürsorge und Selbstpflege. Larkamp (2021) spricht sich dafür aus, selbst Bewältigungsstrategien für das Verkraften von herausfordernden Situationen zu entwickeln, beispielsweise durch helfende Gespräche im Team. Auch die Auseinandersetzung mit ethischen Entscheidungen wird gefördert und sollte auch von Seiten der Praxisanleitenden gezielt thematisiert werden. Die Teilnahme an einer Supervision oder einer ethischen Fallbesprechung könnten beispielsweise eingeplant werden. Auch der Kompetenzbereich der interdisziplinären Zusammenarbeit kann sich für Auszubildende im multiprofessionellen Palliative Care Team weiterentwickeln.

**In folgendem Leitfaden sind sämtliche Aspekte der Palliativpflege kompakt und praxistauglich zusammengefasst**

Bausewein, C., Roller, S. & Voltz, R. (Hrsg.). (2018). Leitfaden Palliative Care. Palliativmedizin und Hospizbetreuung (6. Aufl.). München: Urban & Fischer in Elsevier. ISBM: 978-3-43-723315-9

## 10.7 Literatur


Bausewein, C. (2018). Besondere Bedürfnisse. Körperliche Bedürfnisse. In C. Bausewein, S. Roller & R. Voltz (Hrsg.), *Leitfaden Palliative Care. Palliativmedizin und Hospizbetreuung* (6. Aufl., S. 6–7). München: Urban & Fischer in Elsevier.

Borasio, G. D. (2019). *Über das Sterben. Was wir wissen, was wir tun können, wie wir uns darauf einstellen* (8. Aufl.). München: C.H. Beck.

Bundesministerium für Familie, Senioren, Frauen und Jugend und Bundesministerium für Gesundheit. (2018). *Charta der Rechte hilfe- und pflegebedürftiger Menschen.* Letzter Zugriff am 17.04.2025 unter https://www.bmfsfj.de/resource/blob/93450/be474bfdb4016bbbca9bf87b4cb9264b/charta-der-rechte-hilfe-und-pflegebeduerftiger-menschen-data.pdf.

Bundesministerium für Gesundheit. (2022). *Versorgung von schwerstkranken Menschen und Sterbenden (Palliativversorgung).* Letzter Zugriff am 17.04.2025 unter: https://www.bundesgesundheitsministerium.de/palliativversorgung.html [09.06.2023]

Ebeling, P. (2015). *Sterben, Tod und Trauer in der Krankenpflegeausbildung. Eine Analyse der bayerischen Gesundheits- und Krankenpflegeausbildung und der Angebote von Hilfsorganisationen* (1. Aufl.). Saarbrücken: AV Akademikerverlag.

Heller, U. & Theissing, K. (2019). Pflege in der letzten Lebensphase. In M. Lauster (Hrsg.), *Pflege heute. Lehrbuch für Pflegeberufe* (7. Aufl., S. 472–501). München: Elsevier Urban & Fischer.

Keller, C. & Brentle, T. (2021). Palliative Care. In C. Keller (Hrsg.), *PFLEGEN Grundlagen und Interventionen + E-Book. Grundlagen und Interventionen* (PFLEGEN, 3. Aufl., S. 635–652). München: Urban & Fischer in Elsevier.

Larkamp, M. (2021). Anforderungen im Pflegeberuf. In C. Keller (Hrsg.), *PFLEGEN Grundlagen und Interventionen + E-Book. Grundlagen und Interventionen* (PFLEGEN, 3. Aufl., S. 183–195). München: Urban & Fischer in Elsevier.

Müller, J. (2018). *Sterben und Tod als Lerngegenstand in der Gesundheits- und Krankenpflegeausbildung. Eine empirische Untersuchung* (Best of Pflege, 1. Aufl.). Wiesbaden: Springer Fachmedien Wiesbaden GmbH. Verfügbar unter: https://doi.org/10.1007/978-3-658-20362-7.

Rogers, C. R. (2017). *Der neue Mensch* (B. Stein, Übers.) (Fachbuch Klett-Cotta, 11. Auflage). Stuttgart: Klett-Cotta.

Voltz, R. (2018). Palliativmedizinische Krankheitsphase. In C. Bausewein, S. Roller & R. Voltz (Hrsg.), *Leitfaden Palliative Care. Palliativmedizin und Hospizbetreuung* (6. Aufl., S. 2–6). München: Urban & Fischer in Elsevier.

Winter, C. (2020). »Meinen ersten Frühdienst werde ich nie vergessen…«. Persönlichkeitsstärkende Praxisbegleitung. Ein Konzept zur Reflexion von Erlebnissen in der praktischen Pflegeausbildung. *Padua, 15*(4), S. 202–208.

World Health Organization. (2020). *Palliative care. Key facts,* World Health Organization. Letzter Zugriff am 17.04.2025 unter : https://www.who.int/news-room/fact-sheets/detail/palliative-care

# 11 Situationsorientierte Didaktik und Herausforderungen im High-Care-Bereich Psychiatrie

*Kim Isabell Hennig*

## 11.1 »Psychiatrie? Die sind doch alle total verrückt und irre«

Menschen mit psychiatrischen Erkrankungen erleben leider nach wie vor, zusätzliche Belastungen auf Grund gesellschaftlicher Stigmatisierung. Welche sogar die Ausprägung der Krankheitsbelastung übersteigt. Dies hat zur Folge, dass diese Menschen auf Grund von Scham ihrer Erkrankung keine Unterstützung anfordern und keine Fachpersonen aufsuchen. Was zu akuten Krisen, Verletzungen oder sogar zum Suizid führen kann.

Für psychiatrische Fachpflegepersonen gehört das Entgegenwirken des Phänomens Stigma von Menschen mit psychiatrischen Störungen, mitunter zu einer ihrer Kernaufgaben. Sowie die Gestaltung von Beziehungsaufbau, Begleitung bei herausfordernden Situationen, wie auch die Aufklärung des Krankheitsbilds und der Schulung von möglichen Interventionen und die Beratung von Angehörigen der Betroffenen.

**Fallbeispiel: »Der Fall der durstigen Frau H.« (*Aufgabengebiete Komplex vs. Hochkomplex*)**

Alexandra Fuchs ist eine Teilnehmerin, welche sich aktuell im Kurs der Fachweiterbildung befindet. Im Zuge einer »Kollegialen Beratung« stellt sie folgenden Fall aus ihrem aktuellen obligatorischen Einsatz einer gerontopsychiatrischen Station vor.

*Hintergrund:*

Wiederholte Aufnahme der 74-jährigen Patientin Frau H. mit im Vordergrund stehender wiederholter »Wasserintoxikation« mit rezidivierenden, lebensbedrohlichen Natriumabfällen (wiederholt intensivpflichtig, Z.n. Krampfanfall). Im Team gibt es unterschiedliche Meinungen zum Umgang mit der schweren Verhaltensstörung im Zuge ihrer schizoaffektive Episode sowie zu der Behandlungsplanung und der weiteren Versorgung der betroffenen Patientin.

*Was ist die aktuelle Problematik der Situation:*

Fr. H. trinkt immer wieder große Mengen Wasser (teilweise 10-12l/d), auf der Station sucht sie auch PatientInnenzimmer auf, trinkt dort an Wasserhähnen der vorhandenen Waschbecken, nimmt sich Getränke von MitpatientInnen. Macht dies bewusst unter Einfluss von Vergiftungswahn und versucht das übermäßige Trinken zu verheimlichen. Maßnahmen wie engmaschiges Trinkprotokoll, reflektierende Gespräche und die Gabe von Bedarfsmedikation zeigen nur wenig Erfolg. Frau H. geht in andere PatientInnenzimmer, versteckt Becher oder nutzt andere Gefäße, um zu trinken.

Fr. H. zeigt keine Krankheits- und Behandlungseinsicht. Sie ist voll orientiert, eine Demenzdiagnostik hat keine Hinweise auf eine Demenzerkrankung ergeben. Wiederholte Gespräche mit ihr haben zu keiner Verhaltensänderung geführt.

Das Pflegeteam steht vor einer großen pflegerischen Herausforderung und beschäftigt sich mit der ethischen Frage »Inwiefern rechtfertigt das Krankheitsbild Zwangs- bzw. Freiheitsentziehende Maßnahmen und welchen Unterstützungsbedarf hat die Patientin in dieser aktuellen Phase? Weiter stellt sich Alexandra Fuchs als angehende psychiatrische Pflegefachperson die Frage, welchen pflegerischen Beitrag kann eine psychiatrische Fachpflegekraft hier leisten?

## 11.2 Grundprinzipien und Ziele der psychiatrischen Pflege und weshalb es sich hierbei um einen Spezialbereich handelt

Psychiatrische Pflege umfasst die Betreuung und Versorgung von Menschen mit psychischen Erkrankungen oder Störungen. Dabei geht es darum, die individuellen Bedürfnisse und Probleme der PatientInnen zu erkennen, zu verstehen und angemessen darauf zu reagieren. Zu den Aufgaben der psychiatrischen Pflege gehören unter anderem die Beobachtung des psychischen Zustandes der PatientInnen, die Durchführung von pflegetherapeutischen Maßnahmen, die Unterstützung bei der Bewältigung von Krisen sowie die Förderung der Autonomie, die Selbstwirksamkeit, sowie die Steigerung der Lebensqualität der Betroffenen. Psychiatrische Pflegekräfte arbeiten eng mit ÄrztInnen, PsychologInnen, Sozialarbeitenden und anderen Fachkräften zusammen, um eine ganzheitliche und individuelle Betreuung der PatientInnen und Bewohnenden sicherzustellen.

Die spezifische Weiterqualifikation im Bereich psychiatrische Pflege, kann Menschen mit psychischen Erkrankungen auf vielfertige Weise zugutekommen.

Durch eine gezielte Ausbildung, mit spezifischen Inhalten der psychiatrischen Pflege, können Pflegekräfte besser auf die Bedürfnisse und Herausforderungen von PatientInnen mit psychischen Erkrankungen eingehen und sich auf komplexe psychiatrische Fälle einlassen. Dies wiederum wirkt sich positiv auf eine zielgerichtete und verbesserte Versorgung und Betreuung von PatientInnen, Bewohnenenden und KlientInnen aus. Zudem können spezialisierte Pflegekräfte dazu beitragen, Stigmatisierung zu reduzieren und das Verständnis psychiatrische Gesundheit in der Gesellschaft zu fördern. Insgesamt kann eine qualifizierte psychiatrischen Pflegekraft dazu beitragen, die Lebensqualität und das Wohlbefinden von Menschen mit psychischen Belastungen zu verbessern.

Das gelingt Ihnen, in dem sie sich unter anderem mit den Phänomenen und auch gesellschaftlichen Themen wie beispielsweise Angst bzw. Angstmanagement, Suizidalität und mögliche Unterstützungsformen oder Beratungsbedarf von Angehörigen von Menschen mit beispielsweise Demenz auseinandersetzen. Um Betroffene bei der Bewältigung ihrer Herausforderungen zu unterstützen und resiliente Anteile zu stärken, um im besten Fall die Lebensqualität und das Wohlbefinden zu steigern.

Gleichzeitig zeigen aktuelle Zahlen und Statistiken einen erhöhten Bedarf an Begleitung von Menschen mit psychischen Belastungen, welcher allein durch medizinische, psychologische sowie sozialtherapeutische Versorgung allein nicht zu bewerkstelligen ist.

Laut dem Statistischen Bundesamt zeigt sich, dass im Jahr 2022 psychische Erkrankungen und Verhaltensstörungen als häufigste Ursache für Stationäre Krankenhausaufenthalte verzeichnet wurden. Weiter erfasste das RKI (Robert Koch Institut) zwischen 2019 und 2023 einen Anstieg von Angststörung sowie die Zunahme der depressiven Symptomatiken. Diese und mehr Daten zeigen somit einen aktuellen sowie zukünftigen Bedarf, an professionellen und qualifizierten Unterstützungsangebote im Bereich psychische Gesundheit. Dieses Gebiet deckt die Disziplin der psychiatrisch weitergebildeten Pflegekräfte ab. Da diese sich im Speziellen mit den Phänomenen und Unterstützungsangeboten im psychiatrischen Setting auseinandersetzen. Die Kompetenzen sowie Fähigkeiten, welche hierfür notwendig sind, werden in der Pflegeausbildung nur angeschnitten. Für die Vertiefung und Spezialisierung im Fachbereich psychiatrische Pflege bedarf es in der Theorie sowie in der praktischen Ausführung weitere spezifische Kompetenzen.

## 11.3 Modelle und Konzepte der psychiatrischen Pflege

**Recovery**

Recovery bedeutet Genesung nach einer Krankheit oder einem Unfall. Bei diesem Modell handelt es sich um eine gesundheitsorientierte sowie prozesshafte Haltung, welche unter anderem Hoffnung, Wissen, Selbstbestimmung sowie, Lebenszufriedenheit fördern möchte und damit die Lebensqualität trotz psychiatrischer Krankheit forciert. Unter Recovery versteht man einen individuellen Weg, welches sich nicht vordergründlich auf Symptome konzentriert, sondern diese rein als biographische Merkmale betrachtet. Hierbei handelt es sich um ein bedürfnisorientiertes, personenzentrierte psychiatrische Behandlung, welche individuelle Krankheitskonzepte und Genesungswege zulässt und fordert (Mahler et.al. 2019).

**Das Weddinger Modell**

Das Weddinger Modell bezeichnet berufsübergreifend ein partizipatives, in ein recovery-orientiertes bezugstherapeutisches eingebettetes System, als Schlüssel für mehr Zufriedenheit psychiatrischer PatientInnen. Das Weddinger Modell erfindet die Psychiatrie nicht grundsätzlich neu, sondern setzt auf einen interdisziplinären Dialog sowie gemeinsamen Einigkeit der Behandlungsstrategie. Diese verfolgt somit eine klare Haltung gegenüber Veränderungen in tragdienender Strukturen. Dabei steht die Förderung der Resilienz der Betroffenen im Mittelpunkt. Das Modell basiert auf dem Recovery-Ansatz und legt besonderen Wert auf die Stärkung individueller Ressourcen und die Entwicklung von Resilienz, um nachhaltige und umfassende Veränderungen in der Versorgung und Unterstützung zu erreichen (Mahler et al. 2014)

**Safewards**

Safewards ist ein Konzept, das darauf abzielt, die Sicherheit und das Wohlbefinden von PatientInnen in psychiatrischen Einrichtungen zu verbessern. Dieses Modell umfasst komplexe Interventionen, die Konflikte, Gewalt und Zwangsmaßnahmen im psychiatrischen Kontext präventiv vermeiden soll. Die gezielten Interventionen und Strategien, um Konflikte zu vorzubeugen und somit das Risiko von Gewalt zu reduzieren und einzudämmen wird unter anderem durch die allgemeine Atmosphäre in den Kliniken sowie Einrichtungen, milieutherapeutische positiv zu gestalten. Was auf dem Fundament von Beziehung und Milieu basiert, um durch die Schaffung einer sicheren und geschützten Umgebung das Wohlbefinden der PatientInnen zu fördern und zu unterstützen (Löhr et. al. 2019).

#### Gezeitenmodell

Das Gezeitenmodell bezieht sich auf den Ansatz, der die Schwankung und Veränderung im Verlauf von psychischen Erkrankungen beschreibt. Ähnlich wie die Gezeiten des Meeres, die sich regelmäßig ändern, beschreibt das Gezeitenmodell die natürliche Schwankung von Symptomen, Stimmungen und Funktionsfähigkeit bei Menschen mit psychischen Erkrankungen. Es betont die Idee, dass es bei psychischen Erkrankungen Phasen der Verschlechterung und Phasen der Besserung gibt, die sich im Laufe der Zeit abwechseln können (Barker, 2020).

## 11.4 Arbeitsbereiche der psychiatrischen Pflege

### 11.4.1 Allgemeinpsychiatrie

Unter der Allgemeinpsychiatrie versteht man ein Teilgebiet der Psychiatrie, welches sich mit der psychiatrischen Diagnostik, der Behandlung und Betreuung von Menschen mit vielfältigsten psychiatrischen Erkrankungen auseinandersetzt.

Zu den häufigsten Krankheitsbildern in der Allgemeinpsychiatrie gehören unter anderem die affektiven Störungen wie: Depression, Manie, bipolare Störungen, wie auch Angststörungen, Zwangsstörungen Schizophrenie, Persönlichkeitsstörungen und posttraumatische Belastungsstörungen.

#### Aspekte der psychiatrischen Pflege

Psychiatrische Fachkräfte in der Allgemeinpsychiatrie arbeiten daran, die Symptome zu lindern, die Lebensqualität der Betroffenen zu verbessern und sie bei der Bewältigung ihrer Erkrankung zu unterstützen. Dies gelingt über eine systematische Verhaltensbeobachtung auf Verhaltensveränderungen, durch Übernahme der Bezugspflege und der Erstellung eines Pflegeplans. Dazu erkennen die psychiatrischen Pflegefachpersonen Frühwarnzeichen unterschiedlichen Krankheitsbilder wie bspw. schizophrenen Episoden und können die Symptome zuordnen sowie zielorientiert mit Interventionen darauf reagieren.

Besonders hilfreich zeigt sich das Arbeiten mit Assessmentinstrumenten wie bspw. dem NGASR- Bogen (Nurses Global Assessment of Suicide Risk) modifiziert nach Cutcliff & Baker 2004, welcher zur Erfassung der Basissuizidalität nutzt, oder der Broset-Gewalt-Checkliste (BVC) (Almvik & Woods, 1998) (Abderhalden et al,2002) welche der Einschätzung von Gewaltrisiko dient.

Weiter spezifische pflegerische Aufgaben sind hier u. a. die Vermittlung von Psychoedukation, pflegetherapeutische Gruppenangebote, wie, beispielsweise:

- Dialektisch- Behaviorale Therapie (DBT–Programm),
- gesprächstherapeutische Angebote nach dem systemischen Ansatz, ggf. in Kombination mit Genogrammarbeit,
- gruppentherapeutische Angebote wie Soziales Kompetenztraining (SKT),
- Metakognitives Training (MKT), welches auf das Erkennen und die Bearbeitung kognitiver Verzerrungen abzielt,

- Konzentrationstraining, das vor allem bei Gedächtnisstörungen bei affektiven Erkrankungen angewendet wird.

## 11.4.2 Abhängigkeitserkrankungen

Hierbei wird unterschieden zwischen stoffgebunden Süchten und tätigkeitsgebundenen Süchten. Zu den tätigkeitsgebundenen Süchten zählen unter anderem die Spielsucht, die Kleptomanie, Kaufsucht und die Essstörungen. Diese werden jedoch meistens eher im Rahmen einer psychosomatischen Langzeitklinik behandelt.

In erster Linie werden im psychiatrisch stationären Setting stoffgebundene Süchte wie Alkohol, illegale Drogen und/oder Medikamentensucht behandelt.

Im Spezifischen Substanzen wie Barbiturate, Benzodiazepine und Morphine. Zu den illegalen Drogen zählen: Kokain, Heroin, synthetische Cannabinoide, Amphetamine und weiter psychoaktive Substanzen sowie Halluzinogene.

Der Auftrag hierbei lautet: Entgiftung, Entzug sowie Motivation zur weiterführenden Behandlung.

### Aspekte der psychiatrischen Pflege

Der Schwerpunkt der Arbeit mit abhängig kranken Menschen besteht darin, den körperlichen Entzug zu überwachen, zu begleiten sowie die medizinische Versorgung. Eine weitere Kernaufgabe ist, im Rahmen der (Sekundär-) Prävention, nach dem Ansatz von Aaron Antonovsky, die betroffenen Menschen in Form von psychoedukativen Gruppenangeboten aufzuklären, Wissen in Bezug auf Abhängigkeitserkrankungen und der damit verbundenen Folgeschäden zu vermitteln, mögliche Veränderungsprozesse im Hinblick auf Suchtkontrollverhalten zu schulen, sowie vorhandene Ressourcen herauszuarbeiten (Indermaur, 2016).

Die pflegerischen Aufgaben bei der Überwachung und Begleitung des körperlichen Entzugs beinhalten unter anderem:

- die Kontrolle und Überwachung der Vitalparameter
- weitere Anzeichen für mögliche Entzugserscheinungen wie, Tremor, Schwitzen, Unruhe, erhöhter oder geminderter Antrieb, gereizte Stimmung.
- Vorbeugung von epileptischen Anfällen
- Ausbruch von Delir.
- Gabe von Medikamenten
- intensive Überwachung der somatischen Parameter
- pflegetherapeutischen Interventionen: Gabe von Bedarfsmedikation, Akupunktur, Aromapflege etc.

Weiter unterstützen hierbei tragende Gespräche sowie Beziehungsarbeit, welche ggf. die Steigerung oder gar die Aufrechterhaltung der Motivation zu Weiterbehandlung fördern.

Die Arbeit ist geprägt durch die Kommunikationstechniken der motivierende Gesprächsführung, beziehungsweise »Motivationale Interview« nach Miller and Rollnick (2015), der Gewaltfreien Kommunikation nach Marshall Rosenberg (2016), der Einfühlsamen Gesprächsführung nach Uwe Schirmer (2018). Weiter eignen sich Methoden aus dem systemischen Ansatz, wie beispielsweise lösungsorientierte Beratung nach Steve de Shazer (2024).

## 11.4.3 Gerontopsychiatrie

Die Gerontopsychiatrie bezieht sich auf die psychiatrische Versorgung älterer psychiatrisch erkrankter Menschen ab dem 65. Lebensjahr. In diesem Bereich liegt der Fokus darauf, den PatientInnen bei der Bewältigung ihrer psychischen Probleme zu unterstützen, ihre Lebensqualität zu verbessern und sie möglich wieder zu empowern und so die Selbstständigkeit zu fördern. Die Alterspsychiatrie wird häufig auch mit dem Begriff Verwirrtheit und Demenz analog in Verbindung gebracht. Dabei beschäftigt sich der Gerontobereich nicht nur mit Alzheimer, sondern laut Definition mit der

> ...»(Sozial-)Wissenschaft, die sich mit älteren Menschen und damit psychischen und sozialen Vorgängen des Alterns beschäftigt. Als Aufgabe hat sie die Diagnostik, Therapie und Prävention von psychiatrischen Erkrankungen, die durch Alterungsvorgänge ausgelöst werden.« (Schädle-Deiniger 2006, S. 316)

Neben der Demenzerkrankung findet man innerhalb der Alterspsychiatrie viele PatientInnen mit einer Depression, Menschen die einer intensiven Hoffnungslosigkeit aufgrund von Trauer, Trauma oder Einsamkeit ausgesetzt sind. Weiter spielt das Thema »Sucht im Alter« eine zunehmende Rolle. Darüber hinaus findet man dort viele PatientInnen, die auf Grund von suizidalen Absichten oder Handlungen in Behandlung sind.

#### Aspekte der psychiatrischen Pflege

Zu den Aufgaben gehören die Durchführung von Pflegemaßnahmen, die Verabreichung von Medikamenten, sowie die Begleitung des Medikamententrainings, die Beobachtung und ggf. gemeinsame Reflexion von PatientInnenverhalten. Sowie die Zusammenarbeit im multiprofessionellen Team, um so die umfassende Betreuung zu gewährleisten. Entspannungsverfahren wie beispielsweise PMR (Progressive Muskelentspannung), gemeinschaftliche Aktivitäten wie Kochen und Backen, oder auch die Förderung der Resilienz durch gezielte Achtsamkeitsübungen, sind nur einige pflegetherapeutische Interventionen.

Auch hier werden pflegerische Assessmentinstrumente genutzt, um mögliche Risiken oder Wahrnehmungsdefizite einschätzen zu können. Diese geben unter anderem Aufschluss über den kognitiven sowie körperlichen Zustand, die Selbstständigkeit im Alltag, die Kommunikationsfähigkeit, über die Stimmung und emotionale Lage, über die Persönlichkeit sowie Umwelteinflüsse.

Eine der hilfreichsten pflegerischen Kommunikationsmethoden ist hier die Validation: eine emotionale Botschaft und Aussage der behandelten Person wird aufgegriffen und von der Pflegefachperson validiert. Die Aussage wird für gültig erklärt, ohne diese zu bewerten, zu analysieren oder zu korrigieren. Die Realität der erkrankten Person wird so wahrgenommen und paraphrasiert (Schädle-Deiniger 2006).

### 11.4.4 Forensische Psychiatrie (Maßregelvollzug)

Die forensische Psychiatrie befasst sich mit der Beurteilung und Behandlung von Personen, die auf Grund von psychiatrischen Störungen straffällig geworden sind und eine Gefährdung für sich selbst oder andere besteht. Hierbei unterscheidet man unter den § 63 StGB und den § 64 StGB.

§ 63 StGB bedeutet, dass psychisch kranke Menschen oder StraftäterInnen mit einer Intelligenzminderung eingewiesen und unter dem Deckmantel einer Verurteilung aufgrund einer begangenen Straftat behandelt werden. Die Unterbringung ist nicht zeitlich befristet, sondern orientiert sich nach dem jeweiligen Behandlungserfolg der PatientInnen.

Mit dem § 64 StBG werden PatientInnen behandelt, die aufgrund einer Suchtkrankheit eine Straftat begangen haben oder während der Tat unter dem Einfluss von Alkohol oder illegalen Substanzen standen.

Der Auftrag in diesem Setting ist es, diese Menschen zu behandeln und pflegetherapeutisch so zu begleiten, das keine neuen Straftaten erfolgen.

### Aspekte der psychiatrischen Pflege

Die psychiatrische Pflege hat die Aufgabe, die PatientInnen in einem sicheren Umfeld zu bereuen, ihre psychische Gesundheit zu überwachen, die Einhaltung von Therapieplänen zu unterstützen und das Risiko von Gewalttaten zu minimieren. Die Pflegekräfte arbeiten eng innerhalb eines Behandlungsteams zusammen, um die angemessene Versorgung und Rehabilitation der PatientInnen zu gewährleisten. Dabei ist es wichtig, einfühlsam zu handeln und professionell zu bleiben, um die Bedürfnisse der PatientInnen im Rahmen der möglichen Selbstbestimmung trotz Zwangskontext zu respektieren, zu wahren und im Zuge des Genesungsprozesses zu fördern. Hier bieten sich unter anderem pflegetherapeutische Gruppen wie Stressbewältigungstraining (SBT) oder auch S.T.A.R, ein manualisiertes Programm zur Förderung der Sucht- Rückfallprophylaxe, an.

Weiter zeigt sich, dass der Bereich Maßregelvollzug in den letzten Jahren enorm gewachsen ist. Speziell auf diesem Gebiet, sind die Qualitäten und Fähigkeiten von fachweitergebildeten Pflegekräften besonders wichtig. Das wird unter anderem auch zusätzlich deutlich, dass immer mehr Justizvollzugsanstalten ihre pflegerischen Mitarbeitenden in Weiterbildungsmaßnahmen zur Spezialisierung im Bereich psychiatrische Pflege, entsenden.

## 11.4.5 Psychosomatik und Psychotherapie

Ein weiter Spezialbereich ist die Psychosomatik mit Psychotherapie, welcher sich auf die Behandlung von PatientInnen mit körperlichen Beschwerden, die durch psychische Faktoren verursacht oder beeinflusst werden, spezialisiert hat. Hier werden unter anderem Menschen behandelt mit Affektiven Störungen (u. a. Depressionen), Angst- und Panikstörungen, Erschöpfungszuständen (Burnout), Chronischen Schmerzstörungen, Posttraumatischen Belastungsstörungen (PTBS), Essstörungen und Persönlichkeitsstörungen.

### Aspekte der psychiatrischen Pflege

In einer psychosomatischen Klinik hat die psychiatrische Pflege die wichtige Aufgabe, die PatientInnen ganzheitlich zu betreuen und ihre psychischen und körperlichen Bedürfnisse zu berücksichtigen. Die Pflegekräfte unterstützen die PatientInnen dabei, ihre psychischen Belastungen zu bewältigen, fördern die Zusammenarbeit mit dem Behandlungsteam und unterstützen bei der Umsetzung von Therapieplänen. Sie schaffen eine sichere Umgebung, in der die PatientInnen sich aufgeboben und verstanden fühlen können.

Weitere Behandlungsaufgaben sind:

- die Stärkung des Selbstwertgefühls der Betroffenen,
- die Verbesserung und Stabilisierung des emotionalen Erlebens und Ausdrückens,
- die Wiederherstellung der Arbeitsfähigkeit.

Da sich hier auch viele PatientInnen mit Angst/Panik-, und Zwangsstörung wiederfinden, ist unter anderem eine der herausfordernden pflegerischen Intervention das Expositionstraining. Hierbei handelt es sich um ein therapeutisches Verfahren, bei dem sich Betroffene in die angstauslösende Situation begeben oder mit ihrer Zwangshandlung in Umsetzung konfrontiert werden, um so mit Unterstützung professioneller und fachlicher Begleitung zu lernen. Ängste zu reduzieren.

### Weitere Arbeitsbereiche im psychiatrischen Setting

Außerdem gibt es noch die Abteilungen der Kinder- und Jugendpsychiatrie, welcher zusätzlich einen hohen pädagogischen Auftrag mit einbringt. Aus diesem Grund findet man in diesen Bereichen auch weitere wichtige Qualifikationen, z. B. ErzieherInnen und HeilpädagogInnen

So auch die der Gemeindepsychiatrie, welche sich mit der Langzeitversorgung chronisch psychiatrisch erkrankten Menschen befasst. Umgangssprachlich auch psychiatrisches Fachpflegeheim genannt. Die Angebote der Gemeindepsychiatrie unterstützen Menschen mit chronischen psychischen Erkrankungen in unterschiedlichen Lebensphasen vielfältig, differenziert und spezialisiert.

Außerdem zählen die Bereiche der Komplementären Pflege, das ambulante psychiatrische Setting sowie Stationsäquivalente Behandlung (StäB) dazu.

Durch die Zunahme von psychiatrischen Institutsambulanzen (PIA), psychiatrischen Tageskliniken, ambulant betreute Wohnformen sowie die StäB entstand auch ein neues Aufgabenfeld für die psychiatrische Pflege. Diese Veränderungen der Betreuungs- und Versorgungsbereiche bedeutet gleichzeitig auch eine Veränderung der zukünftigen Kompetenzorientierung bei den Weiterbildungsteilnehmenden, da sie im ambulanten Setting viel mehr eigenverantwortliche Entscheidung treffen sowie autonom handeln müssen. Da die multiprofessionellen Teams, mit Blick auf die personellen Ressourcen kleiner sind, als im stationären Bereich, meist nur eine Fachperson vor Ort ist und somit selten eine weiter Expertise hinzugezogen werden kann, steigt die Anforderung des Verantwortungsbereichs.

## 11.5 Themen und Tätigkeitsfelder der psychiatrischen Pflege

### Stigmatisierung

Stigmatisierung von psychiatrisch erkrankten Menschen bezieht sich auf die negative Bewertung und Diskriminierung von betroffenen Menschen durch die Gesellschaft aber auch durch Pflegekräfte. Aussagen wie »Du bist doch ein Psycho« oder »Du bist doch schizophren« werden inzwischen alltäglich im Sprachgebrauch verwendet.

Dies kann dazu führen, dass Menschen mit psychiatrischen Erkrankungen nicht angemessen behandelt oder unterstützt werden, was schlussendlich ihren Genesungsprozess beeinträchtigt. Darüber hinaus können auch strukturelle Stigmatisierung in der psychiatrischen Pflege auftreten, wie z. B. die Unterbringung von PatientInnen in abgelegenen oder isolierten Bereichen der Station oder auch die Anwendung von Zwangsmaßnahmen ohne angemessene rechtliche Grundlage.

Um Stigmatisierung in der psychiatrischen Pflege zu bekämpfen, ist es wichtig, dass Pflegekräfte sensibilisiert und geschult werden, um Vorurteile abzubauen und eine respektvolle und unterstützende Umgebung für Menschen mit psychischen Erkrankungen zu schaffen. Gleichzeitig ist die allgemeine Aufklärung innerhalb der Gesellschaft zum Thema mentale Gesundheit ein wichtiges Aufgabengebiet, um Stigmatisierung zu reduzieren.

### Ethische Grundeinstellung

Die ethische Haltung in der Psychiatrie und von psychiatrischen Pflegekräften beinhalten die Achtung der Menschenwürde, die Forderung der Autonomie und die Selbstbestimmung, die Vermeidung von Stigmatisierung und Diskriminierung, die Gewährleistung von Vertraulichkeit und Datenschutz, die Einhaltung von professionellen Standards und die Förderung des Wohlergehens der PatientInnen. Im psychiatrischen Setting befinden sich Fachkräfte, im Hinblick des Zwangskontextes nicht selten auf dem schmalen Grand eines ethischen Dilemmas.

Psychiatrische Pflegekräfte sollten daher eine respektvolle, mitfühlende Haltung gegenüber den PatientInnen einnehmen, ihre Rechte respektieren und sie in Entscheidungsprozesse mit einbeziehen. Es ist wichtig, dass psychiatrische Pflegekräfte ethische Grundsätze wie Gerechtigkeit, Führsorge, Achtung der Selbstbestimmung und Integrität in der täglichen Arbeit beachten, um das Vertrauen der PatientInnen zu gewinnen und eine qualitativ hochwertige Versorgung zu gewährleisten. Hierbei wird sich bei Handlungen und Entscheidungsprozessen an dem Ethik-Kodex orientiert, sowie an den vier medizinethischen Prinzipen: Das Prinzip des Nichtschadens, der Autonomie der PatientInnen, die Führsorgepflicht sowie die Entscheidung nach Gerechtigkeit (Abderhalden, 2023).

### Beziehungsgestaltung und der Pflegeprozess

Der Pflegeprozess versteht sich immer auch als Beziehungsprozess. Besonders in der psychiatrischen Pflege wird dieser durch eine recovery-orientierte Haltung gestärkt und gefördert. Denn um im Sinne der Adhärenz gemeinsam eine zielorientierte Behandlung und dazugehörige Maßnahmen zu planen, bedarf es im ersten Schritt immer eine Basis des Vertrauens (Abderhalden 2023).

### Milieugestaltung

Laut der Weltgesundheitsorganisation (WHO), ist die Atmosphäre im psychiatrischen Krankenhaus, der bedeutsamste therapeutische Faktor bei der stationären Behandlung (Tölle & Windgassen 2003).

Hierbei konzentriert sich die Weiterbildung der psychiatrischen Pflege expliziert auf die milieutherapeutischen Wirkfaktoren nach Edgar Heim. Diese sind in vier Hauptwirkfaktoren unterteilt: Partizipation, offene Kommunikation, soziales Lernen und Leben in der Gemeinschaft. (Heim 1985 nach Rakel & Lanzenberger 2022).

### Suizidalität

Suizidalität umfasst alle Gedanken und Handlungen, bei denen es darum geht, den eigenen Tod anzustreben bzw. diesen als mögliches Ergebnis einer Handlung in Kauf zu nehmen. Bei Suizidalität werden verschiedene Phasen unterschieden. Wolferdorf & Etzersdorfer (2011) unterscheiden die Phasen der Suizidalität in »Wunsch nach Ruhe, Pause«, »Suizidgedanken« (welche sich langsam von eher passiv in eine aktive Phase steigern), »Suizidabsicht« und »Suizidhandlung«.

Die Begleitung sowie die pflegetherapeutische Unterstützung von suizidalen Menschen, ist im psychiatrischen Pflegekontext eine der herausforderndsten Tätigkeiten. Diese bringen selbst die erfahrensten und kompetentesten Pflegefachpersonen an ihre Grenzen. Daher ist es besonders wichtig, psychiatrische Fachkräfte in diesem Bereich zu schulen und zu qualifizieren.. Weiter lernen psychiatrische Pflegekräfte gezielte Kommunikationsstrukturen, welche sie bei den heiklen Themen unterstützen. Dazu wird sich gezielt mit möglichen Frühwarnzeichen und Interventionen auseinandergesetzt Hierbei unterstützen Assessmentinstrumente bei der Einschätzung des Suizidrisikos (Kozel 2015).

> *Macht und Machtmissbrauch:*
> »Macht, Machtlosigkeit und Machtmissbrauch sind Phänomene, die im Gesundheitswesen und vor allem in der Betreuung von pflegebedürftigen Personen immer wieder zu beobachten sind. Gerade im psychiatrischen Versorgungskontext, spielen die Aspekte Macht, Ohnmacht, Machtlosigkeit {…} unter anderem historisch bedingt eine besondere Rolle« (Scheydt 2018, S. 1).

So kann das Erleben von Machtlosigkeit zu Gleichgültigkeit und gar Resignation führen. Was zur Folge hat, dass die Personen in der augenblicklichen Situation keine Perspektive mehr identifizieren (Blumenrode 2018). Damit werden psychiatrische Pflegepersonen tagtäglich in ihrer Arbeit konfrontiert. Der Rahmen des Zwangskontextes bringt das zum Teil automatisch mit sich.

Somit ist es hier besonders wichtig, psychiatrische Pflegefachpersonen zu sensibilisieren, in welchen Situationen ein »akuter Machtmissbrauch« in ihrem Pflegealltag stattfindet. An dieser Stelle gilt es, sich selbst, seine KollegInnen und die Situation kritisch zu reflektieren.

**Angehörigenarbeit**

Die Angehörigenarbeit im psychiatrischen Kontext stellt eine sehr wichtige Schnittstelle dar. Sie bezieht sich auf die Zusammenarbeit und Unterstützung von Familienmitgliedern, sowie anderen nahestehenden Personen von PatientInnen mit psychischen Erkrankungen. Die Arbeit zielt darauf ab, die Angehörigen in den Behandlungsprozess mit einzubeziehen. Dazu gehört auch, sie über die Erkrankung aufzuklären, ihnen bei der Bewältigung von Belastungen zu helfen und sie in der Pflege ihrer erkrankten Angehörigen zu beraten, zu betreuen und zu unterstützen. Somit wird eine positive Beziehung zwischen den betroffenen, erkrankten Personen und den Angehörigen gefördert. Weiter sind Angehörige äußert wichtige Informationsquellen, welche eine gezielte und qualitative Behandlungsplanung unterstützen (Abderhalden 2023).

## 11.6 »Denn sie wissen, was sie tun…« Gezielte Kompetenzentwicklungen in der psychiatrischen Pflege:

Die Tätigkeiten der psychiatrischen Fachpflegekräfte unterscheiden sich inhaltlich deutlich von somatischen pflegerischen Tätigkeiten. Da die Benennung der Tätigkeiten einer Pflegefachkraft in der erweiterten psychiatrischen Pflegepraxis sowie das benötigte Können für Externe nicht immer deutlich ist, werden hier exemplarisch Kompetenzen in Anlehnung an den Kompetenzatlas nach Heyse & Erpenbeck (2009) zugeordnet.

Die Weiterbildung Psychiatrische Pflege fokussiert sich hauptsächlich auf den Erwerb von Kompetenzen für das praktische Setting (Scheydt, Holzke & Sauter, 2019).

Während sich die akademischen Pflegekräfte zielgerichteter um die wissenschaftlichen Aspekte im Pflegespektrum auseinandersetzen (Scheydt,Holzke & Sauter, 2019) konzertiert sich der Bereich Weiterbildung Psychiatrische Pflege intensiver mit inhaltlichen Praxisthemen. Hierzu zählen beispielsweise: Beziehungsgestaltung, Kommunikation, Konzepte zu Deeskalation sowie Umsetzung der unterstützenden Interventionen, Beratung von Angehörigen von Menschen mit Demenz, Begleitung von Menschen, die Stimmenhören, nach neusten evidenzbasierten Erkenntnissen, Bewältigung von Craving und Umgang mit Suchtverhalten, Unterstützung bei Ängsten und Depression etc., um nur einige Bausteine aufzuführen.

Um die psychiatrische pflegerischen Tätigkeiten einer Pflegefachpersonen mit einer Weiterbildung auf dem Gebiet der psychiatrischen Pflege aufzuzeigen, ist es sinnig, dies in einem Tätigkeits- und Kompetenzprofil abzubilden. Als strukturgebende Grundlage für das Tätigkeits- und Kompetenzprofil für die erweiterte psychiatrische Pflegepraxis wurde das Kompetenzmodell des ICN (International Council of nurses) (2008) herangezogen.

Es stellt die Handlungsfelder beruflicher Pflege strukturiert dar und bietet die Möglichkeit, Tätigkeits- und Kompetenzprofile (VPU, 2015, S. 13) darauf aufzubauen.

Folgende Quellen wurden zu abgebildeten Tätigkeiten von Pflegefachkräften mit beruflich-handlungsorientierter Qualifikation (Weiterbildung auf dem Gebiet der Psychiatrie für Personen mit der Berufserlaubnis nach dem Pflegeberufegesetz) in der erweiterten psychiatrischen Pflegepraxis, herangezogen:

- Bausteine einer Stellenbeschreibung des VPU (VPU, 2015, S. 16-22),
- Kompetenzmodell für Pflegeberufe in Österreich des Österreichischen Gesundheits- und Krankenpflegeverbandes (Gesundheits- und Krankenpflegeverband, Landsverband Steiermark, 2011, S. 20-23)
- Spezielle Aufgaben und Tätigkeiten für die psychiatrische (stationäre) Pflege (Scheydt, Holzke & Sauter, 2019)
- Weiterbildungsordnung der Landespflegekammer Rheinland-Pfalz (Landespflegekammer Rheinland-Pfalz, 2021).

### 11.6.1 Personale Kompetenz

Nach wie vor zeigt sich, dass viele erlernte Inhalte sowie Kompetenzen nicht immer wie gewünscht in der Praxis ankommen. Somit stellt sich die Frage:

»Wie kann eine qualifizierte Praxisbegleitung von psychiatrischen Fachpflegekräften gelingen, sodass die theoretischen Inhalte auch nachhaltig in der Praxis umgesetzt werden?«

#### Normativ-ethische Einstellung:

Normativ-ethische Einstellung beschreibt das konsequente, verantwortungsbewusste und wertorientierte Handeln von Mitarbeitenden innerhalb des vereinbarten Werterahmens im Unternehmen mit hohen Ansprüchen an sich selbst und andere. Dieses Handeln trägt dazu bei, dass wichtige Werte im eigenen Arbeitssetting verankert werden.

Die Pflegefachkraft mit beruflich-handlungsorientierter Qualifikation in der erweiterten psychiatrischen Pflegepraxis …

- engagiert sich nachhaltig im Rahmen einer ethischen Fallbesprechung in der Diskussion.
- handelt als FürsprecherIn für die Einhaltung der Menschenrechte und hinterfragt Verletzungen gesetzlicher Bestimmungen entsprechend dem ICN-Ethikkodex, z. B. im Rahmen des psychosozialen Krisenmanagements, bei der Planung und Implementierung von Aktivitäten und Maßnahmen zur Krisenintervention, zur Deeskalation herausfordernder Verhaltensweisen oder bei Aktivitäten im Zusammenhang mit freiheitsentziehenden Maßnahmen.
- respektiert die Prinzipien der Autonomie und Selbstbestimmung, des Wohlwollens und der Fürsorge, des Nichtschadens und der Gerechtigkeit, kann diese in die tägliche Arbeit integrieren, Verletzungen dieser Prinzipien aufzeigen und unterstützt Betroffene, ihre Rechte entsprechend wahrzunehmen.

#### Eigenverantwortung

Eigenverantwortung ist die Fähigkeit, verantwortlich zu handeln. Dies findet unter Nutzung des eigenen personalen Handlungsspielraums und der in diesem Rahmen möglichen Verwirklichung des entsprechenden Verantwortungsbewusstseins statt. Eigenverantwortung ist v. a. moralisch bedingt und erfordert die persönliche Identifikation mit sittlichen, sozialen und politischen Wertforderungen, insbesondere auf eigene Arbeitskontexte angewandt

Die Pflegefachkraft mit beruflich-handlungsorientierter Qualifikation in der erweiterten psychiatrischen Pflegepraxis …

- konsultiert in Situationen, deren Bewältigung über das eigene Können, die Kom-

petenz oder Praxiserfahrung hinausgehen, Fachkräfte anderer, für das spezielle Setting relevanter Gesundheitsberufe.
- reflektiert und bewertet das lebenslange Lernen als ein Element der persönlichen und beruflichen Weiterentwicklung (als hochqualifizierte Pflegefachkraft in der psychiatrischen ANP mit beruflich-handlungsorientierter Qualifikation).
- beteiligt sich mit psychiatrisch-pflegerisch fachlicher Expertise am Diskurs zur Weiterentwicklung der psychiatrischen Pflegepraxis (z. B. Pflegevisiten, Fallbesprechungen, »Impulse«, ...).

### 11.6.2 Aktivitäts- und Handlungskompetenzen

#### Ausführungsbereitschaft

Ausführungsbereitschaft kennzeichnet die Aktivität, als notwendig erkannte Handlungen und Arbeitstätigkeiten schnell, sachgemäß, aktiv und nutzbringend zu verwirklichen. Das setzt sachentsprechende und aktiv angeeignete Kenntnisse der Ausführungsbedingungen voraus sowie eine starke persönliche und soziale Motivation aufgrund der Aufgabe selbst und die Fähigkeit, sich hohe und realisierbare Handlungsziele zu setzen.

Die Pflegefachkraft mit beruflich-handlungsorientierter Qualifikation in der erweiterten psychiatrischen Pflegepraxis ...

- kennt und handelt im Rahmen der Grenzen, die sowohl rechtliche, wissenschaftliche als auch fachliche Entwicklungen in der psychiatrischen Pflegepraxis berücksichtigen und kann darüber hinaus das berufliche Handeln subjektiv-beurteilend, reflektierend sowie aktiv, ethisch und situativ anpassen.
- arbeitet in Übereinstimmung mit den beruflichen Gesetzen/Verordnungen (Zivil- und Strafrecht, PSYCH-K(H)G), BTHG und organisatorischen Vorschriften, weist auf Gesetzeslücken hin.
- dokumentiert Interventionen und Reaktionen nachvollziehbar und zeitgerecht.
- wirkt bei speziellen therapeutischen Maßnahmen mit, bzw. führt diese durch, wie z. B. Konzeption und Durchführung pflegetherapeutischer oder psychoedukativer Gruppenangebote, Mitwirken bei speziellen Therapien (z. B. S. T.A.R Programm, MKT, SKT, PMR, Stressbewältigungstraining, Kognitives Training, Genussgruppe, Achtsamkeit, Resilienz, ...).
- führt erweiterte Aufgaben im Rahmen der Gesundheitsfürsorge aus z. B. handelt nach Programmen, Standards und Leitlinien (z. B. S3 Leitlinie Zwang und Gewalt, Umgang mit suizidalen Patienten, Expertenstandard (Beziehungsgestaltung in der Pflege von Menschen mit Demenz) für spezifische komplexe PatienIinnen Gruppen und Pflegesituationen.
- wirkt entsprechend der rechtlichen Bestimmungen an der Durchführung von, ärztlich veranlassten medizinisch-diagnostischen und -therapeutischen Maßnahmen mit

#### Initiative

Initiative zeigt sich in der Fähigkeit, Handlungen aktiv zu beginnen. Sie ist erkennbar am aktiven Engagement für einen Gegenstand, eine Aufgabe oder ein Ziel. Eine Person engagiert sich persönlich stark ohne externe Aufforderung beim Beginn, sowie bei der Durchführung von Arbeitsprozessen und führt Arbeiten und Aufgaben durch Entwicklung eigener Zielvorstellungen/Ideen aktiv zu einem erfolgreichen Ende.

Initiative kann für alle Teile eines Arbeitsprozesses vonnöten sein: für Beginn und Ablauf, für Durchführung und deren Kontrolle, für das Verfolgen von Zielen

Die Pflegefachkraft mit beruflich-handlungsorientierter Qualifikation in der erweiterten psychiatrischen Pflegepraxis ...

- übernimmt eine gestaltende Rolle in der Etablierung von Strukturen für das fundierte Besprechen von ethischen Fragestellungen im psychiatrischen Versorgungsbereich (z. B. ethische Fallbesprechung, Entscheidungsfindungsverfahren, ...).
- zeigt professionelle Integrität, Redlichkeit sowie ethisches Verhalten und initiiert wirksame Gegenmaßnahmen bei Verletzungen ethischer (z. B. Machtmissbrauch, Einschränkung von Autonomie und Selbstbestimmung, ...) und rechtlicher (z. B. Freiheitsentziehung, Zwang und Gewalt, ...) Prinzipien im Setting psychiatrischer Gesundheitsdienstleistungen.
- initiiert die Diskussion und wirkt führend mit bei der kritischen Auseinandersetzung zu aktuellen berufspolitischen, praxisbezogenen, psychiatrisch-pflegefachlichen Themen, sowohl innerhalb des Teams als auch innerhalb und außerhalb der Institution.
- initiiert und leitet kollegiale Beratungen.

#### Innovationsfreudigkeit

Innovationsfreudigkeit bezeichnet die personal verankerte positive Bewertung und die aktiv und unter hohem persönlichem Einsatz praktizierte Suche und Realisierung von Neuem. Innovationsfreudigkeit schließt, ungewöhnliche Problemlösungswege zu erkennen und richtig anzuwenden sowie, Alternativen herauszuarbeiten um realistische, zielgerichtete Entscheidungen zu treffen mit ein. Voraussetzung der Innovationsfreudigkeit ist eine aktive und intensive Umweltexploration. Sie setzt eine systematische Informationsbeschaffung und -verarbeitung voraus, die das Wissen um wichtige MeinungsbildnerInnen und MultiplikatorInnen für die eigene Arbeit einschließt und Aufbau und Pflege entsprechender sozialer Beziehungen aktiv betreibt.

Die Pflegefachkraft mit beruflich-handlungsorientierter Qualifikation in der erweiterten psychiatrischen Pflegepraxis ...

- begleitet/beteiligt sich an Veränderungsprozessen und Innovationen im psychiatrischen Gesundheits- und Pflegewesen, gemeinsam mit Angehörigen anderer Gesundheitsberufe, v. a. um die Qualität der Leistungen psychiatrischer Pflege und die Rahmenbedingungen für die Mitarbeitenden zu unterstützen/verbessern.
- entwickelt auf pflegerisch-psychiatrisch evidenzbasierter Grundlage neue Verfahrensanweisungen, Formulare, Standards.
- beteiligt sich mit Fachexpertise an der Planung und Moderation von Projekten zur Weiterentwicklung der psychiatrischen Pflegepraxis.

### 11.6.3 Sozial-kommunikative Kompetenzen

**Beratungsfähigkeit**

Beratungsfähigkeit beschreibt das Vermögen, andere (z. B. Personen/Teams) mit Hilfe von Wissens- oder methodischen Impulsen, zu selbständigen (Problem-)Lösungen zu führen.

Die Pflegefachkraft mit beruflich-handlungsorientierter Qualifikation in der erweiterten psychiatrischen Pflegepraxis ...

- führt erweiterte Aufgaben aus, z. B.
  - Beratung bei komplexen Medikamententrainingsprogrammen,
  - Beratung im komplexen Pflegesituationen sowohl bei akuten sowie auch bei chronischen psychiatrischen Erkrankungen,
  - Angehörigenberatung,
  - Psychoedukation
- führt kollegiale Beratung/Reflexionsgespräche/Anleitung von Pflegefachperso-

nen und/oder Teams in Bezug auf Pflegepläne durch.
- führt erweiterte Aufgaben im Rahmen der Gesundheitsfürsorge aus.
  - führt Kollegiale Beratung und Reflexion, innerhalb des multiprofessionellen Teams, zur Entlastung und ggf. Lösungsorientierung, nach herausfordernden Situationen etc., innerhalb des gesamten pflegerisch-psychiatrischen Settings durch
  - erkennt komplexe Bedarfe in unterschiedlichen gesundheitsförderlichen und präventiven Settings, analysiert diese, berät und leitet individuell, sowie situativ an (z. B. soziales Kompetenztraining, Skillstraining, Lazarus-Stressmodell, Durchführung von Aktivitäten zur Copingförderung, Stärkung von Ressourcen, Förderung der Adhärenz, Milieugestaltung, Milieutherapie, …), betreut und arbeitet dabei auch mit Angehörigen und Bezugspersonen.
- berät Pflegeteams ins komplexen Pflegesituationen, z. B. im Umgang mit PatientInnen mit besonders herausfordernden Verhaltensweisen, besonderen Wundversorgungen, mit Suizidalität

## Kooperationsfähigkeit

Kooperationsfähigkeit bezeichnet das Vermögen zur sozialen Zusammenarbeit. Das bezieht die Fähigkeit ein, aus einzelnen Personen (zumindest zeitweilig) eine sich gegenseitig ergänzende und unterstützende Gemeinschaft zu gestalten, die Neuem gegenüber aufgeschlossen und handlungsbereit ist und sich gegenüber anderen Personen und Gruppen nicht ablehnend verhält. Bedeutsam sind der Wille und die Fähigkeit, auch schwierige Personen in Teamarbeiten einzubeziehen und in abgestimmter Zusammenarbeit Hochleistungen für den Kunden und das Unternehmen zu erzielen.

Die Pflegefachkraft mit beruflich-handlungsorientierter Qualifikation in der erweiterten psychiatrischen Pflegepraxis …

- kennt, respektiert, diskutiert und reflektiert nach dem Skill- und Grade-Mix-Prinzip die verschiedenen Gesundheitsberufe, im psychiatrisch-multiprofessionellen Setting.
- unterstützt die Verantwortlichen bei der Überleitung vom klinischen in das außerklinische Setting, d. h. der Lebenswelt der PatientInnen und arbeitet im außerklinischen Setting eigenständig in Kooperation mit dem multiprofessionellen psychiatrischen Team.
- erarbeitet mit dem Team Vorschläge zur Optimierung, leitet die Entwicklung oder Anpassung von Verfahrensanweisungen sowie die Umsetzung und Evaluation.
- evaluiert und passt Leitlinien, Standards der Fachgesellschaften (z. B. DNQP) und psychiatrierelevante Pflegestandards an und informiert über Neuerungen sowohl innerhalb des Teams, als auch übergreifend.

## Beziehungsmanagement

Beziehungsmanagement kennzeichnet das Streben, mit unterschiedlichen Menschen in produktive Kommunikations- und Kooperationsbeziehungen zu treten bzw. zwischen unterschiedlichen Personen und Parteien zu vermitteln. Beziehungsmanagement heißt durch zielbewusstes, authentisches Handeln die Vertrauenswürdigkeit zu erhöhen. Es kennzeichnet zugleich die Fähigkeit zeitweilige Partnerschaften zum Nutzen aller Beteiligten einzugehen. Notwendig ist ferner, die wichtigsten Bremsen des Beziehungsmanagements, z. B. eingefahrene Denk- und Verhaltensmuster, Ängste und Vorurteile, erfolgreich zu lösen.

Die Pflegefachkraft mit beruflich-handlungsorientierter Qualifikation in der erweiterten psychiatrischen Pflegepraxis …

- führt erweiterte Aufgaben im Rahmen der pflegetherapeutischen Kommunikation und Beziehungspflege aus
- beginnt, gestaltet und beendet eine pflegetherapeutische Beziehung im Rahmen der pflegerischen Situation mit Hilfe angemessener Kommunikationsskills in komplexen Pflegesituationen.
- berücksichtigt insbesondere PatientInnen, deren Erkrankung die Fähigkeit zur Kommunikation maßgeblich beeinflusst.
- führt kollegiale Beratung und Anleitung von anderen Pflegefachpersonen in Bezug auf Kommunikation in herausfordernden, konfliktbehafteten oder komplexen Pflegesituationen durch.
- vermittelt zwischen den Berufsgruppen in Form von strukturierter Kommunikation und Moderation.

### Dialogfähigkeit

Dialogfähigkeit bezeichnet die Befähigung einer Person, im verbalen Dialog, Sachverhalte klar zu umreißen, diese für andere einsehbar darzustellen, notwendige Arbeits- und Handlungsschritte sicher zu begründen, die eigene Sicht und die eigenen Normen- und Werthaltungen verständlich zu machen und sie durch gelebte Überzeugung und Vorbildwirkung für andere zu verdeutlichen.

KlientInnenorientierung beinhaltet eine »Unterstützungs- und Befähigungsorientierung« gegenüber DialogpartnerInnen. KlientInnenorientierung basiert vor allem auf Kontaktfähigkeit, Kontaktfreude und der Gestaltung von professionellen Beziehungen als Ausdruck der pflegeberuflichen Fachlichkeit und Werthaltung.

Die Pflegefachkraft mit beruflich-handlungsorientierter Qualifikation in der erweiterten psychiatrischen Pflegepraxis …

- übernimmt Verantwortung für die eigenen Handlungen, reflektiert diese zusammen mit den Führungskräften/PatientInnen/ KollegInnen und entwickelt aus den daraus resultierenden Ergebnissen Konsequenzen im Tätigkeitsfeld der psychiatrischen Pflegepraxis.
- übernimmt Funktionen und Aufgaben im Rahmen des psychiatrischen Case Managements, um strukturiert, partizipativ und interprofessionell den Behandlungsplan zu gestalten.
- bezieht Klienlinnen/ PatientInnen/ BewohnerInnen in die Pflegeplanung ein und stellt sicher, dass sie alle notwendigen Informationen verständlich erhalten.
- evaluiert und adaptiert Pflegepläne unter Einbindung des Teams und von KlientInnen/PatientInnen/BewohnerInnen und Gruppen.

### Kommunikationsfähigkeit

Kommunikationsfähigkeit beschreibt die Eignung, in unterschiedlichen Arten von Gesprächen mit Personen vorteilhafte Ergebnisse für die eigene Arbeitsgruppe/das eigene Unternehmen zu erzielen, ohne die GesprächspartnerInnen zu frustrieren bzw. zu dauerhaften Widersachern zu machen. Ziel dabei sind soweit möglich gegenseitig vorteilhafte Lösungen zu finden. Es sollte der Unternehmensvorteil gewahrt und gleichzeitig die berechtigten Interessen und Einwände der GesprächspartnerInnen berücksichtigt werden. Kommunikationsfähigkeit schließt ein, zuhören zu wollen und zu können, sowie mündliche und schriftliche Informationen mit hoher Verständlichkeit zu gestalten. Sie umfasst Redegewandtheit, Kontakt- und Überzeugungsfähigkeit, auch in schwer gestaltbaren Kommunikationssituationen.

Die Pflegefachkraft mit beruflich-handlungsorientierter Qualifikation in der erweiterten psychiatrischen Pflegepraxis …

- beteiligt sich an Entwicklungen und Diskussionen in Bezug auf den Schutz der Vertraulichkeit von mündlichen, schriftlichen sowie elektronischen Informationen.
- kennt Kommunikationsmodelle und -methoden, wie z. B. motivational Interviewing (MI), lösungsfokussierte Gesprächstechnik und wendet spezielle Kommunikationsmodelle für pflegetherapeutische Gespräche im psychiatrischen Versorgungskontext an: z. B. Einfühlsame Gesprächsführung, Kommunikationstechniken unter Berücksichtigung des humanistischen Ansatzes, in Bezug auf die Förderung von Stärken und Ressourcen sowie der Reflexion.

## 11.6.4 Fach- und Methodenkompetenzen

### Wissensorientierung

Wissensorientierung bedeutet die Fähigkeit, das neueste Wissen den Entscheidungen und Handlungen als Basis zugrunde zu legen. Wissensorientierung ist die persönliche Fähigkeit, handlungsregulierende und handlungsrechtfertigende Kenntnisse über die notwendigen Sachverhalte (d. h. Faktenwissen), sowie über die notwendigen Prozeduren, Vorgehensweisen, Strategien, Fertigkeiten, ... ständig aktuell zu halten und zu erweitern. Die Wissensorientierung richtet sich dabei auf explizites (fassbares, kommunizierbares Wissen) und auf implizites-Assessmentinstrument = gegenseitig Interview

Wissen (z. B. Erfahrung, mikropolitische Umstände im Unternehmen, ...), einschließlich Normen-, Werte- und Handlungswissen, um die Regulation von Vorgängen in ihrer Gesamtheit zu ermöglichen.

Die Pflegefachkraft mit beruflich-handlungsorientierter Qualifikation in der erweiterten psychiatrischen Pflegepraxis ...

- bringt Fachwissen in die psychiatrische Berufspraxis und ist für die Überprüfung der Qualität psychiatrisch-pflegerischer Tätigkeiten von pflegenden Mitarbeitenden verantwortlich, z. B. in der Pflegeprozessbesprechung.
- kann aufgrund der praxisbezogenen Fachexpertise ggf. zur Erstellung und Novellierung von Gesetzen/Verordnungen für die psychiatrische Pflege hinzugezogen werden.
- trägt mit spezifischen pflegerisch-psychiatrischen Fachwissen zur Weiterentwicklung Organisation bei.
- überprüft vorhandene Verfahrensanweisungen, Formulare, Standards und Abläufe in Bezug auf die pflegerisch-psychiatrische Evidenzbasierung und passt diese bei Bedarf in Absprache mit dem Team an.
- kann verschiedene psychiatrische Krankheitsbilder sowie psychiatrische Pflegephänomene erkennen, analysieren und reflektieren.
- wählt auf Grundlage einer patientInnenorientierten, sowie milieutherapeutischen Bedarfserhebung pflegetherapeutische Interventionen in der erweiterten psychiatrischen Praxis (theoriebasiert sowie erfahrungsgeleitet) aus und führt diese durch.

### Konzeptionsstärke

Konzeptionsstärke bezeichnet die systematische Generierung neuen Wissens aufgrund der dazu nötigen fachlich-methodischen Basis. Sie beinhaltet auch die flexible Realisierung neu entwickelter Handlungskonzepte auf Grundlage des generierten Wissens mit Willensstärke und Tatkraft. Dabei wird der Schwerpunkt auf zusammenhängende Lösungsmöglichkeiten, weniger auf Teillösungen gelegt.

Die Pflegefachkraft mit beruflich-handlungsorientierter Qualifikation in der erweiterten psychiatrischen Pflegepraxis ...

- führt Prozessanalysen in Bezug auf z. B. Tages-/Wochenpläne, pflegetherapeutische Gruppenangebote, Stationskonzepte etc., durch und entwickelt gemeinsam mit dem Team Vorschläge zur Optimierung der jeweiligen Prozesse, leitet die Umsetzung und Evaluation ggf. in der Projektverantwortung.
- handelt nach und reflektiert gemeinsam mit dem Team Vorgaben für die Übernahme ärztlicher Aufgaben.
- reflektiert gemeinsam mit dem Team Vorgaben der Delegation pflegerischer Aufgaben und wirkt in Folge bei der Entwicklung oder Anpassung von Verfahrensanweisungen sowie bei der Umsetzung und Evaluation mit.
- berät mit psychiatrisch-pflegerischer Fachexpertise bei der Darstellung von Projekten, hilft bei der Umsetzung oder führt diese selbst aus.
- entwickelt auf pflegerisch-psychiatrisch evidenzbasierter Grundlage sowie organisationsbezogener Erfordernisse gemeinsam mit dem Team neue pflegerische Angebote (z. B. Schulung von PatientInnen und Angehörigen) und evaluiert diese.
- erkennt Bedarf an Themen für teaminterne Fortbildungen, bereitet diese ggf. vor und führt diese durch oder zeigt den erkannten Bedarf den Verantwortlichen an.

### Beurteilungsvermögen

Beurteilungsvermögen ist die in der Person verankerte Fähigkeit, Gegebenheiten, Widersprüche, Schwierigkeiten und Konflikte auf die ihnen zu Grunde liegenden fachlichen und methodischen Sachverhalte und Probleme hin »abzuklopfen« und eine erfahrungs- und wertbegründete Einstellung zu ihnen zu finden, die Auswege weist und Lösungswege vermittelt.

Je umfangreicher das sach- und verfahrensgerechte Wissen und je gefestigter die personale Basis des Urteilens und Entscheidens sind, desto öfter werden in den schnell wechselnden betrieblich-organisationalen Problemsituationen Einschätzungen gefunden, die auch einer späteren Prüfung der Handlungsresultate standhalten.

Die Pflegefachkraft mit beruflich-handlungsorientierter Qualifikation in der erweiterten psychiatrischen Pflegepraxis ...

- antizipiert, erkennt und reagiert auf Rechtsbrüche in Zusammenhang mit der professionellen Funktion (z. B. aus der Psychiatrie-Enquête) und/oder dem professionellen Verhaltenskodex (ICN-Ethikkodex für Pflegefachpersonen) im psychiatrischen Versorgungssetting.
- wählt angemessene Assessmentinstrumente (z. B. NGASR, Anspannungsbarometer, Broset-Gewalt-Checkliste, ...) in komplexen Pflegesituationen aus.
- erkennt aktuelle und potenzielle Risikofaktoren, die zu unerwünschten Ereignissen führen können und handelt evidenzbasiert präventiv.

### Systematisch methodisches Vorgehen

Systematisch-methodisches Vorgehen ist die Verschränkung von Zugehen auf Probleme und Aufgaben und der planvoll vorgehenden Analyse vor dem Hintergrund eines möglichst umfassenden fachlichen und methodischen Wissens. Im beruflichen Kontext ist dieses Vorgehen vor allem für Situationen von Bedeutung, in denen es um die Weiterführung und Ausgestaltung bestehender Bedingungen und Arbeitsprozesse oder um die Reorganisation bestehender Organisationsstrukturen geht.

Die Pflegefachkraft mit beruflich-handlungsorientierter Qualifikation in der erweiterten psychiatrischen Pflegepraxis ...

- evaluiert Pflegepläne in komplexen Situationen unter Berücksichtigung pflegerelevanter psychiatrischer Pflegetheorien/ Konzepte/Modelle (Recovery/Empowerment/Peplau/Safewards, ...)
- überprüft die Qualität von Pflegeplänen und passt diese an.
- führt erweiterte Aufgaben im Rahmen der Gesundheitsfürsorge aus (Beispiele):
  - plant und implementiert in Zusammenarbeit mit der eigenen Organisation Programme, die dem gesundheitsfördernden/präventiven Verhalten von PatientInnen/Mitarbeitenden.
  - erfasst Daten zu Risiko von u. a. Dekubitus, Sturz, Infektion, verlängerte Verweildauer Suizidgefahr etc.
  - wendet kritisches Denken (forschungs- und theoriebasiert, sowie erfahrungsgeleitet) und kritische Beurteilungsfähigkeiten im Rahmen der Pflegeplanung in komplexen Situationen an.
- antizipiert, erkennt und reagiert auf Rechtsbrüche in Zusammenhang mit der professionellen Funktion (z. B. aus der Psychiatrie-Enquête) und/oder dem professionellen Verhaltenskodex (ICN-Ethikkodex für Pflegefachpersonen) im psychiatrischen Versorgungssetting.
- wählt angemessene Assessmentinstrumente (z. B. NGASR, Anspannungsbarometer, Broset-Gewalt-Checkliste, ...) in komplexen Pflegesituationen aus.
- kennt lösungs- und ressourcenorientierte Assessmentinstrumente und Assessementformen (wie z. B. Datenerhebung durch Gespräch).
- führt pflegediagnostische Maßnahmen durch.
- erkennt aktuelle und potenzielle Risikofaktoren, die zu unerwünschten Ereignissen führen können und handelt evidenzbasiert präventiv.

### Fachwissen

Fachwissen repräsentiert den klassischen Bereich der (pflegerischen) Berufsausbildung und stützt sich in erster Linie auf das Wissen, das in Schule, Ausbildung, sowie in betrieblichen/ persönlichen Weiterbildungsmaßnahmen vermittelt wird. Zum Fachwissen zählt das allgemeine Generalistenwissen, das als Teil der Lebenserfahrung gilt. Die/ Der Mitarbeitende organisiert Arbeitsprozesse sachgerecht, entwickelt adäquate Arbeits- und Organisationsmethoden, führt diese ein, begreift pflegefachliche Zusammenhänge auf der Grundlage einer übergreifenden Allgemeinbildung, lernt im Prozess der Arbeit, besonders auf informellem Wege, erweitert und vervollkommnet das fachlich-methodische Wissen durch stetige formelle Weiterbildung.

Die Pflegefachkraft mit beruflich-handlungsorientierter Qualifikation in der erweiterten psychiatrischen Pflegepraxis ...

### Planungsverhalten

Planungsverhalten bezieht sich auf die gedankliche Tätigkeit der Handlungsvorbereitung, die im Wesentlichen von der Fähigkeit bestimmt wird, fachlich-methodisches Wissen nach Feststellung entsprechender Wissenslücken auszumachen, zu strukturieren, sich entsprechende Inhalte anzueignen und im Handeln sachgerecht einzusetzen. Planungsverhalten bezieht sich also auf die gedankliche Vorwegnahme des Handelns durch Abwägen verschiedener Handlungsalternativen und auf die rationale Entscheidung für den günstigsten Weg. Planungsverhalten bedeutet, dass die sachgemäße Vorbereitung zukunftsgerichteter Entscheidungen, durch die der betriebliche Ablauf als Ganzes oder in Teilen festgelegt wird.

Die Pflegefachkraft mit beruflich-handlungsorientierter Qualifikation in der erweiterten psychiatrischen Pflegepraxis ...

- definiert individuellen Pflegebedarf in komplexen Pflegesituationen und erstellt Pflegepläne unter Berücksichtigung pflegerelevanter psychiatrischer Pflegetheorien/Konzepte/Modelle (z. B. Recovery/Empowerment/Peplau/Safewards/Weddinger Modell, ...)
- nutzt bei der Erstellung der Pflegeplanung international anerkannte Klassifikationssysteme wie NANDA, NIC, NOC, ...

Insgesamt werden Menschen mit einer Fachweiterbildung gerne auf Stationen eingesetzt, wo komplexe psychiatrische Fälle vorhanden sind, da sie aufgrund ihrer Weiterbildung dazu in der Lage sind, ein Gesamtbild zu erkennen und ein breites Spektrum an Handlungsoptionen vorweisen. Beispielsweise bei der Begleitung von Menschen mit herausforderndem Verhalten, Unterstützung von Menschen in Krisensituationen, sowie bei der Erstellung von individuell angepassten Pflegeplanungen und der Steuerung des Pflegeprozesses, welche gemäß § 4 PflBG (Pflegeberufegesetz) als absolut wirkende Vorbehaltstätigkeit für die Pflegefachpersonen hinterlegt ist. Sie werden gerne zu konzeptioneller Weiterentwicklung von Abteilungen hinzugezogen, sowie fachspezifische Projektgruppen, da sie als sogenannte »Frontliner« zu ihrem Fachwissen zusätzlich auch absolute Praxisexpertise vorweisen.

## 11.7 Literatur


Abderhalden C,. Needham I. Miserez B. (2004) Bröset- Skala/ Broset-Violence- Checklist (BVC).

Abderhalden, C., Sauter, D., & Needham, I. (2023). (Hrsg.), Lehrbuch Psychiatrische Pflege 4. Aktualisierte Auflage. Bern: Hogrefe.

Almvik R. & Woods P. (1998) The Broset Violence Cecklist (BVC) and the predictionof inpatient violence: Some preliminary results. Perspectives in Psychiatric Care.

Barker, P., Buchmann -Barker, P., (2020) Das Gezeiten- Modell – Der Kompass für eine recoveryorientiere, psychiatrische Pflege. 2. überarbeitete und erweiterte Auflage. Hogrefe.

Blumenrode, S. (2018) Das Gefühl der Machtlosigkeit Psych. Pflege Heute 24: 303- 304.

de Shazer S. (2024) Mehr als ein Wunder; Lösungsfokussierte Kurztherapie heute 9. Auflage. Heidelberg: Carl-Auer Verlag GmbH.

Gesundheits- und Krankenpflegeverband, Landsverband Steiermark. (2011). Kompetenzmodell für Pflegeberufe in Österreich. https://www.oegkv.at/fileadmin/user_upload/Diverses/OEGKV_Handbuch_Abgabeversion.pdf, letzter Zugriff am am 27. April 2025

Heyse V. & Erpenbeck J. (2009) Kompetenztraining; Informations und Trainingsprogramm 2. Auflage. Stuttgart: Schäffer Poeschel.

ICN. International Council of Nurses. (2008). Nursing Care Continuum Freamework and Competencies. https://www.commonwealthnurses.org/ARC/Documents/Resources/ICN%20Nursing%20care%20continuum.pdf letzter Zugriff am 13. Juni 2025

Indermaur E. (2016) Recovery-orientierte Pflege bei Suchterkrankung 1. Auflage. Köln: Psychiatrie Verlag.

Kozel, B., (2015) Professionelle Pflege bei Suizidalität 1. Auflage. Köln: Psychiatrie Verlag.

Landespflegekammer Rheinland-Pfalz. (2021). Weiterbildungsordnung der Landespflegekammer Rheinland-Pfalz. https://www.pflegekammer-rlp.de/index.php/pflege-als-beruf.html?file=files/pflegekammer/images/downloads/Formulare/Weiterbildung/Aenderungen%20August%20September%202021/Weiterbildungsordnung%20%28WBO%2030.09%29.pdf letzter Zugriff am 25. April 2025.

Löhr, M., Schulz, M., Nienaber, A., (2019) Safewards- Sicherheit durch Beziehung und Milieu. 1. Auflage. Köln: Psychiatrie Verlag.

Mahler, L., Jarchov-Jádi, C., Montag, C.,Gallinat, J., (2014) Das Weddinger Modell- Resilienz- und Ressourcenorientierung im klinischen Kontext. Berlin: Psychiatrie Verlag.

Miller W. & Rollnick S. (2015) Motivierende Gesprächsführung; Motivational Interviewing 3. Auflage. Freiburg im Breisgau: Lambertus Verlag.

Robert Koch Institut letzter Zugriff am 28.04.2024 unter: https://www.rki.de/DE/Content/Gesundheitsmonitoring/Studien/MHS/Quartalsberichte/2023-Q2_MHS-Bericht.pdf?__blob=publicationFile.

Rakel T., Lanzenberger, A. (2022) Pflegetherapeutische Gruppen in der Psychiatrie- planen-durchühren-dokumentieren-bewerten. 4., aktualisierte Auflage. Stuttgart: Wissenschaftliche Verlagsgesellschaft.

Schädle-Deininger, H. (2006) Fachpflege Psychiatrie 1. Auflage Urban & Fischer:, München: Elsevier.

Schädle- Deininger, H. & Wegmüller, D. (2017). Psychiatrische Pflege: Kurzlehrbuch ubd Leitfaden für Weiterbildung, Praxis und Studium 3., vollständig überarbeitete und erweitere Auflage) Bern: Hogrefe Verlag

Scheydt, S. (2018) Macht und inadäquate Machtanwendung in der Psychiatrie- Theoretische Hintergründe und Ansätze zur Prävention in Organisation der Gesundheitsversorgung: Freier Beitag Psychiatrische Pflege (1-6) Hogrefe.

Scheydt, S., Holzke, M. & Sauter, D. (2019). Aufgaben und Tätigkeiten der Pflege in der stationären Allgemeinpsychiatrie - Ergebnis einer Dephi-Studie. Von Online-Publikation.

Schirmer U. (2018) Einfülsame Gesprächsführung. Bern: Hogrefe Verlag.

Tölke R., Windgassen K. (2003) Psychiatrie Springer Verlag 13. Auflage: Berlin.

VPU. Verband der Pflegedirektorinnen der Uniklinken. (2015). Einsatz akademisch ausgebildeter Pflegefachpersonen in der Praxis. Abgerufen am 30. März 2019 von http://www.vpuonline.de/de/pdf/presse/2015-05-29_abschlussbericht.pdf.

# 12 Methodenkoffer und Lernformen

*Konstantin Reichl, Georg Johannes Roth & Martin Schniertshauer*

## 12.1 Simulationsbasierte Ausbildung

Im Bereich der praktischen Ausbildung in High-Care-Bereichen scheint es häufig schwierig zu sein, berufliche Situationen wirksam an PatientInnen zu »trainieren«. Egal ob in der Intensivpflege, in der Anästhesie/im OP, in der Notfallpflege oder im Bereich der Palliativpflege – in allen Bereichen gibt es zahlreiche komplexe Versorgungssituationen, in denen eine geplante Anleitung schwierig erscheint. Das simulationsbasierte Lernen oder Simulation Based Learning mit Hilfe von Simulationspuppen – sogenannten Mannequins – und videobasierter Technik bietet hier eine wirksame Lerngelegenheit, um diesem Problem zu begegnen. Häufig scheitert das Projekt an den räumlichen, technischen und finanziellen Hürden in den praktischen oder theoretischen Lernorten. Dabei hängt die Methode vielmehr von konzeptionellen Gegebenheiten ab. In diesem Abschnitt soll ein kurzer Überblick über die »Faszination Simulation« im Bereich von High Care gegeben werden.

### 12.1.1 Simulation – Was ist das und was bringt das überhaupt?

Lernen anhand von Simulationen oder auch das Lernen am »dritten Lernort« (▸ Abb. 12.1) scheint im deutschsprachigen Raum in der Ausbildung von Pflege- und Gesundheitsfachberufen noch nicht großflächig etabliert zu sein. Im englischsprachigen Raum wird die simulationsbasierte Lehre – Simulation Based Learning – bereits seit mehreren Jahrzehnten praktiziert und (weiter-) entwickelt, während in Deutschland die praktischen Tätigkeiten in der Pflegeausbildung lange noch in der Praxis direkt am Pflegebett gelehrt wurden und nur einzelne Fertigkeiten in sogenannten Demonstrationsräumen geübt wurden (Steinacker, Kreiss & Herchet 2022). Der Transfer theoretischer Lerninhalte in komplexe und vielschichtige Versorgungssituationen konnte somit hauptsächlich durch das direkte Anwenden am PatientInnenbett erfolgen. So konnte im englischsprachigen Raum nachgewiesen werden, dass die Kompetenzentwicklung Lernender durch Simulationen positiv beeinflusst wird und ein effektiver Nutzen für die PatientInnensicherheit erzielt werden kann (Hearling 2021). Im internationalen, berufsbildungswissenschaftlichen Kontext konnten internationale Metaanalysen im Bereich der pflegerischen Ausbildung die Effektstärken von simulationsbasierter Lehre nachgewiesen werden (Li, Au, Tong, Ng & Wang 2022; Tonapa, Mulyadi, Ho & Efendi 2023; Chabrera e al. 2021). Genauer handelt es sich bei High Fidelity Simulationen um komplex strukturierte Simulationsformate, die multiple, seltene, unbekannte oder ungenau bestimmte Probleme enthalten (schwierige, komplexe Problemstellungen) und potenziell Stress, Frustration oder kritische Situationen auslösen. Ausschlaggebend ist die Realitätsnähe (Puppen/Simulatoren, reale Umgebung), um möglichst immersiv zu agieren (Schröppel 2021). Dabei grenzen sich High Fidelity Simulationen von Low Fidelity Simulationen ab, wobei letztere über eine geringere Realitätsnähe während der simulationsbasierten Erfahrung definiert wird (Radl, Breznik, & Wilhelmer 2022).

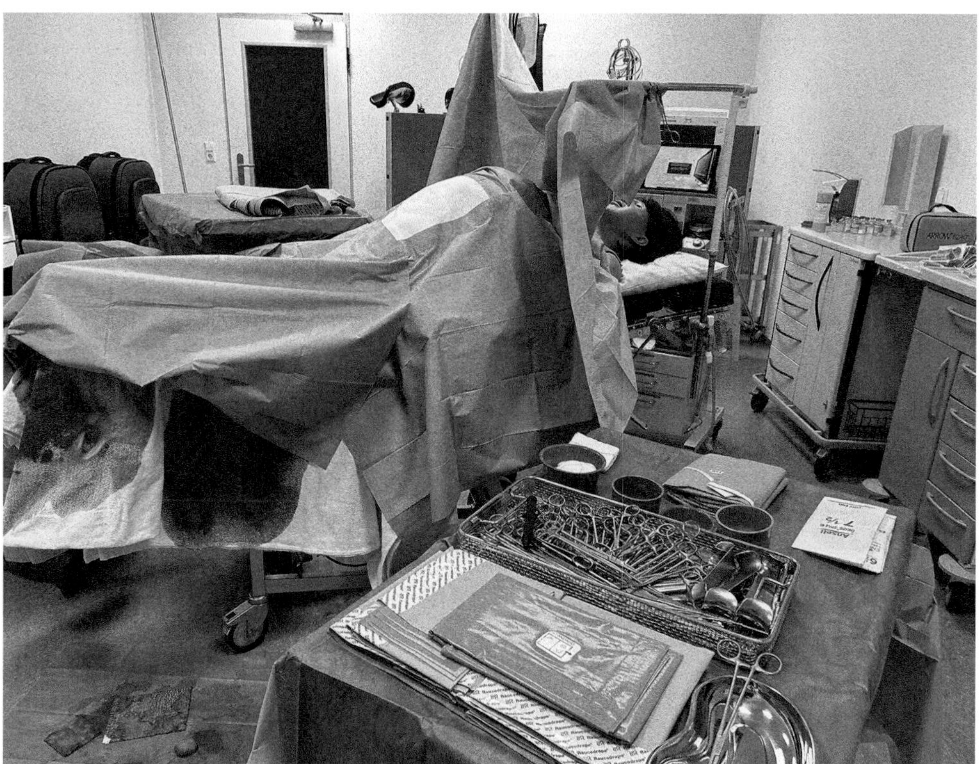

**Abb. 12.1:** Simulationsbasiertes Lernen im Bereich OP und Anästhesie (eigene Darstellung von Konstantin Reichl).

## 12.1.2 Welche Voraussetzungen für Simulation gibt es?

Für die Durchführung von High Fidelity Simulationen sind spezielle Raumstrukturen unabdingbar. Ein Simulationslabor soll als geschützte Trainings- und Lernumgebung die klinische Arbeitsumgebung so realitätsnah wie möglich abbilden. Steinacker et al. empfehlen neben den eigentlichen Simulationsräumen, einen Instruktoren-/Steuerungsraum, einen Debriefingraum, Lagerungsräume sowie idealerweise Umkleideräume vorzuhalten (Steinacker, Kreiss & Herchet 2022). Die Größe des Simulationsraumes sollte den Lernenden ermöglichen, ungestört alle berufsbezogenen Interventionen in der Simulation durchführen zu können. Für Simulationen im High Care Bereich könnten Räume entweder flexibel oder dauerhaft so ausgestattet werden, dass simulierte Szenarien im OP, im Einleitungsraum, in der Notaufnahme, im Schockraum, im Aufwachraum, auf der Intensivstation und im Kreissaal möglich sind. Die zur Verfügung stehenden Räume werden belebt durch die Ausstattung, die auch im realen beruflichen Handlungsfeld vorhanden ist. Eine Grundausstattung von gängigen pflegerischen und medizinischen Materialien und Hilfsmitteln sollte vorhanden sein. Ergänzt werden kann dieser Grundbestand szenarienspezifisch. Das bedeutet, dass passend zur jeweils dargestellten Situation Elemente hinzugefügt werden (Gügel & Kern 2021). Auch wenn die idealtypische Raumaufteilung wünschenswert wäre, ist diese nicht ausschlaggebend für das Gelingen einer guten Simulation. Das Simulationslernen ist vielmehr abhängig von der didaktischen Vor- und Nachbereitung (Gügel & Kern 2021). Diese Überlegung kommt vor allem in den Bildungseinrichtungen zum Tragen, die über wenig räumliche Kapazitäten verfügen. Im klinischen Setting können zudem räumliche Strukturen (Intensivplatz, Behandlungszimmer etc.) genutzt werden, die normalerweise für die PatientInnenversorgung gedacht sind.

Die technischen Voraussetzungen für High Fidelity Simulationen scheinen auf den ersten Blick umfassend zu sein. Dabei ist die eingesetzte Technik abhängig von dem Simulationsszenario und dem gewählten Setting. Meist werden Simulatoren, Task Trainer und das notwendige medizinische Equipment benötigt. Die Technik muss dabei die berufliche Realität wiedergeben (Radl, Breznik & Wilhelmer 2022). Die personellen Rahmenbedingungen von High Fidelity Simulationen beinhalten ein klares und einheitliches Verständnis für den Sinn und die Notwendigkeit der Simulationsszenarien im pädagogischen Team, die Berücksichtigung eines erhöhten Personalbedarfs, sowie die Schulung und Einweisung in das simulationsbasierte Lernen. In der Literatur wird der minimale Personalbedarf während der tatsächlichen Durchführung der Szenarien mit zwei Lehrpersonen angegeben (Radl, Breznik & Wilhelmer 2022).

### 12.1.3 Ein Idealtypischer Ablauf

Das eigentliche Ablaufschema oder das Simulationsdesign kann nach den Leitlinien des SimNAT-Pflege in vier Schritte untergliedert werden: Das *Prebriefing* (Vorbereitung der Lernenden durch Übergabe der Situation), die *Durchführung* der simulationsbasierten Erfahrung (anhand eines vorgegebenen, komplexen Aufgabenschemas), das *Debriefing* (geleiteter Reflexions- und Transferprozess am Ende der Simulation) und letztendlich die *Evaluation* des Lernszenarios (SimNAT Pflege e.V. 2022). Aus der Literatur geht hervor, dass das Debriefing eine zentrale Voraussetzung dafür ist, Lernzugewinne und Erkenntnisse zu konkretisieren, um diese letztendlich von der Theorie in die berufliche Praxis übertragen zu können (INACSL Standards Commitee 2021). Im Vorfeld der Simulation ist die Konzeption des Szenarios, sowie die didaktische Einbettung in das Curriculum der Ausbildung oder Weiterbildung notwendig (▶ Kap. 8.5.2, ▶ Abb. 8.3).

### 12.1.4 Lerntheoretischer Begründungsrahmen

Grundsätzlich sind Simulationen theoretisch wie methodisch-praktisch konstruktiven Lerntheorien zuzuodnen. Besonders in komplex strukturierten Simulationsformaten haben konstruktive Prinzipien oberste Priorität. Speziell vielschichtige Simulationsszenarien und Debriefingmethoden sind darauf angelegt, Lernende in selbstgesteuertes und/oder selbstorganisiertes Handeln zu bringen und kognitive und soziale Lernprozesse in Gang zu setzen. So können Lehrende in simulierten, komplexen Versorgungssituationen, im Sinne der Lernbegleitung, Denk- und Konstruktionsprozesse bei Lernenden anstoßen (Schröppel, 2021). Gerade die Theorie des situierten Lernens eignet sich als Grundlage für das simulationsbasierte Lernen: Für Simulation und Debriefing werden situierte Lernumgebungen gestaltet, die sich auf reale Situationen und praktisches Handeln beziehen, um dadurch den Transfer in die Berufspraxis zu erleichtern. Der epistemologischen

Annahme des situierten Lernens folgend, erwerben Lernende im Szenario zuerst implizites Erfahrungswissen, das sie anschließend im Debriefing abstrahieren und am Ende mit explizitem Konzeptwissen verknüpfen (Schröppel 2021).

### 12.1.5 Mögliche Szenarien im High-Care-Bereich

Der thematischen Konkretisierung simulativer Lernszenarien sind prinzipiell keine Grenzen gesetzt. Es empfiehlt sich, den Fokus auf berufliche Situationen zu legen, bei denen eine strukturierte Praxisanleitung im Arbeitsalltag schwierig erscheint. Im Bereich der Anästhesietechnischen Assistenz wurden in einer Umfrage übergeordnete Bereiche identifiziert. Zusammenfassend fällt auf, dass ein besonderer Fokus auf der Auflistung verschiedener Notfallsituationen lag. Übergeordnete Bereiche können in *Standardisierte Routineabläufe* (Narkoseeinleitung, Regionalanästhesie, insbesondere am Anfang der Ausbildung), *Notfälle und Komplikationen im Rahmen der Narkoseeinleitung* (Schwieriger Atemweg, Aspiration, Hämodynamische Instabilität), *Notfälle und Komplikationen im Rahmen der Narkoseaufrechterhaltung* (Blutungen, Reanimation im OP, Beatmungsprobleme), *Geburtshilfe und geburtshilfliche Notfälle* (Not-Sectio, Neugeborenen-Versorgung), *Versorgung und Komplikationen im Aufwachraum*, *Schwerstverletztenversorgung*, *praktisches Handling* (Blasenkatheter legen, Venöse Zugänge legen) und *interdisziplinäres Handeln*, eingeteilt werden. Auch die Simulation kommunikativer Strukturen im Umgang mit dementen, behinderten, ängstlichen oder aggressiven PatientInnen oder die Interaktion im Team im Rahmen von Notfällen, wurden genannt (Reichl 2023). Gerade im Setting der Notaufnahme kann auch die Erstversorgung von NotfallpatientInnen, sowie die interdisziplinäre Kommunikation trainiert werden, während die Intensivpflege Lerngelegenheiten durch Versorgungssituationen bei kritisch Kranken (Schocksituationen, Respiratorische Insuffizienz, Reanimation etc.) offeriert. Im Palliativbereich eignen sich medizinische und kommunikative Krisensituationen als Themen für simulationsbasiertes Lernen.

**Empfehlung**

Auf den ersten Blick wirkt das simulationsbasierte Lernen komplex und vielschichtig. In der praktischen Aus- und Weiterbildung fehlen scheinbar häufig die räumlichen und technischen Voraussetzungen. Hier empfiehlt es sich, bei mangelnden Ressourcen, »Abstriche« in der Realitätstreue zu machen. Stehen Ihnen beispielsweise keine teuren Simulationspuppen und Simulatoren zur Verfügung, so werden die Lernenden zu Beginn des Prebriefings dahingehend instruiert und über eine ausführliche Information an die Situation herangeführt. Hier gilt wie so oft: »Weniger ist manchmal mehr!«

## 12.2 Problembasierte Anleitung

Die problemorientierte Anleitung oder auch problembasierte Anleitung (PBA) stammt aus der Theorie des problembasierten Lernens. Die Orientierung an den didaktischen Grundsätzen und subjektiven Theorien des problembasierten Lernens ermöglicht es den Lernenden, unter Anleitung selbstständig Lerninhalte zu erschließen. Angesichts der lebenslangen

Lernanforderungen im Gesundheitsbereich ist dies von großer Bedeutung (Schmal 2016). Die PBA stellt somit nicht nur im Rahmen von Aus- oder Weiterbildungsangeboten eine effektive Lernmethode dar, sondern vermittelt den Lernenden Methodenkompetenz zum selbständigen Lernen im Berufsleben.

Die Methode eignet sich sehr gut, um theoretisches Wissen mit praktischer Anwendung zu verbinden (Schmal 2014).

Die Lehrkräfte sind bei der Gestaltung von Problemen gefordert, um verschiedene Lernangebote entsprechend der Handlungsfelder zu schaffen, die die Motivation und den Wissenserwerb fördern (Schmal 2016). Es ist entscheidend, den Lernenden ausreichend Zeit für die Bearbeitung der Probleme im praktischen Bereich zu geben.

**Definition**

»Die *problembasierte Praxisanleitung* ist eine auf einem handlungsrelevanten Problem basierende Form der Anleitung, bei der gemäß den Prinzipien des problembasierten Lernens subjektive Theorien zu Tage gefördert werden, um nachhaltige Lernprozesse in Gang zu bringen.« (Schmal 2016, S. 181)

Das Vorgehen der Methode richtet sich nach dem *Siebensprung des problembasierten Lernens* und gliedert sich in drei Phasen innerhalb dieser die sieben Schritte verortet sind. Die erste Phase »*Vorbereitung*« verfolgt die beiden Schritte »*Zielerreichung definieren*« und »*Problem formulieren*«. Dabei erfolgt eine Auswahl einer Lernsituation, die Definition des Ziels und eine schriftliche Aufgabenstellung. Vorwissen und individueller Kenntnisstand werden dabei berücksichtig.

In der zweiten Phase der »*Durchführung*« durchläuft die Anleitung die Schritte »*Aufgabenstellung, Fragestellung, theoretische Bearbeitung und die eigentliche Praxisanleitung*«. Mit dem Lernenden wird die Aufgabenstellung besprochen und Verständnisfragen geklärt. Die Lernenden formulieren Fragestellungen zur Zielerreichung und gleichen diese mit den Lernzielen ab. Im Rahmen des selbstorganisierten Lernens werden die Fragen in Einzel- oder Gruppenarbeit mittels Literatur bearbeitet und beantwortet. Darauf folgt die praktische Anwendung des erlernten im Rahmen der eigentlichen Praxisanleitung.

In der dritten und letzten Phase »*Nachbereitung*« erfolgt der siebte Schritt »*Reflexion*«. Hierbei wird neben der gemeinsamen Besprechung der theoretischen Arbeitsergebnisse das praktische Handeln reflektiert (Schmal 2012 und 2016).

Die Umsetzung der PBA erfordert eine ausgiebige Vorbereitung durch Praxisanleitende und ist somit nur bedingt spontan möglich. Ein vorher ausgearbeitetes Portfolio möglicher Lernsituationen als PBA ermöglicht aber dennoch eine oft im Alltag gebotenen Spontaneität.

## 12.3 Lerninsel-Konzept

Die »Lerninseln« stellen eine zeitlich begrenzte Lernform dar, die inmitten der Arbeit oder im schulischen Kontext angewendet werden kann. In ihnen werden reale Arbeitsaufgaben in Einzel-und/oder Gruppenarbeit selbstständig bearbeitet, wobei mehr Zeit als im Arbeitsumfeld zur Verfügung steht, um Qualifizierungs- und Lernprozesse durchzuführen. Dabei wird Wert auf die Integration von Erfahrungslernen und intentionalem Lernen gelegt. Im schulischen Kontext dienen Lerninseln als zeitlich begrenzte Abweichung vom üblichen Unterrichtsablauf, um neue Lernkonzepte zu kombinieren und kompetenzorientiertes Arbeiten zu fördern (Berkefeld et al. 2014).

Die Methode wurde in vielen Spitälern eingeführt, um den lernenden Personen neue Arbeits- und Lernmethoden zu vermitteln und die Bewältigung der umfangreichen Lehrinhalte zu erleichtern. Diese Lernform ermöglicht es den Lernenden, komplexe Lernsituationen eigenständig zu erarbeiten und Inhalte zu vertiefen. Ziel ist es, unterschiedliche Lerninseln (Räume) in einem Spital zu etablieren, wo sich Lernende zurückziehen können und nach Anleitung selbständig arbeiten. Die Umsetzung der Lerninselarbeit erfordert Absprachen im Ausbildenden- und Lehrendenteam und zusätzliche Zeit außerhalb des regulären klinischen Unterrichts, jedoch wird dieser Aufwand durch den umfassenderen Lernertrag und die Freude an der Arbeit gerechtfertigt. Eine frühzeitige Einbindung der Auszubildenden in den Prozess erhöht die Transparenz des schulischen Arbeitens und fördert ihre Eigenverantwortlichkeit (ebd.).

Lerninseln sind eine innovative Organisationsform, die die Infrastruktur von Arbeitsplätzen um Lernelemente erweitert und somit die Verbindung von informellem, formalem und non-formalem Lernen fördert. Sie sind Teil moderner Betriebs- und Arbeitskonzepte und spiegeln eine Innovations- und Reformorientierung wider, die sich sowohl in der Theorie als auch in der Praxis immer mehr durchsetzt. Lerninseln sind speziell ausgestattete Arbeitsplätze, an denen reale, ganzheitliche Arbeitsaufträge bearbeitet werden. Sie zielen auf die Entwicklung beruflicher Handlungsfähigkeit und umfassen die Integration von Fach-, Sozial- und Selbstkompetenz. Die Teams in den Lerninseln arbeiten nach den Prinzipien teilautonomer, berufsübergreifender Gruppenarbeit und werden von fachlich sowie pädagogisch qualifizierten Personen betreut. Darüber hinaus dienen Lerninseln auch als Innovationsstätten innerhalb des Arbeitsprozesses, insbesondere für fachliche und organisatorische Entwicklungen (Dehnbostel et al. 2001).

Bei Lerninseln spielen die betreuenden Ausbilder eine zentrale Rolle, indem sie traditionelles Lehren durch Moderation, Begleitung und Coaching ersetzen, um selbstgesteuerte Lernprozesse zu fördern. Dabei liegt der Fokus auf der Entwicklung von Pflege-, Sozial- und Selbstkompetenzen. Im typischen Lerninselmodell arbeiten vier bis sechs Auszubildende gemeinsam mit einem Ausbildenden an der Versorgung einer festgelegten PatientInnengruppe. Diese Struktur ermöglicht es, zusätzliche Fachkräfte kostenneutral einzusetzen, die ausschließlich für die Unterstützung der Auszubildenden und die Planung der Ausbildung verantwortlich sind. Da diese Ausbildenden von anderen Aufgaben befreit sind, können sie sich vollkommen der Ausbildungsqualität und der Integration von Lernsequenzen in den Alltag widmen. Um diesen anspruchsvollen Aufgaben gerecht zu werden, werden die BerufsbildnerInnen sowohl in Pflege als auch in Erwachsenenbildung zusatzqualifiziert.

Erfahrungen zeigen, dass Auszubildende anfangs oft Schwierigkeiten mit selbstorganisiertem Lernen haben. Mit der Zeit adaptieren sie jedoch diese Lernmethode erfolgreich. Bis zum dritten Ausbildungsjahr verbessern sie ihre Fähigkeit zu selbstständigem Arbeiten deutlich und erzielen ausgezeichnete Lernergebnisse. Zusätzlich entwickeln sie die Kompetenz, ihre eigenen Lernleistungen zu bewerten. Diese Fähigkeiten bilden eine solide Basis für autonomes, lebenslanges Lernen. Am Ende der Ausbildung sind Lehrkräfte daher zuversichtlich, den Auszubildenden umfassende berufliche Handlungskompetenz vermittelt zu haben. Die erfolgreiche Implementierung der Lerninselarbeit hängt wesentlich von der Bereitschaft des Ausbildendenteams in der Praxis ab, sich auf neue methodische Unterrichts- und Arbeitsformen einzulassen, sowie von der Unterstützung durch die Lehrpersonen aus dem Lernort Theorie bei der Entwicklung dieser Methoden. Lerninseln haben im Rahmen der Qualitätsentwicklung ihre Berechtigung und tragen zur kontinuierlichen Verbesserung der berufspädagogischen Arbeit bei.

Fazit zu Lerninseln:

- Sie unterstützen die kompetenzorientierte Erarbeitung von Lerninhalten.
- Sie orientieren sich an den Anforderungen realer beruflicher Situationen.
- Sie fördern das selbstständige Lernen und Arbeiten der Auszubildenden.
- Sie ermöglichen die Bearbeitung komplexer, praxisnaher Lernsituationen.
- Sie bieten eine ganzheitliche Perspektive auf komplexe Lernsituationen.
- Sie sind ein wichtiger Schritt zur Weiterentwicklung pädagogischer Methoden.
- Sie fordern das LehrerInnenteam heraus, komplexe Lernsituationen zu gestalten.
- Sie fördern die Teamarbeit.
- Sie bieten eine kreative und bereichernde Herausforderung für LehrerInnen und Auszubildende.

## 12.4 Weitere Methoden in der praktischen Ausbildung

Im Folgenden werden weitere Methoden für die praktische Ausbildung in High-Care-Bereichen aufgelistet und kurz beschrieben.

### 12.4.1 Das ABC-Spiel

#### Wann (Bestandteile der Phasen einer Anleitung):

Vorbereitung & Reflexion/Zusammenfassung.

#### Kurzbeschreibung:

Das ABC-Spiel eignet sich sowohl zum Einstieg in eine Unterrichtseinheit als auch zur Verarbeitung von Informationen. Diese Methode aktiviert zu Beginn das Vorwissen der Lernenden und stellt die Vielfalt eines Themas dar. In der Phase der Informationsverarbeitung hilft sie den Lernenden, Schlüsselbegriffe zu identifizieren und zu benennen. Die Klasse wird dabei in zwei Gruppen aufgeteilt, zwischen denen eine »Straße« mit alphabetisch angeordneten Karten gelegt wird. Jede Gruppe muss zu jedem Buchstaben des Alphabets einen thematisch passenden Schlüsselbegriff finden und die Karte umgedreht ablegen. Nachdem alle Begriffe platziert wurden, werden die Karten aufgedeckt und jede Gruppe erklärt die Relevanz ihrer Begriffe. Punkte werden für sinnvoll erklärte Begriffe vergeben, und die Gruppe mit den meisten Punkten gewinnt.

Alternativ kann das ABC auch auf einem A3 oder A4 Blatt vorgeschrieben werden, was die Methode flexibel für Einzelarbeit macht, sei es auf dem Tisch oder an einem Flipchart.

Für die Durchführung ist es ratsam, die Buchstaben »X, Y, und Z« auf einer Karte zusammenzufassen, um die Aufgabe lösbar zu machen. Außerdem empfiehlt es sich, die Karten zu laminieren, um sie wiederverwenden zu können. Während der Durchführung wird es unvermeidlich auch weniger sinnvolle Begriffe geben; diese sollten mit Humor genommen werden, ohne Punktevergabe, wenn sie nicht sinnvoll begründet werden können.

#### Mögliche Sozialform:

Einzel, Tandem- oder Gruppenarbeit.

### 12.4.2 Fünf-Finger-Feedback

#### Wann (Bestandteile der Phasen einer Anleitung):

Reflektion/Zusammenfassung.

#### Kurzbeschreibung:

Die »Fünf-Finger-Feedback«-Methode ist eine einfache Möglichkeit, Feedback in der praktischen Ausbildung von Pflege- und Gesundheitsberufen zu geben und zu erhalten. Teilnehmende heben nacheinander fünf Finger einer Hand, wobei jeder Finger für eine spezifische Art von Feedback steht. Diese Methode fördert eine offene Feedback-Kultur und unterstützt Auszubildende dabei, sich in verschiedenen Bereichen zu verbessern. Wichtig ist, dass alle, wenn eine Person Feedback gibt, die Fingerbewegungen mitmachen. Das ist lustig, fördert den Teamgeist und hilft dabei, sich zu konzentrieren.

Folgende Reihenfolge bietet sich an. Der Ausbilder oder die Lehrperson kann starten:

- Daumen: Das hat mir gut gefallen!
- Zeigefinger: Darauf möchte ich hinweisen!
- Kleiner Finger: Das kam für mich zu kurz!
- Mittelfinger (lustig): Das stand für mich im Mittelpunkt!
- Ringfinger: Das war für mich mein Schmuckstück (z. B. Metabotschaft)!

#### Mögliche Sozialform:

Tandem- oder Gruppenarbeit.

### 12.4.3 Wort-für-Wort ergänzen

#### Wann (Bestandteile der Phasen einer Anleitung):

Vorbereitung, Durchführung, Reflexion/Zusammenfassung.

#### Kurzbeschreibung:

Das Spiel »Wortergänzung« ist ein interaktives Sprachspiel, das in Bildungs- und Gruppenkontexten dazu dient, Wortschatz, Kreativität und schnelles Denken zu verbessern. Es kann von zwei oder mehr SpielerInnn gespielt werden, wobei eine Spielleitung ein Anfangswort oder einen Anfangsbuchstaben vorgibt. Die SpielerInnen ergänzen abwechselnd Wörter, die thematisch, durch Reime oder als Teil einer Geschichte zusammenhängen, z. B. »Pflege von beatmeten PatientInnen…« als Einstieg zum Spiel im Gespräch zwischen PartnerIn A und PartnerIn B. Ziel ist es, eine möglichst lange und kohärente Wortkette oder eine Geschichte zu bilden. Das Spiel endet, wenn keine passenden Wörter mehr gefunden werden, die Zeit abläuft oder eine kreative Abschlussformulierung gefunden wird. Wortergänzung fördert Sprachfähigkeiten, Gedächtnis und logisches Denken und eignet sich auch hervorragend als Eisbrecher oder zur Auflockerung in Gruppen, um Teamarbeit und Kreativität anzuregen.

#### Mögliche Sozialform:

Tandem- oder Gruppenarbeit.

### 12.4.4 Begriffe raten

#### Wann (Bestandteile der Phasen einer Anleitung):

Vorbereitung, Durchführung, Reflexion/Zusammenfassung.

**Kurzbeschreibung:**

Das Spiel »Begriffe raten« ist ein populäres Partyspiel, das Kommunikationsfähigkeiten und schnelles Denken verbessert. Es wird typischerweise in Teams gespielt, wobei eine Person versucht, einen Hauptbegriff zu erklären, ohne dabei spezifische »verbotene«-Wörter zu benutzen, die auf der Karte aufgeführt sind und direkt mit dem Begriff in Verbindung stehen.

Spielablauf:

1. Teams: Das Spiel eignet sich für vier oder mehr SpielerInnen, die in zwei oder mehr Teams aufgeteilt werden.
2. Erklärungsphase: Eine Person erklärt innerhalb einer festgelegten Zeit (meist eine Minute) seinen Teammitgliedern den Begriff, ohne die verbotenen Wörter, welche auf der Karte festgelegt sind, zu verwenden.
3. Punkte: Für jeden korrekt erratenen Begriff erhält das Team einen Punkt. Bei Verwendung eines »verbotenen«-Wortes wird ein Punkt abgezogen.
4. Überwachung: Ein Mitglied des gegnerischen Teams überwacht die Einhaltung der Regeln, oft unter Verwendung eines Buzzers oder einer Hupe.
5. Spielende: Das Spiel endet nach einer vorab festgelegten Anzahl von Runden oder wenn alle Karten verwendet wurden. Das Team mit den meisten Punkten gewinnt.

»Begriffe raten« fördert nicht nur die Teamarbeit, sondern erweitert den Wortschatz und auch die Fähigkeit, unter Druck klar und kreativ zu kommunizieren.

**Mögliche Sozialform:**

Tandem- oder Gruppenarbeit.

### 12.4.5 Memory

**Wann (Bestandteile der Phasen einer Anleitung):**

Durchführung.

**Kurzbeschreibung**

Ein klassisches Memoryspiel soll zwei gleiche Abbildung aufdecken. Im Rahmen einer Anleitung kann Memory als Text/Bild Kombination dazu genutzt werden die Handlungsschritte einer Tätigkeit, Gegenstände, Material und Geräte mit entsprechenden Erklärungen und Definitionen zu kombinieren. In der OP-Pflege kann z. B. das Instrumentarium eines OP-Sets durch Memory kennengelernt werden. Zu jedem Instrument existiert eine kurz und knapp formulierte Beschreibung. Der OTA-Auszubildende deckt eine Karte auf und wählt das dazu passende Instrument.

**Mögliche Sozialform:**

Einzel- und Tandemarbeit.

### 12.4.6 Handlungskette

**Wann (Bestandteile der Phasen einer Anleitung):**

Durchführung.

**Kurzbeschreibung:**

Die Methode »Handlungskette« wird in der pflegepraktischen Ausbildung verwendet, um Auszubildenden komplexe Pflegehandlungen schrittweise beizubringen. Dabei wird der Pflegeprozess in einzelne, logisch aufeinanderfolgende Schritte unterteilt und oft durch Diagramme visualisiert. Praxisanleitende demonstrieren zunächst die Handlungskette und erklären jeden Schritt detailliert. Anschließend führen die Auszubildenden die Handlungen selbstständig aus, wobei sie unter Beobachtung stehen und konstruktives Feedback erhalten. Dieser Prozess wird durch Reflexion über das Geleistete und durch regelmäßige Wiederholungen ergänzt, um das Lernen zu vertiefen und die Pflegequalität zu verbessern. Durch diese Methode erlangen die Auszubildenden nicht nur technische Fähigkeiten, sondern auch ein tiefes Verständnis für den Gesamtkontext pflegerischer Interventionen, was zu einer ganzheitlichen und patientInnenenorientierten Pflegepraxis führt.

#### Mögliche Sozialform:

Einzel-, Tandem- oder Gruppenarbeit.

### 12.4.7 One-Minute-Paper

#### Wann (Bestandteile der Phasen einer Anleitung):

Reflexion/Zusammenfassung.

#### Kurzbeschreibung:

Die Methode »One-Minute-Paper« wird in der praktischen Ausbildung von Pflege- und Gesundheitsberufen eingesetzt, um schnell und effektiv das Verständnis und die Reflexion der Auszubildenden zu überprüfen. Am Ende einer Lehr- oder Trainingseinheit erhalten die Auszubildenden bis zu vier spezifischen Fragen zum behandelten Thema, die sie innerhalb einer Minute schriftlich beantworten müssen. Diese kurze Antwortzeit kann spielerisch durch einen Countdown unterstützt werden, um den Druck und den Fokus zu erhöhen. Die Fragen zielen darauf ab, die wichtigsten Punkte der Einheit zu erfassen oder unbeantwortete Fragen zu identifizieren, was den Ausbildenden hilft, das Verständnisniveau der Auszubildenden sofort zu bewerten und zukünftige Lerninhalte entsprechend anzupassen. Diese Methode fördert die kritische Reflexion und hilft dabei, den Lernprozess effektiv zu vertiefen, während sie gleichzeitig zeit- und ressourceneffizient ist.

#### Mögliche Sozialform:

Einzelarbeit.

### 12.4.8 Fragen entwickeln

#### Wann (Bestandteile der Phasen einer Anleitung):

Vorbereitung und Reflexion/Zusammenfassung.

#### Kurzbeschreibung:

Die Methode bietet sich zur Informationsverarbeitung während einer Anleitungssituation an. Lernende nehmen einen Perspektivwechsel ein und entwickeln Fragen zu Antworten, die von der Lehrperson vorab formuliert wurden. Die Lernenden werden in Kleingruppen aufgeteilt und entwickeln zuerst die entsprechenden Fragen. Danach treffen sich die Lernenden wieder und stellen sich sich Fragen gegenseitig, um zu überprüfen, ob die Fragen die vorformulierten Antworten abfragen. Die Lernen treten dabei in den Austausch und setzten sich mit einem zur Anleitung passenden Thema auseinander. Je nach Zielgruppe und Schwierigkeitsgrad formuliert die Lehrperson entsprechende Antworten in der Vorbereitung.

#### Mögliche Sozialform

Tandem- oder Gruppenarbeit.

### 12.4.9 Ich sehe was, was du nicht siehst (Begriffe raten)

**Wann (Bestandteile der Phasen einer Anleitung):**

Durchführung.

**Kurzbeschreibung:**

Die Methode eignet sich sehr gut in der Praxis, da hierbei direkt der praktische Lernort im Mittelpunkt steht. Zu Beginn einer Anleitung oder eines entsprechenden Skilltrainings können Lernende dabei die Umgebung im Rahmen der praktischen Handlung wahrnehmen und gelichzeitig Beschreiben. Lerngruppen können sich im Schockraum (ohne PatientInnen) bewegen und Gegenstände, Ausrüstung und Geräte anschauen. Je nach Schwierigkeitsgrad können die Lernenden nun abwechseln die Gegenstände beschreiben, ohne diese dabei anzuschauen und ohne deren direkten Namen zu nennen. Die LernpartnerInnen erraten während der Beschreibung, worum es sich handelt. Der Schwierigkeitsgrad kann entsprechend erhöht werden, indem die Methode in hochkomplexen Arbeitsumgebungen (Intensivpflegezimmer, OP-Saal uvm.) angewandt wird und auf mögliche fehlende Gegenstände ausgeweitet wird.

**Mögliche Sozialform:**

Tandem- oder Gruppenarbeit.

### 12.4.10 Kreuzworträtsel und Buchstabensalat

**Wann (Bestandteile der Phasen einer Anleitung):**

Vorbereitung.

**Kurzbeschreibung:**

Die Methode eignet sich gut in der Vorbereitungsphase zum Einstieg in eine Anleitungssituation und zum Heranführen an ein Lernfeld oder Thema. Lernende werden beim Kreuzworträtsel oder Buchstabensalat ihr Vorwissen aktivieren und ergänzen dieses um neue noch unbekannte Begriffe und Definitionen.

Im Internet gibt es hierzu einige kostenlose Programme, die zum Erstellen von Kreuzworträtseln und Buchstabensalate verwendet werden können.

**Beispiele für kostenlose Programme**

- https://learningapps.org/createApp.php
- https://www.xwords-generator.de/de

**Mögliche Sozialform:**

Einzel- oder Tandemarbeit.

### 12.4.11 Mindmap und Brainstorming

**Wann (Bestandteile der Phasen einer Anleitung):**

Vorbereitung, Durchführung, Reflexion/Zusammenfassung.

**Kurzbeschreibung:**

Ein Brainstorming eignet sich gut zu Beginn einer Anleitung. Hierbei werden vom Lernenden spontan zum Thema passende Begriffe gesammelt und unsortiert aufgeschrieben. Dies kann auf einen Flip Chart einem Whiteboard oder Papier erfolgen. Im nächsten Schritt werden die Begriffe aus dem Brainstorming in eine Struktur gebracht und ein Mindmap dazu erstellt. Die Struktur des Mindmaps ist je nach Situation, Lernstand und Zielsetzung variabel. Die Sammlung dient dazu vorhandenes Wissen zu aktivieren, an welchem dann die spätere Anleitung ansetzten kann.

**Mögliche Sozialform:**

Einzel-, Tandem- oder Gruppenarbeit.

### 12.4.12 True or false

**Wann (Bestandteile der Phasen einer Anleitung):**

Vorbereitung und Reflexion/Zusammenfassung.

**Kurzbeschreibung:**

Die Methode »True or False« (wahr oder falsch) wird in der Ausbildung von Pflege- und Gesundheitsberufen eingesetzt, um das Wissen der Auszubildenden effektiv und schnell zu überprüfen. Dabei werden den Auszubildenden Aussagen zu verschiedenen pflege- und gesundheitsrelevanten Themen präsentiert, zu denen sie entscheiden müssen, ob diese wahr oder falsch sind.

Durchführung:
Die Aussagen werden im Unterricht vorgelesen oder angezeigt, und die Auszubildenden geben ihre Antworten über Handzeichen, Antwortkarten oder elektronische Systeme ab. Anschließend werden die Antworten besprochen, wobei der AusbilderInnen erläutert, warum eine Aussage wahr oder falsch ist und zusätzliche Informationen zur Vertiefung des Verständnisses bietet.

Vorteile:
Diese Methode ermöglicht eine schnelle Wissensüberprüfung, fördert die aktive Beteiligung und Interaktion der Auszubildenden und hilft, das Gelernte zu festigen. Sie eignet sich sowohl für die Einführung neuer Inhalte als auch für die Auffrischung bereits erlernten Wissens und kann sowohl in Präsenzveranstaltungen als auch in Online-Lernumgebungen verwendet werden.

**Mögliche Sozialform:**

Einzel-, Tandem- oder Gruppenarbeit.

### 12.4.13 Nutzen von KI-Chatprogrammen

**Wann (Bestandteile der Phasen einer Anleitung):**

Vorbereitung und Reflexion/Zusammenfassung.

**Kurzbeschreibung:**

Chat-Anwendungen der gängigen KI-Programmen eigenen sich gut, um im Rahmen der Vorbereitung einer Anleitung ein Einstiegsquiz oder ein Quiz zur Lernerfolgskontrolle nach einer Anleitung zu erstellen. Dabei kann durch die Formulierung eines möglichst präzisen Prompts (Anweisung an die KI) mit den Inhalten zur Zielgruppe, der Anzahl der Fragen, Schwierigkeitsgrad und Themenschwerpunkt ein entsprechendes Ergebnis erhalten werden.

> Zum Beispiel über chat.openai.com mit folgendem Prompt: »Erstelle mir ein Quiz zu Beginn einer Praxisanleitung im Rahmen der Fachweiterbildung Intensivpflege auf der Intensivstation mit 5 Fragen zum Umgang mit einen Hämofiltrationsgerät.«

#### Mögliche Sozialform:

Einzel-, Tandem- oder Gruppenarbeit.

### 12.4.14 Rollenspiel/Rollentausch

#### Wann (Bestandteile der Phasen einer Anleitung):

Durchführung.

#### Kurzbeschreibung:

Rollenspiele sind Teil des szenischen Spiels und dienen sowohl der Informationsvermittlung als auch -verarbeitung. Sie ermöglichen Perspektivenwechsel, Reflexion persönlicher Handlungsmuster und Emotionen sowie das Experimentieren in einem sicheren Raum in dem Fehler erlaubt sind. Dies fördert Lernprozesse und reduziert Fehler im beruflichen Alltag, insbesondere im direkten PatientInnenkontakt. Rollenspiele können in mehreren Kleingruppen durchgeführt werden, wobei klare Aufgabenstellungen wichtig sind und eine Spielleitung die Gruppen begleitet. Diese Methode eignet sich besonders zum Üben von Kommunikationssituationen mit fiktiven PatientInnen, um die Kommunikationsfähigkeiten von Auszubildenden oder Fachkräften zu verbessern und auf verschiedene PatientInnenszenarien vorzubereiten.

Über folgenden Link gibt es ergänzende Infos zum Thema Rollenspiele im Pflegeunterricht:

https://unterrichtsgestaltung-mit-medien.de/auflage-2/gespraechsfuehrung-lernen-mit-digitalen-rollenspielen/

Auch der Einsatz von KI Tools kann bei der Erstellung von Rollenspielen hilfreich sein. Testen Sie selbst! Schreiben Sie folgenden Prompt in Chat-GPT und schauen Sie was passiert:

»Du bist eine erfahrene Praxisanleiterin bzw. ein erfahrener Praxisanleiter in der Pflege. Erstelle ein realistisches Rollenspiel für die Anleitung von Auszubildenden in der Pflege. Das Rollenspiel soll sich an einer typischen Pflegesituation orientieren, wie sie im Alltag einer stationären oder ambulanten Einrichtung vorkommt.

Bitte gib folgendes an:

- Thema der Pflegesituation (z. B. Grundpflege, Kommunikation mit dementen Menschen, Notfallmanagement)
- Ziel des Rollenspiels (z. B. Förderung der Kommunikation, Erkennen von Pflegeproblemen, korrektes Handeln im Notfall)
- Rollenbeschreibung (z. B. Pflegekraft, PatientIn, Angehöriger, KollegIn)
- Hintergrundsituation (kurze Fallbeschreibung)
- Ablauf des Rollenspiels (inkl. Einstieg, Verlauf, möglicher Wendepunkt)
- Fragen für die Reflexion im Anschluss

Nutze bitte ein praxisnahes Sprachniveau, damit sich die Auszubildenden gut in die Situation hineinversetzen können. Das Rollenspiel soll ca. 10–15 Minuten dauern und als Lerninstrument für PraxisanleiterInnen einsetzbar sein.«

#### Mögliche Sozialform:

Tandem- oder Gruppenarbeit.

### 12.4.15 Fantasiereise

#### Wann (Bestandteile der Phasen einer Anleitung):

Vorbereitung, Durchführung, Reflexion/Zusammenfassung, Pausengestaltung.

**Kurzbeschreibung:**

Die Phantasiereise ist eine ideale Abwechslung für den praktischen Unterricht. Dabei folgen die Lernenden mit geschlossenen Augen den verbalen Anleitungen der Lehrkraft, um sich in berufliche Szenarien oder entspannende Orte wie das Meer oder einen Berggipfel zu versetzen. Es ist wichtig, eine ruhige Atmosphäre und Pausen zwischen den Anweisungen zu gewährleisten, damit die Lernenden die mentalen Bilder formen können. Die Methode sollte nicht zu lang oder zu fantasievoll sein, um die Konzentration der Lernenden zu halten. Am Ende der Phantasiereise können die Erfahrungen zunächst in einer Tandemdiskussion und anschließend in einem Plenum mittels eines Mindmaps, das die Erlebnisse visualisiert, besprochen werden.

**Mögliche Sozialform:**

Gruppenarbeit.

## 12.5 Literatur


Bensmann, K., & Schwermann, M. (2022). Leitlinie Simulation als Lehr-Lernmethode - Vollständige Überarbeitung der SimNAT Pflege e.V. Leitlinie 2020. (S. P. e.V., Hrsg.) Fulda: SimNAT Pflege e. V.

Berkefeld et al. (2014). Lehrerhandbuch Altenpflege. Hamburg: Verlag Dr. Felix Büchner.

Chabrera, C., Dobrowolska, B., Jackson, C., Kasimovskaya, N., Kennedy, S., Lovric, R., . . . Cabrera, E. (2021). Simulation in Nursing Education Programs: Findings From an International Exploratory Study. Clinical Simulation in Nursing, 21(59), S. 23-31. doi:https://doi.org/10.1016/j.ecns.2021.05.004.

Dehnbostel, P. u. a.: Mitten im Arbeitsprozess: Lerninseln. Hintergründe – Konzeption – Praxis – Handlungsanleitung. Bielefeld 2001.

Gügel, M., & Kern, M. (2021). Aufbau eines Simlabs an einem Bildungszentrum. In A. Kerres, C. Wissing, & B. Wershofen, Skillslab in Pflege und Gesundheitsfachberufen: Intra- und interprofessionelle Lehrformate (S. 35-48). Berlin: Springer.

International Nursing Association for Clinical Simulation and Learning. (2021). Healthcare Simulation Standards of Best Practice: With the support and input of the global community. Chicago: INACSL.

Radl, K. S., Breznik, M., & Wilhelmer, I. (2022). Simulation in der Ausbildung von Gesundheitsberufen. Wien: Facultas.

Reichl, K. (2023). Eine empirische Analyse zum Theorie-Praxis-Transfer in der beruflichen Ausbildung zur Anästhesietechnischen Assistenz mit Hilfe on High Fidelity Simulationen und Virtual Reality Szenarien. Hamburg: Hamburger Fern-Hochschule.

Schröppel, H. (2021). Theoretische Grundlagen zur Methode. In A. Kerres, C. Wissing, & B. Wershofen, Skillslab in Pflege und Gesundheitsberufen - Intra und interprofessionelle Lehrformate (S. 13-34). Berlin: Springer.

Schmal, J. (2014). Probleme konstruieren und lösen lassen. Die Methode der Problembasierten Praxisanleitung. PADUA 9(3): 159–162.

Schmal, J. (2016). Unterrichten und Präsentieren in Gesundheotsfachberufen. Methodik und Didaktik für Praktiker. Berlin: Springer-Verlag.

Steinacker, A., Kreiss, V., & Herchet, D. (2022). Simulationsszenarien für Aus- und Weiterbildung in der Pflege. Berlin: Springer.

Tonapa, S. I., Mulyadi, M., Ho, K., & Efendi, F. (2023). Effectiveness of using high-fidelity simulation on learning outcomes in undergraduate nursing education: systematic review and meta-analysis. European Review for Medical and Pharmacological Sciences, 27(23), S. 444-458.

# 13 »Meta Hospital« – Beste Praxis dank Virtual Reality

*Laraine Redmond Möhle*

Tauchen Sie ein in die Zukunft des Gesundheitswesens. Von Virtual Reality über digitale Transformation bis zu wegweisenden Studienergebnissen – Ihr Wegweiser in eine revolutionäre Ära des »Meta Hospital« Virtual Reality Training Center für Gesundheitsberufe.

Es freut mich immer wieder, dass Gesundheitsverantwortliche ein großes Interesse an der Erkundung von Virtual Reality (VR) zeigen. Gleichzeitig wird dabei deutlich, dass es noch viele Möglichkeiten zur Aufklärung und Vertiefung auf diesem Gebiet gibt.

Digitalisierung zielt darauf ab, analoge Prozesse in digitale umzuwandeln, während digitale Transformation einen umfassenderen Wandel bedeutet – nicht nur technologisch, sondern auch in Bezug auf Geschäftsmodelle und Arbeitsweisen.

Welche wichtige Rolle dabei Virtual Reality spielt, darf ich Ihnen in diesem Kapitel näherbringen.

## 13.1 Ursprung »Meta Hospital«

Die Kurzform »Meta« kommt von Metaversum. Das Metaversum ist wie ein riesiges digitales Universum, in dem Menschen online interagieren. Hier erstellen, teilen und erleben sie gemeinsam Inhalte in virtuellen Welten. Es verbindet verschiedene Plattformen, Spiele und soziale Räume zu einem großen, vernetzten Raum. Es ist eine erweiterte, gemeinsame Online-3D-Wirklichkeit.

Wie und ob wir Menschen dieses geplante riesige digitale Universum nutzen werden, ist noch ungewiss. Was jedoch bereits heute aktiv von einzelnen oder Gruppen genutzt wird, sind sogenannte Virtual Reality (VR) Aktivräume für Spiele und Unterhaltung.

Einer dieser Aktivräume soll »das« Virtual Reality (VR) Trainingscenter für alle Gesundheitsberufe werden. Dieses Vorhaben heißt »Meta Hospital«. Hier werden Fachkräfte-Profis entwickelte best-practive-Arbeitsabläufe trainiert. Zugänglich sind diese Lernsequenzen für Aus- und Weiterzubildende über VR-Brillen, ermöglicht durch orts- und zeitunabhängigen Zugriff. Die Trainings sind bildungsstufengerecht gestaltet, um sowohl im Bildungssystem als auch in der Praxis anwendbar zu sein. Die Auswahl der verfügbaren Trainings obliegt einer Interessensgruppe aus dem Gesundheitswesen, zu der auch Sie gehören können.

Durch die Stärkung der Basisroutine soll mehr wertvolle Zeit mit den Ausbildedenn verbracht werden können. Ziel ist es, das Gesundheitswesen effizient und stark zu machen, damit die Qualität der Gesundheitsversorgung auf einem hohen Niveau gehalten werden kann.

Als unsere Firma im Jahr 2015 mit Virtual Reality (VR) Trainings für komplexe Chirurgische Eingriffe beschäftigt war, haben wir uns oft gefragt, warum dieses »nur« für die Chirurgenrolle ausgelegt wird. Als wir bei unseren Medtech-Kunden nachgefragt haben, warum dies so sei, war die Antwort, dass Chirurgen die Key Opinion Leader im Krankenhaus sind und demnach für die Produktwahl mitverantwortlich sind.

Aus der Sicht des KundInnen machte das natürlich sehr viel Sinn. Aber logisch war das natürlich nicht. So zeichnet sich im OP keine One-Man-, respektive One-Women-Show, sondern ein ganzes Team ist für einen erfolgreichen Ablauf verantwortlich.

Wenn wir dann weiter herauszoomen, erkennt auch eine nicht kundige Person, dass das Ausmaß einer guten Bildung für ein top PatientInnenwohl viel weiter weg von »lediglich« einer OP ist – bitte nicht falsch verstehen, die OP ist wichtig, aber eben nur ein Teil im Puzzle. So ist die Idee von »Meta Hospital« Virtual Reality (VR) Trainingscenter für Gesundheitsberufe entstanden.

## 13.2 Eine Reise in die sehr nahe Zukunft

Begleiten sie mich in die erstaunliche Zukunft des Gesundheitswesens zwischen 2025 und 2030, geprägt von einer fortschrittlichen digitalen Transformation.

- Zentralisierte PatientInnenenakten ermöglichen uns einen schnellen Zugriff auf Informationen, die die Diagnose und Behandlung beschleunigen.
- Künstliche Intelligenz analysiert einerseits medizinische Bilder und Muster und erkennt andererseits Trends in großen PatientInnendaten, um präventive Maßnahmen vorzuschlagen.
- Robotik-assistierte Chirurgie unterstützt bei komplexen Eingriffen und ermöglicht präzisere Ergebnisse.
- Echtzeit-Kommunikation zwischen verschiedenen Fachleuten macht die Zusammenarbeit effizient.
- Die digitale Medikamentenverwaltung trägt dazu bei, dass weniger Fehler bei der Medikamentenausgabe gemacht werden.
- Medizinische Geräte, an denen PatientInnen angeschlossen sind, können Vitalparameter in Echtzeit überwachen und Meldung erstatten, wenn sich etwas verändert.
- Sensoren in Augmented Reality (► Kap. 13.3.1) Brillen sorgen für freie Hände in der Lagerbewirtschaftung und eine fortgeschrittene Automatisierung im Bestellwesen.
- Extended Reality (XR) ist der Sammelbegriff für Augmented Reality (AR) und Virtual Reality (VR). Diese Technologien können in der Ausbildung von medizinischem Fachpersonal eingesetzt werden oder bei der Therapie und Rehabilitation von PatientInnen unterstützend wirken.

All diese digitalen Meilensteine können unser Gesundheitswesen in naher Zukunft entlasten und das PatientInnenwohl erhöhen. Mein Fachgebiet ist die Virtual Reality für die praxisorientierte Schulungen von Fachkräften im Gesundheitswesen.

## 13.3 Die verschiedenen Realitäten

In meiner Tätigkeit begegne ich immer wieder Menschen, die sich mit dem Thema Virtual Reality noch nicht viel auseinandergesetzt haben. Damit schnell Verständnis geschaffen werden kann, hilft die Erklärung, wo zwischen Realität und digitaler Welt, Augmented Reality (AR) und Virtual Reality (VR) zu finden sind und welche Hardware jeweils dafür eingesetzt wird.

Für diejenigen Leser, die ihr Wissen auffrischen möchten, habe ich eine Skizze gezeichnet. Sie zeigt das Kontinuum zwischen der echten Realität und der digitalen Realität (▸ Abb. 13.1).

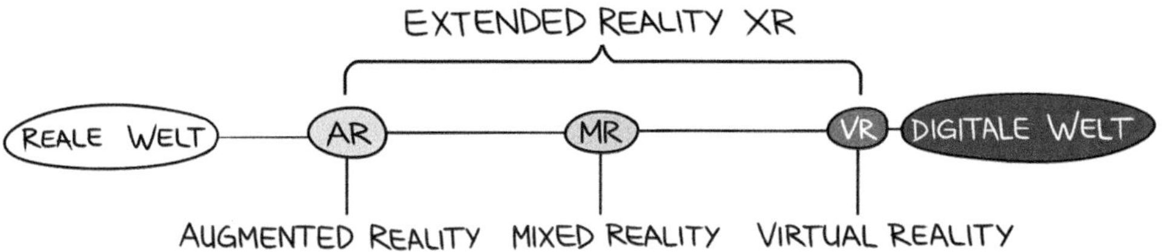


**Abb. 13.1:** Skizze des XR-Kontinuums (eigene Darstellung der Autorin).

### 13.3.1 Augmented Reality (AR)

In der Augmented Reality (AR) werden virtuelle Informationen und Objekte der realen Welt überlagert. Diese Erfahrung bereichert die reale Welt mit digitalen Details wie Bildern, Text und Animationen, auf die mittels AR-Brille oder über Bildschirme, Tablets und Smartphones zugegriffen wird. Die Nutzer sind nicht von der realen Welt isoliert, können interagieren und sehen, was sich vor ihnen abspielt.

Ich bin ein großer Fan der AR-Brille. Es gibt viele verschiedene Geräte, die in der Freizeit nützlich sind, und solche, die im beruflichen Alltag erfolgreich eingesetzt werden. Nehmen wir eine Profi-AR-Brille für die Arbeit. Sie verfügt über eine Batterie, eine SIM-Karte, eine großartige Kamera und diverse Sensoren. Dennoch ist sie leicht und kann auch länger getragen werden. Zwischen Brillenglas und Auge ist ein durchsichtiges Display eingebaut, welches Informationen visuell anzeigt. Befehle werden über eine Spracherkennungs-Assistenz eingegeben. So können wir über unsere Stimme Befehle mitteilen, ohne einen Text einzutippen oder etwas zu halten. Noch während wir Blickkontakt zu PatientInnen halten, erhalten wir audiovisuelle Informationen. Ist das nicht großartig? Diese AR-Brillen werden oft in Situationen hilfreich eingesetzt, wo freie Hände wichtig sind, ideal für den High-Care-Bereich, wo diese Situation meist der Fall ist.

### 13.3.2 Virtual Reality (VR)

Virtual Reality (VR) lässt Nutzer im Gegensatz zur AR vollständig in eine simulierte digitale Umgebung eintauchen. Wenn eine VR-Brille aufgesetzt wird, schauen wir auf ein Display. Alles, was wir sehen, ist digital. Es gibt zwar eine Kamera, die die echte Umgebung filmen kann und, wenn es Sinn macht, das Bild einblendet; das Bild ist jedoch zu 100 % digital. In der Brille sind auch Kopfhörer integriert, die Audio abspielen können.

Zu VR-Brillen gehören meist VR-Controller. In diesen Controllern gibt es Bewegungssensoren, die mit der VR-Brille verbunden sind. Dieses Zusammenspiel ermöglicht eine präzise Positionserkennung im Raum. Damit wir in der digital geschaffenen Welt berühren und fühlen können, geben die Controller Vibrationen ab, welche ein möglichst realistisches physisches Feedback simulieren sollen. Dieses Feedback ist nicht mit einer echten Lebenserfahrung zu vergleichen, und das muss es auch nicht. Es gibt VR Simulatoren in der Chirurgie, von denen berichtet wird, dass sie sich erstaunlich lebensecht anfühlen, und es dauert nicht mehr lange, bis diese Simulationen fast nicht mehr von dem echten Erlebnis unterschieden werden können.

Die Vielseitigkeit von VR-Brillen ermöglicht eine breite Anwendbarkeit. Von fantastischen Landschaften bis hin zu realen Orten können NutzerInnenin die immersive virtuelle Welt eintauchen. Neben der Unterhaltung (z. B. Freizeit und Gaming) wird VR am zweithäufigsten in der Medizin und im Gesundheitswesen eingesetzt. So kommt VR vor allem für Bildung und im beruflichen Training zum Zug.

Das sind zwei Fakten, die dafürsprechen, dass Ihr Alltag in Zukunft von dieser Technologie begleitet wird. »VR The World, VR The Future« singe ich hier mit einem leichten Augenzwinkern.

### 13.3.3 Mixed (MR) gleich Extended Reality (XR)

Extended Reality (XR) bezeichnet die Integration von realen und virtuellen Umgebungen sowie Mensch-Maschine-Interaktionen. XR fungiert gewissermaßen als »Sammelbecken« für verschiedene repräsentative Formen wie Augmented Reality (AR) und Virtual Reality (VR), einschließlich der dazwischenliegenden Bereiche Mixed Reality (MR). Während AR digitale Informationen über die reale Welt legt, ermöglicht XR auch vollständig immersive Umgebungen, in denen reale und virtuelle Elemente nahtlos interagieren. Diese Verschmelzung wird durch den Einsatz von Computertechnologie und Wearables ermöglicht. XR schafft ein multisensorisches Erlebnis, bei dem die Grenze zwischen Realität und simulierter Welt verschwimmt. In High-Care-Bereichen wie der Intensivmedizin kann XR beispielsweise bei der Schulung von Fachpersonal, der Visualisierung komplexer PatientInnendaten oder der Fernunterstützung während Eingriffen genutzt werden. Apple und Microsoft setzen den Fokus ihrer Geräte auf XR.

## 13.4 Das immersive Erlebnis

Was macht VR so großartig? Oft hören Sie den Begriff Immersion, wenn es um VR geht. Immersion bedeutet, dass die Nutzenden die reale Umgebung vorübergehend vergissen und in die digitale Welt abtauchen. Keine Ablenkung durch andere Personen, durch Smartphones und durch das Internet. So ist die Person voll bei der Sache und sehr konzentriert. Das hat einen gewaltigen Vorteil zu anderen Lernmethoden wie Frontalunterricht oder Online-Learning. Eindrückliche Zahlen hierzu können Sie ▸ Kap. 13.7 entnehmen.

Die Brille ist ein kleiner Tausendsassa. So kann sie, wenn die ProgrammiererInnen dies vorgesehen haben, die Anwendungen in jede beliebige Sprache wiedergeben und noch viel mehr. Damit Sie sich für Ihren Bereich das besser vorstellen können, schwenken Sie kurz in den Alltag Ihres Arbeitsbereiches hinüber.

## 13.5 Von unvorbereitet zu vorbereitet

Stellen Sie sich eine konkrete, übliche Instruktionssituation für Ihren Arbeitsbereich vor. Täglich werden Mitarbeitende von routinierten Fachkräften instruiert, wöchentlich wird Best-Practice-Wissen für Standards und Ausnahmesituationen vermittelt. Dies beinhaltet auch das korrekte Handling von Geräten, den Umgang und die Kommunikation mit den PatientInnen sowie die Sicherstellung eines professionellen Austauschs mit interprofessionellen Schnittstellen. Es wird viel Zeit dafür aufgewendet. Zeit ist in unserer Epoche des Fachkräftemangels ein kostbares Gut. VR-Trainings können unsere Fachkräfte nachhaltig entlasten und unsere Aus- und Weiterzubildenden stärken.

VR-Trainings sollen kein Training am Phantom oder Training zusammen mit Praxisanleitenden in realen Situationen ersetzen, sie können das Basiswissen und die Basisroutine festigen und somit den Austausch direkt auf einem qualitativ höheren Niveau stattfinden lassen. Es soll mehr Zeit für die wichtigen Details und die aktuelle Situation geben.

Zurück in Ihren Berufsalltag: Ich habe Sie am Schluss des letzten Kapitels gebeten, eine konkrete, übliche Instruktionssituation für Ihren Arbeitsbereich vorzustellen. Jetzt digitalisieren wir diese für Sie und packen sie auf eine VR-Brille. Das klingt jetzt super einfach, und das soll es für Sie am Schluss auch sein – dafür sollten alle VR-EntwicklerInnen sorgen. Brille auf und los[2]. Die Lernenden können zeit- und ortsunabhängig jeden Schritt und jede relevante Interaktion ihrer Lernsequenz trainieren. Wenn ihre Alphütte Strom und Internet haben, hindert sie sogar nichts daran, ihr Training umgeben von würziger Bergluft und fröhlichem Kuhgemuhe zu absolvieren. Das ist heute schon möglich.

In meiner Tätigkeit erlebe ich oft wie Menschen unterschiedlichen Alters erstmals mit einem VR-Training in Kontakt kommen. Es dauert etwa fünf Minuten für »Frischlinge«, um sich mit der Technologie vertraut zu machen. Der größte Moment der Freude für mich findet dann statt, wenn die trainierende Person in einen Flow kommt. Dies passiert bei Fachkräften immer. Sie sind sehr schnell in »ihrer« Welt und vergessen, dass ich noch da bin.

Von Gamern inspiriert können wir Lernende bildungsniveaugerecht ausbilden. Der Aufbau in unterschiedliche Niveaustufen kann in Best-Practice-Lernsequenzen viel Sinn machen. Dies wurde durch die Game-Industrie inspiriert. Die fortschrittliche Software, die es benötigt, um Anwendungen für VR zu programmieren, ist von dieser Branche stark geprägt. Mein Dank geht hier an alle »Gamer«, die fleißig in ihre Lieblingsbeschäftigung investieren, so profitiert auch das Gesundheitswesen von VR-Spielen.

Das Schöne am VR-Training ist, dass wir so oft wie wir möchten einzelne Stellen oder ganze Trainings repetieren können. Wir dürfen Fehler machen. Es ist kein Menschenleben in Gefahr und keine ArbeitskollegInnen sind verärgert, wenn wir wieder vergessen haben, was uns gelehrt wurde. Wir nehmen uns so viel Zeit wie wir mögen und wiederholen so oft, bis wir uns sicher fühlen. Da das gesamte Setting digital ist, sparen wir Ressourcen.

2 Anmerkung: In der Realität entwickeln erfahrene VR-Lernsequenzen-Produzierende und Gesundheitswesen-Profis diese Programme zusammen und lassen sie von Fachkräften validieren. Dies sichert ein nachhaltiges Training.

## 13.6 Sinnvoll und Ressourcen schonend auch für die Intensivpflege

Die Integration von VR in die Ausbildung von Intensivpflegenden kann mehrere Vorteile bieten und gleichzeitig bestimmte Ressourcen im Vergleich zur realen Lernumgebung einsparen. Berücksichtigt wurden Solo-Trainings (kein Multi-Personen-Training) von Best-Practice-Lernsequenzen (nachfolgend VR-Ausbildung genannt).

Hier ein paar Vorschläge für Ihren Arbeitsbereich:

- *Simulierte PatientInnen und Szenarien:* In der VR-Ausbildung können intensive Pflegeszenarien und komplexe medizinische Zustände simuliert werden, ohne auf tatsächliche PatientInnen angewiesen zu sein. Dies ermöglicht es den Pflegenden, in einer sicheren Umgebung zu üben, ohne das Risiko für echte PatientInnen.
- *Verfügbarkeit von Hochtechnologie-Geräten:* Virtuelle Schulungen ermöglichen den Zugang zu teuren oder spezialisierten medizinischen Geräten, die möglicherweise nicht immer in der realen Lernumgebung verfügbar sind. Dies ermöglicht den Pflegenden, sich mit fortschrittlichen Technologien vertraut zu machen.
- *Flexibilität bei Schulungszeiten und -orten:* VR-Ausbildung bietet die Möglichkeit, zu jeder Zeit und an jedem Ort zu üben, ohne auf bestimmte Schulungsräume oder Zeiten angewiesen zu sein. Dies kann zu einer effizienteren Nutzung der Zeit der Pflegenden führen.
- *Reduzierung von Material- und Sachkosten*: Die Notwendigkeit von physischen Materialien, Verbrauchsmaterialien und teurer medizinischer Ausrüstung für die Schulung wird in der virtuellen Umgebung verringert. Dies kann zu erheblichen Kosteneinsparungen führen.
- *Reduzierung von Reisekosten:* Virtuelle Schulungen können dazu beitragen, Reisekosten zu minimieren, da die Pflegenden nicht an bestimmte Schulungsorte reisen müssen. Dies ist besonders relevant für Schulungen mit spezialisierten Inhalten.
- *Wiederholbare Szenarien:* In der VR können Pflegende bestimmte Szenarien so oft wiederholen, wie nötig, um ihre Fähigkeiten zu verbessern. In der realen Welt kann dies schwieriger sein, insbesondere wenn es um seltene oder kritische Fälle geht.
- *Möglichkeit zur Fehleranalyse und Verbesserung:* VR ermöglicht es, die Leistung der Pflegenden genau zu analysieren, Fehler zu identifizieren und gezielte Schulungsmaßnahmen zu ergreifen. Dies fördert das individuelle Lernen und die kontinuierliche Verbesserung.
- *Skalierbarkeit für verschiedene Schulungsniveaus:* Virtuelle Schulungen können leicht an verschiedene Erfahrungsstufen angepasst werden, von Anfänger- bis Fortgeschrittenenkursen. Dies ermöglicht eine skalierbare und maßgeschneiderte Ausbildung.

Auch hier möchte ich nochmals nachlegen, dass, obwohl VR-Training viele Ressourcen optimieren kann, es wichtig ist zu beachten, dass es nicht den menschlichen Aspekt der Pflege und die praktische Erfahrung in der realen Umgebung ersetzt. VR soll als eine Ergänzung zur traditionellen Schulung fungieren.

## 13.7 Studienergebnisse zu VR-Trainings

Ich werde Ihnen zwei Studien näherbringen. Beide repräsentieren Hard- und Softskills-Training und zeigen die Quintessenz des VR-Trainings.

**Studie 1: Vergleich von Lernmethoden**

In der ersten Studie (Logishetty, Rudran & Cobb, 2019) geht es um den gesamten Ablauf einer anterioren Hüftgelenksersatz-OP, die für die Ausbildung von ChirurgInnen entwickelt wurde. Das Besondere an dieser Studie war, dass es sich um Pionierarbeit der Entwickler der Firma Pixelmolkerei AG aus der Schweiz handelte, bei der ich Mitinhaberin bin. Diese Studie hat nicht nur für uns, sondern auch für die Zukunft dieser Technologie als ergänzende neue Lernmethode eine enorme Bedeutung.

Verglichen wurde die klassische Lernmethode mit dem VR-Training. Diese Studie wurde vom Imperial College London durchgeführt. Im Jahr 2016 wollten ChirurgInnen herausfinden, ob die VR Simulation einer spezifischen Operation im Vergleich zur klassischen Lernmethode einen Trainingsvorteil bietet. Mit dieser Frage hat sich das Imperial College in London befasst und unser Trainingsmodul während einer umfangreichen Studie geprüft. Das Training simuliert und lehrt den Arbeitsprozess einer Hüftgelenksersatz-OP mit einem anterioren Zugang, der es ermöglicht, das Hüftgelenk direkt ohne Durchtrennung von Muskulatur zu erreichen.

Es wurden 24 ausgebildete ÄrztInnen ausgewählt. Die Teilnehmenden wurden per Zufallsprinzip in zwei Gruppen eingeteilt. Die eine Gruppe wurde konventionell ausgebildet, das heißt, sie durften Fachliteratur lesen, an Vorlesungen teilnehmen, ExpertInnenvideos ansehen und Live-OPs verfolgen. Die andere Gruppe wurde einem reinen VR-Curriculum ausgesetzt. Das bedeutet, sie durften das VR-Training für die gesamte Dauer von sechs Wochen so oft wie möglich durchführen. Während des Trainings erhielten sie vom System Feedback zu ihrer Leistung, um sich stetig zu verbessern.

Nach den 6 Wochen wurden beide Gruppen geprüft. Die Teilnehmenden wurden einzeln eingeladen, die erlernte Prozedur an Körperspenden zu demonstrieren. Die Prüfung erfolgte durch ausgebildetes Fachpersonal, das unter anderem Folgendes überprüfte:

- Das Wissen über die Prozedur und die Schritte in der korrekten Abfolge.
- Die technischen Fähigkeiten, wie z. B. die korrekte Positionierung des Implantats und die korrekte Behandlung der Weichteile.
- Softskills, darunter die Entscheidungssicherheit der KandidatInnen, die Klarheit ihrer Kommunikation und ihre Führungsfähigkeiten.

*Ergebnis*
Das Ergebnis war noch aussagekräftiger als erwartet:

83 % aller Trainierenden mit VR konnten die Prozedur mit minimaler oder keiner Unterstützung durch das ExpertInnenteam durchführen.

Im Vergleich dazu konnte in der Gruppe, die ausschließlich konventionelle Lernmethoden anwendete, keine Person (0 %) die Prozedur mit minimaler oder keiner Unterstützung durchführen.

Beim Wissenstest war der schwächste Kandidat der VR-Gruppe immer noch besser als der stärkste der konventionell trainierten Gruppe.

*Fazit*
Ein Meilenstein der Pionierarbeit. Die Schweizer EntwicklerInnen konnten nun dank der Studie wissenschaftlich beweisen, dass ihr Virtual Reality (VR) Training im

Vergleich zur klassischen Lernmethode einen klaren Trainingsvorteil hat und dass diese aktive Lernmethode einen sehr hohen Nutzen für die Ausbildung hat.

**Studie 2: Förderung von Softskills**

In der zweiten Studie (Likens & Mower, 2022) geht es um die Förderung von klassischen Softskills. Die Studie wurde von PWC (Price Waterhouse Coopers) durchgeführt. Hierzu wurden Führungspersonen auf Integrative Führung geschult.

Die Integrative Führungsmethode ist stark auf Kommunikation aufgebaut. Sie betont den Austausch von Informationen, die Förderung offener Dialoge und die Schaffung eines Umfelds, in dem die Teammitglieder effektiv miteinander kommunizieren können. Die integrative Führung fördert eine offene und inklusive Kommunikationskultur, um eine effiziente Zusammenarbeit und eine positive Teamdynamik zu unterstützen.

Was ich in dieser Studie so spannend finde, ist der direkte Vergleich von Präsenzunterricht (Klassenzimmer), E-Learning (Interaktive Web-Applikation) und V-Learning (VR-Training).

Hierzu absolvierten ausgewählte Mitarbeitende einer Gruppe neuer Führungskräfte an 12 Standorten in den USA dieselbe Schulung.

*Ergebnis*

- Das VR-Training dauerte 4-mal kürzer als der Präsenzunterricht (30 Minuten versus 120 Minuten Klassenzimmer und 45 Minuten E-Learning)
- Die VR-Ausgebildeten hatten 275 % mehr Selbstvertrauen in sich, die erlernten Fähigkeiten direkt nach der Ausbildung anzuwenden
- Die VR-Ausgebildeten waren 3,75-mal mehr emotional eingebunden als jene im Klassenzimmer und erlebten die Lernsituation somit deutlich intensiver
- In der VR-Ausbildung wurden die Trainierenden deutlich weniger abgelenkt. Sie waren 4-mal fokussierter.

*Fazit*

VR- Training bindet uns emotional ein, wir sind fokussierter, selbstbewusster und sparen Zeit. VR kann eine wertvolle Ergänzung und Alternative zu der klassischen Lehrmethode sein.

## 13.8 Unterschiedliche Arten von Virtual Reality (VR) Trainings

Es gibt verschiedene Arten von VR-Trainings.

- *Geführtes VR-Training:* Es gibt Trainings, die nach einem festgelegten Ablauf absolviert werden. Varianten sind möglich, und es können verschiedene Levels und unterschiedlich starke Führung (Guidance) durch das Programm berücksichtigt werden.
- *Lehrer gesteuertes Training: Es* gibt Trainings, in denen Lehrpersonen benötigt werden, welche Lernsituationen individuell vorbereiten und während dem Training in Echtzeit in die Situation eingreifen und den Handlungsablauf (In-Situ-Training, z. B. von der Firma UbiSim) laufend anpassen können.
- *Solo- oder Multi-User Training:* Die häufigsten Trainings unterscheiden sich darin, ob sie für eine Person oder für mehrere Personen bestimmt sind. Im Fachjargon sprechen wir von Solo- oder Multi-User Training.
- *Aktive oder passive Rollen:* In VR-Trainings kann unterschieden werden, ob Teilnehmende aktiv ins Geschehen eingreifen und

Entscheidungen treffen (aktive Rolle) oder primär als Beobachtende fungieren (passive Rolle), um Abläufe kennenzulernen und zu reflektieren.

## 13.9 Technische Voraussetzungen

Wie wir wissen, braucht es für VR-Training VR-Brillen, Strom und Internet. Damit Trainierende mit mehreren Personen in einem Aktiv-Raum interagieren können, oder wenn ihre Lernkurve verfolgt werden soll, braucht es noch ein bisschen mehr:

- Eine VR-Training Sequenz, die eigens für diesen Zweck programmiert wurde
- Eine Usermanagementplattform/Host
- Eine 5G Internet Verbindung
- Einen schnellen Prozessor in der VR-Brille, der Echtzeitübertragung ermöglicht
- Einen sicheren Server, über den die Daten in Echtzeit ohne Latenz (Bild/Zeit Verzögerung) jeweils auf die Multi-User verteilt werden

## 13.10 Mobile VR vs. PC VR

Auch die Hardware spielt eine Rolle. Es gibt Mobile VR und PC VR. Der Vorteil von Mobile VR im Vergleich zu PC VR liegt in seiner Mobilität und Flexibilität, da mobile VR-Plattformen oft drahtlos und unabhängig von externen Geräten sind. Dies ermöglicht eine einfachere Nutzung in verschiedenen Umgebungen ohne Einschränkungen durch Kabel oder stationäre Hardware. Ein Nachteil von Mobile VR im Vergleich zu PC VR ist die begrenzte Rechenleistung und Grafikqualität auf mobilen Geräten, was zu weniger immersiven visuellen Erfahrungen führen kann.

Hinweis: Diese Bezeichnungen sind noch nicht standardisiert, und die Terminologie kann je nach Branche, Bildungsbereich oder Anbieter variieren.

## 13.11 Schlusswort und Zusammenfassung

Wir möchten im Bereich VR-Trainings für Fachkräfte eine Gesamtlösung für die Gesundheitsbranche anbieten. Ist das sinnvoll? Ja. Warum? Weil wir nicht hundert verschiedene Lösungen möchten, die unseren Alltag noch zusätzlich verkomplizieren. Soll diese aktive Lernmethode durch alle Stufen der Aus- und Weiterbildung integriert werden? Ja, unbedingt, und nicht nur das. Sie soll auch für das Onboarding neuer Mitarbeitenden oder jener Mitarbeitenden, die eine Auszeit hatten, möglich sein.

Im Alltag gibt es interprofessionelle und interdisziplinäre Schnittstellen. Sollen wir diese in den VR-Trainings auch integrieren? Ja, weil wir alltagstaugliche Lernsequenzen trainieren wollen. Alles andere wäre unlogisch im Zeitalter des Fachkräftemangels.

Sollen Soft- und Hard-skills gelehrt werden? Wenn ein Handlungsablauf Kommunikation und zwischenmenschlichen Umgang verlangt, dann wäre es toll, wenn wir dies auch so üben können. Sollen pflegende Angehörige und die mobile Pflege ebenfalls abgedeckt werden? Das ist eine rhetorische Frage. Klar doch.

Geführtes Training oder gesteuertes Training? Schnell und effizient soll es sein. Wir möchten unabhängig die für uns relevanten Standards und Spezialfälle trainieren können. Somit macht in diesem Fall das geführte Training mehr Sinn. Sollen die Trainings an einem Ort und zu einer Zeit stattfinden? Wir möchten flexibel dort und dann lernen, wenn es passt und solange, bis wir uns sicher fühlen. Das hilft uns Ängste abzubauen und entspannt auf die aktuelle Situation einzugehen.

Wäre es für die Karriere hilfreich, wenn die Trainings auf einem Zertifikat ausgewiesen würden – so wie bei Cambridge English? Ja, das wäre super, das würde sich in unseren Curricula toll machen.

Zum Zeitpunkt der Veröffentlichung dieses Buches haben sich Ausbildungszentren und Gesundheitsinstitutionen bereit erklärt, bei den ersten Standard-Trainingssequenzen mitzuwirken. Auch wurden Gespräche mit Interessierten in der DACH-Region geführt. Diese sollen die Basis für die größere Skalierung des Großvorhabens sicherstellen. Für die Gesamtfinanzierung des Vorhabens laufen Gespräche mit Investoren. Die Interessensgruppe steigt.

»VR the future!«

**Mehr dazu unter:**

www.meta-hospital.ch

## 13.12 Literatur

Logishetty, K., Rudran, B., & Cobb, J. P. (2019). Virtual reality training improves trainee performance in total hip arthroplasty: a randomized controlled trial. *The bone & joint journal, 101-B* (12), 1585–1592. https://doi.org/10.1302/0301-620X.101B12.BJJ-2019-0643.R1.

Likens, S. & Mower, A., (2022). What does virtual reality and the metaverse mean for training? Letzter Zugriff am 02.01.2024 unter: https://www.pwc.com/us/en/tech-effect/emerging-tech/virtual-reality-study.html

# 14 Einsatz von digitalen Tools in der Berufsbildung am Lernort Praxis

*Marco Stauffacher-Birrer*

## 14.1 Einleitung

Der Berufsalltag hat sich in den letzten Jahren unter dem Einfluss von Computern, dem Internet und Smartphones stark verändert. Die einen verunsichert diese Entwicklung, die anderen sehen darin neue Möglichkeiten für das Lehren und Lernen. E-Learning und damit einhergehend die Digitalisierung der Arbeitswelt ist in aller Munde und wird als die Neuerung der letzten Jahre in der pädagogischen Landschaft mit schier unbegrenzten Möglichkeiten angepriesen.

Es gibt gleich mehrere Argumente, welche für den Einsatz von digitalen Medien im Lehr-/Lernalltag sprechen:

- *Lernargument:* Der Einsatz digitaler Medien im pädagogischen Kontext bietet nicht nur ein erweitertes Spektrum des Wissenserwerbs, sondern fördert auch das Lernen auf mehreren Ebenen. Vor allem die Anpassungsfähigkeit dieser digitalen Lernsysteme eröffnet uns die großartige Gelegenheit, den individuellen Bedürfnissen und Potenzialen der Lernenden gerecht zu werden.
- *Lebensweltargument:* Die Schule sollte ein Spiegelbild unserer Gesellschaft sein. In einer Zeit, in der die digitale Landschaft allgegenwärtig in der Lebenswelt unserer SchülerInnen ist, wäre es ein Versäumnis, diese nicht im Bildungsalltag zu integrieren. Durch den Einbezug von E-Learning-Modulen honorieren wir nicht nur die aktuelle Lebenswelt, sondern stärken zugleich ihre Kompetenzen in diesem wichtigen Bereich.
- *Zukunftsargument:* In unserer heutigen digitalisierten Gesellschaft sind digitale Medien nicht nur Konsumgüter, sondern grundlegende Kommunikationsmittel. Plattformen wie WhatsApp, Facebook oder Instagram sind nur Spitzen eines umfangreichen Eisbergs, in dem sich unsere Lernenden bewegen. Ist es nicht folgerichtig und sogar geboten, diese Medien als wertvolle Instrumente ins Bildungsszenario zu integrieren?
- *Effizienzargument:* Durch die Integration von E-Learning-Modulen können Bildungsprozesse nicht nur diversifiziert, sondern auch effizienter gestaltet werden. Werkzeuge wie digitale Pinnwände oder webbasierte Befragungsinstrumente sind beispielhafte Indikatoren dafür, wie technologische Fortschritte den Lernalltag bereichern und optimieren können.

Dieses Kapitel wendet sich an jene Ausbildungsverantwortlichen, die sich auf den Pfaden des E-Learnings begeben und erste Schritte in diesem Bildungsbereich wagen möchten. Unabhängig von Ihrem derzeitigen Standpunkt im E-Learning-Universum wird dieses Kapitel Sie zu neuen Methoden inspirieren.

Für das erfolgreiche Gelingen der »Mission« E-Learning sind nicht nur eine technische Infrastruktur – inklusive WLAN, Computern, Tablets, Smartphones und dergleichen – vonnöten, sondern vor allem ein zentrales Element: Unser Wille, uns dem E-Learning-Projekt zu widmen, den Mut zu haben, Neuland zu betreten, Experimente zu wagen und eventuell auch einmal Rückschläge zu erleiden. Aus solchen Erfahrungen entstehen neue Ideen und vielfältige Möglichkeiten, die Wissensvermittlung weiterzuentwickeln.

## 14.2 Tipps, Tricks & Ratschläge

Für den gelungen Einsatz von E-Learning Tools wurden an dieser Stelle Tipps zusammengetragen, die sich in der beruflichen Praxis als besonders wertvoll herausgestellt haben. Nur wenn E-Learning das Interesse anfacht und konstant aufrechterhält, kann ein erfolgreiches Lernen gewährleistet werden. Die nachstehenden Ratschläge sollen Ihnen als Wegweiser dienen, um die besten Vorgehensweisen für Ihre digitalen Unterrichtseinheiten zu ergründen.

**Rat 1: Ein tiefes Verständnis des Werkzeugs**

Wählen Sie lediglich solche Instrumente für Ihre Lehreinheiten, bei denen Sie sich sicher und überzeugt fühlen. Erforschen Sie das jeweilige Werkzeug intensiv und erkennen Sie potenzielle Tücken. Die Schwierigkeiten, auf die Sie stoßen, werden vermutlich auch Ihre Lernenden herausfordern. Je versierter Sie mit dem Tool sind, desto reibungsloser verläuft die Lerneinheit.

**Rat 2: MeisterInnen fallen nicht vom Himmel**

Die Arbeit mit digitalen Lehrmitteln verlangt sowohl von Lehrenden als auch von Lernenden Geduld und Übung. Mit wachsender Vertrautheit offenbaren sich neue didaktische Möglichkeiten. Beginnen Sie mit bewährten Methoden und steigern Sie dann allmählich den Anspruch.

**Rat 3: Ein Alternativplan**

Halten Sie stets einen Plan B bereit. Technische Unwägbarkeiten oder unerwartete Umstände erfordern Flexibilität. Ein solider Notfallplan kann Stress vermindern und Kontinuität sichern.

**Rat 4: Motivationsabwägung**

Nicht jede Lernenden Gruppe reagiert identisch auf digitale Lehrmethoden. Es ist von Nöten, den goldenen Mittelweg zwischen Technikbegeisterung und Skepsis zu finden.

**Rat 5: Kosten-Nutzen-Verhältnis**

Manchmal ist die althergebrachte Methode schlichtweg effizienter. Wägen Sie sorgfältig ab, ob der Einsatz digitaler Medien in jedem Kontext sinnvoll ist.

**Rat 6: Freude am Lernen**

Viele E-Learning-Tools haben einen spielerischen Charakter, welcher den Lernprozess auflockern und beleben kann. Die Emotionalität, die ein inspirierendes Tool hervorrufen kann, ist ein Bereicherungsfaktor.

**Rat 7: Rückmeldungen einholen**

Regelmäßiges Feedback der Lernenden gewährt neue Perspektiven und verhindert den Verlust der Objektivität.

**Rat 8: Kombinierte Lehrmethoden**

Ein reiner E-Learning-Ansatz wäre illusorisch. »Blended Learning«, eine Mischung aus traditionellen und digitalen Lehrmethoden, bringt Rhythmus und Vielfalt in den Unterricht.

**Rat 9: Qualität statt Quantität**

Beschränken Sie sich auf wenige, aber effiziente Tools, um den Lernenden eine kontinuierliche Übungsphase zu ermöglichen. Das Repertoire kann je nach Bedarf und Interesse schrittweise erweitert werden.

**Tipps & Tricks**

Viele Wege führen bekanntlich nach Rom. Genauso ist es bei der Umsetzung einer E-Learning- Einheit. Es gibt nicht den einzigen richtigen Weg. Hier lediglich eine Möglichkeit, die sich im Alltag bewährt hat (► Tab. 14.1).

**Tab. 14.1:** Planung (eigene Darstellung).

| Schritte | Inhalte |
|---|---|
| 1. Werkzeug/Tool auswählen | Starten Sie Ihr Projekt beim Werkzeug. Welches Tool verstehen Sie? Fühlen Sie sich wohl mit dem Tool? Ist die Infrastruktur der Schule geeignet für die Anwendung? |
| 2. Möglicher Einsatz | Unterrichtseinheiten haben Sie bestimmt jede Menge bereits fertig aufbereitet. Überlegen Sie sich, wo sich das ausgewählte Tool am besten integrieren ließe. |
| 3. Planung/Gestaltung/ Integration | Einmal erstellte Unterrichtseinheiten müssen nicht zwingend von Grund auf neu konzipiert werden. Je nach Tool müssen aber einzelne Aufgaben neu gestaltet oder etwas umgeplant werden. Kreativität ist gefragt! |
| 4. Stolpersteine | Überlegen Sie sich, wo mögliche Schwierigkeiten bei der Durchführung der Einheit auftauchen könnten. Bedenken Sie: Probleme, die bei der Erarbeitung bei Ihnen aufgetreten sind, kommen auch bei den Lernenden vor (Infrastruktur, Login, Verständlichkeit usw.). |
| 5. Durchführung/Evaluation/ Optimierung | Die erste Durchführung einer neuen E-Learning-Einheit ist immer ein Experiment. Führen Sie diese Einheit mit einer technikaffinen Gruppe durch. Evaluieren Sie die Einheit. Was lief gut, was muss noch optimiert werden? |

## 14.3 Tools

Es gibt eine schier unendliche Fülle an digitalen Werkzeugen, welche zur Wissensvermittlung genutzt werden können. Hier einen Überblick zu haben ist unmöglich, zumal fast täglich neue Tools erscheinen und auch genauso schnell wieder vom Markt verschwinden.

Im folgenden werden vier Tools vorgestellt, welche sich seit Jahren bewährt haben und gleichzeitig vielseitig einsetzbar sind.

### 14.3.1 Padlet

Padlet (www.padlet.com) präsentiert sich als ein raffiniertes, kostenfreies E-Learning-Instrument, das die digitale Kreation von Tafeln ermöglicht. Diese Tafeln erlauben die Integration und flexible Anordnung diverser Medieninhalte wie Texte, Grafiken und Videos, wodurch Themengebiete visuell ansprechend und strukturiert dargestellt werden können.

Dank der ausgefeilten, benutzerfreundlichen Struktur bietet Padlet sowohl für PädagogInnen als auch für Lernende eine ideale Plattform. Es transformiert kollaboratives Arbeiten in eine mühelose Erfahrung. Das Instrument ist mit allen gängigen mobilen Endgeräten kompatibel, und für iOS sowie Android stehen maßgeschneiderte Applikationen bereit, die eine mobile Bearbeitung ermöglichen.

**Anwendungsszenarien**

- *Projektarbeit:* Als kollektiver Arbeitsraum eignet sich Padlet ideal zur Projektvorbereitung und -ausarbeitung.
- *Diskussionen & Brainstorming*: Echtzeit-Diskussionen, Meinungsaustausch oder kreative Brainstorming-Sitzungen werden visuell ansprechend und interaktiv gestaltet.
- *Quiz und Rätsel*: Mithilfe spezifischer Darstellungen oder Fragen können Wissensüberprüfungen organisiert werden.
- *Hausaufgaben*: Lernende können ihre Aufgaben und Ergebnisse direkt auf dem spezifischen Padlet posten, wodurch die Lehrkraft eine zentrale Anlaufstelle für die Bewertung erhält.
- *Recherche*: Padlet kann als kollektives Recherchetool dienen, auf dem SchülerInnen ihre Erkenntnisse und Ergebnisse teilen.
- *Themenpräsentationen*: Mittels Audio- oder Videobeiträgen können SchülerInnen ihre Arbeiten präsentieren und der gesamten Klasse zugänglich machen.

### 14.3.2 YouTube

Das renommierte Videoportal YouTube (www.youtube.com) zeichnet sich als eine digitale Schatzkammer aus, in der Videos aller erdenklichen Genres und Kategorien beherbergt werden. Es bietet nicht nur die Möglichkeit, diese visuellen Werke zu betrachten, sondern auch zu kommentieren, zu modifizieren, zu bewerten und eigene Inhalte beizusteuern. Dieser multimediale Reichtum kann zweifellos den pädagogischen Horizont erweitern.

**Vorzüge von YouTube:**

- YouTube gestattet den uneingeschränkten Zugriff auf veröffentlichte Videos, sodass Zuschauende diese nach Belieben rezipieren können.
- Gewisse Webdienste erlauben den Download von YouTube-Inhalten, wobei die rechtliche Dimension nicht vernachlässigt werden sollte.
- Die Benutzerfreundlichkeit von YouTube ist bemerkenswert.
- Die intuitive Suchfunktion liefert treffende Ergebnisse zu eingegebenen Begriffen.
- Das Hochladen und die Bearbeitung von Inhalten sind unkompliziert und ermöglichen eine kreative Entfaltung.

**Kritische Auseinandersetzung mit YouTube**

Es ist unerlässlich, die Schattenseiten von YouTube zu beleuchten, während man die immensen Vorzüge in pädagogischen Kontexten nutzt. Themen wie problematische Werbung, Urheberrechtsfragen oder kontroverse Inhalte sollten im Ausbildungskontext thematisiert werden.

**Anwendungsszenarien**

YouTube kann als pädagogisches Werkzeug vielfältig genutzt werden, sei es durch das Erstellen und Teilen von Bildungsclips, das analytische Kommentieren von Videos, das Erstellen von Tutorials oder das Erörtern von urheberrechtlichen und ethischen Fragestellungen im digitalen Zeitalter.

### 14.3.3 Learning Apps

Die bewährte E-Learning-Plattform LearningApps (https://learningapps.org) offeriert – gänzlich kostenfrei – sowohl PädagogInnen als auch Lernenden die Gelegenheit, ohne umfassenden Aufwand multimediale Lernelemente oder Applikationen von ästhetischer Qualität online zu kreieren, zu administrieren und mit anderen zu teilen.

Das Autorentool stellt nicht nur gängige Aufgabenkategorien wie Assoziationsaufgaben oder Kreuzworträtsel bereit, sondern auch rund zwei Dutzend zusätzliche Formatierungen sowie nützliche Anwendungen, darunter eine digitale Pinnwand und einen Klassenchat. Das engagierte Entwicklerteam erweitert kontinuierlich das Repertoire, wodurch ein weitgefächertes Spektrum an Nutzungsmöglichkeiten entsteht.

Für das Design der Apps empfiehlt sich primär die Verwendung eines Computers oder Tablets – die großzügige Bildschirmdarstellung garantiert Klarheit und eine physische Tastatur vereinfacht die Texterstellung. Mobile Endgeräte wie Smartphones sind in der Kreation weniger geeignet, jedoch perfekt, um bereits erstellte Apps anzuwenden.

**Anwendungsszenarien**

Die Bandbreite an Möglichkeiten erstreckt sich von der Vermittlung von Fachwissen über ICT-Training und Prüfungsvorbereitung bis hin zur Präsentation von Gruppenprojekten oder der kreativen Gestaltung von Vorträgen. Selbst die Durchführung von Abstimmungen in Echtzeit oder eine detaillierte Videoanalyse sind realisierbar. Es eröffnet sich ein Reich unbeschränkter pädagogischer Möglichkeiten.

### 14.3.4 Actionbound

Ein Bound (www.actionbound.com) ist eine interaktive Handy-Schnitzeljagd, ähnlich dem Geocaching. Zusätzlich kann man Medieninhalte abrufen oder als SpielerIn dem Spielverlauf eigene Inhalte hinzufügen.

Zunächst müssen wir zwischen dem Actionbound-Creator und der App unterscheiden. Der Creator ermöglicht es uns, bereits bestehende Actionbounds aufzurufen oder einen neuen Bound zu erstellen. Da diese Plattform auf Deutsch und intuitiv aufgebaut ist, können auch Lernende mit minimaler Unterstützung in kürzester Zeit einen Bound erstellen. Zum Erstellen eines Actionbounds ist ein Computer oder Laptop empfehlenswert. Tablets oder Smartphones eignen sich in dieser Phase nicht, da sie mit ihrer beschränkten Bildschirmgrösse keinen genügenden Überblick bieten.

Mit der Actionbound-App können diese spannenden, lustigen und lehrreichen Bounds gespielt werden. Die flexible Anwendung der App ermöglicht es, sie bei verschiedenen Interessen und Themengebieten anzuwenden. Die App ist auf iOS und Android kostenlos verfügbar. Für die private Nutzung ist die App kostenlos.

**Anwendungsszenarien**

- *Postenlaufalternative:* Wieso nicht einen Postenlauf zu einem ABU-Thema im Freien oder im ganzen Schulhaus absolvieren? Wissensvermittlung muss nicht nur im Unterrichtszimmer stattfinden.
- *Wissensvermittlung:* Ein Unterrichtsthema kann in verschiedene Unterkapitel geteilt und so mithilfe eines Bounds bearbeitet werden.
- *Bewegtes Lernen:* Anstatt eines konventionellen Postenlaufs kann ein Themengebiet in der Stadt oder im Dorf erarbeitet werden. Wieso nicht zu Fuß zur örtlichen Versicherungsvertretung gehen und unterwegs einige Aufgaben zum Thema »Versicherung« lösen?

- *Gruppenpuzzle Aufträge:* Jede Gruppe erhält einen anderen Bound mit unterschiedlichen Aufgaben. Im Anschluss an die Erarbeitungsphase treffen sich die Gruppenmitglieder zum Wissensaustausch.
- *Exkursionsanleitung:* Anleitung für einen Ausstellungsbesuch.
- *Audio-/Videoguide:* Informationen per Audio oder Video zusammentragen und mit einem Bound strukturieren.

**Empfehlung und weitere Vertiefung zum Thema**

Stauffacher-Birrer, Marco (2019): Unterrichten mit WhatsApp, YouTube & Co. – 28 bewährte digitale Tools mit konkreten Praxisbeispielen. 2. Auflage. Bern: hep Verlag. ISBN 978-3-0355-1556-5.

# 15 Clinical Assessment – Mehrwert für die klinische Entscheidungsfindung

*Elke Steudter & Ursula Klopfstein*

Clinical Assessment (CA) bzw. das klinische Assessment stellt eine bedeutende Aufgabe von Pflegefachpersonen in der klinischen Praxis dar. Anhand einer vollständigen, strukturierten und systematischen Erfassung der PatientInnensituation wird die Grundlage für das professionelle Pflegehandeln sowie dessen Planung und Umsetzung gelegt. Im Folgenden werden theoretische und praktische Aspekte des Ansatzes sowie die Möglichkeit der klinischen Umsetzung im interprofessionellen Versorgungssetting für den High-Care Bereich beschrieben. Vorausgeschickt werden muss, dass der praktischen Umsetzung des pflegerischen CAs eine entsprechende Ausbildung vorausgeht bzw. diese zwingende Voraussetzung dafür ist. Die nötigen Skills müssen ebenso wie die Untersuchungstechniken regelmäßig im Pflegealltag angewendet und dadurch geübt werden. Pflegende, die das CA anwenden, sollen von erfahrenden MentorInnen darin supervisiert werden.

## 15.1 Konzept und seine Entstehung

Die professionelle Pflege stützt sich auf den pflegediagnostischen Prozess. Im Zentrum steht der erkrankte und/oder alte, pflegebedürftige Mensch. Die Pflege legt dabei den Fokus auf das Kranksein, also das Erleben, den Umgang und die Bewältigung der gesundheitsbezogenen Situation. Dieser Ansatz ergänzt die medizinische-therapeutische Sicht auf den Menschen in seiner Krankheit und ermöglicht damit eine ganzheitliche Bedürfniserfassung und Versorgung (Vertriglio et al. 2016).

Der Pflegeprozess ist ein systematischer Informations-, Planungs- und Handlungsprozess, der aus sechs Phasen besteht und mit dem Assessment beginnt (Doenges et al. 2019). Dieser erste Schritt lässt sich in die Anamnese, die Anwendung von Assessmentinstrumenten und die klinische Beobachtung unterteilen. Das CA erweitert und verbindet diese Schritte mit der körperlichen Untersuchung (physischer und mentaler Status), um die Ist-Situation von kranken, alten und/oder pflegebedürftigen Menschen zielgerichteter, fundierter und ganzheitlicher zu erfassen. Dies gelingt durch die kritische Reflexion der gewonnenen subjektiven (Anamnese) und objektiven Daten (Körperuntersuchung), die in eine Synthese überführt werden. Diese wiederum bildet die Basis für die klinisch-pflegerischen Entscheidungen und die Pflegeplanung (Lindpaintner et al., 2009). Durch die Erfassung der sogenannten Leitsymptome in der Anamnese wird das subjektive Erleben der PatientInnen bezogen auf den Leidensdruck, die Bewältigung des Alltags und allfällige Risikokonstellationen fassbar. So wird es möglich, individuelle Bedürfnisse zu erkennen, zu evaluieren, in Fachsprache zu dokumentieren, an das Team weiterzugeben sowie entsprechende Maßnahmen zu begründen und einzuleiten (Steudter et al. 2013).

Das CA erfolgt stets zielgerichtet und der PatientInnensituation angepasst. Eine vollständige Anamnese inklusive eines vollständigen Körperstatus wird beispielsweise nur durchgeführt, wenn die PatientInnen neu in die Einrichtung eintreten. Im Verlauf der pflegerischen Versorgung werden zwar laufend weitere Daten erhoben, diese ergänzen jedoch die zuvor erhobenen Informationen und stützen damit fortlaufend die klinische Entscheidungsfindung. Ein Folge-Assessment gestaltet sich der Situation angepasst und fokussiert. Das CA lehnt sich demnach an die bisherigen pflegediagnostischen Aufgaben der Pflegefachpersonen an, erweitert sie jedoch deutlich. Dies zeigt sich an einer umfassenden Sammlung klinisch relevanter primär und sekundär subjektiver sowie primär und sekundär objektiver Daten. Erklärtes Ziel des CA ist die fundierte und umfassende Datenabstützung des pflegediagnostischen Prozesses und der evidenzbasierten Pflegeplanung. Darüber hinaus soll die CA-Struktur die gemeinsame Fachsprache von Pflegefachpersonen und ÄrztInnen fördern sowie die interprofessionelle Kommunikation und Zusammenarbeit verbessern.

**Merke**

*Primäre subjektive* Daten werden direkt von den PatientInnen in der Anamnese (z. B. Pflegeanamnese oder IADL) gewonnen, z. B. Schilderungen des Schmerzverlaufs oder der Schlafgewohnheiten.

*Ein Leitsymptom* beschreibt das subjektive, im Vordergrund stehende Erleben (z. B. Atemnot, Schmerzen, Kribbeln, Angst etc.) und gibt wichtige Hinweise auf den Leidensdruck eines Menschen, aber auch auf mögliche zugrundeliegende Erkrankungen. Das Leitsymptom sollte durch Differenzierungsfragen weiter spezifiziert werden, um daraus die Handlungsdringlichkeit sowie die Zuordnung zu möglichen betroffenen Organsystemen abzuleiten, und damit die Basis für weiterführende klinische Untersuchungen und Maßnahmen zu legen.

*Sekundär subjektive* Daten werden durch die Befragung der Angehörigen oder durch die subjektive Einschätzung anderer Health Professionals gewonnen, z. B. Hinweise auf kognitive Veränderungen oder zum Umgang mit Therapieempfehlungen.

*Primär objektive* Daten werden durch die Pflegefachperson in der Körperuntersuchung gewonnen, z. B. Auskultation der Lunge.

*Sekundär objektive* Daten werden genutzt, wenn Untersuchungsbefunde anderer Stellen, z. B. Röntgen oder Labor einbezogen werden.

Pflegefachpersonen lernen mit dem CA, Phänomene klar und eindeutig zu benennen sowie ihre pflegerischen Entscheidungen fundierter abzustützen und zu begründen. Dabei sind Critical Thinking und Clinical Reasoning wichtige Voraussetzungen. Das bedeutet, die zielorientiert gesammelten Informationen müssen stets kritisch betrachtet und vor dem Hintergrund der individuellen PatientInnensituation interpretiert werden. Erst diese Interpretation macht den nächsten Schritt im Entscheidungsprozess für oder gegen eine pflegerische Intervention möglich. Dies bedeutet, dass Pflegefachpersonen, die CA in der Praxis anwenden, mit den oben genannten Konzepten vertraut sein und darin geübt sein müssen (Steudter 2021).

CA selbst setzt sich aus verschiedenen Elementen zusammen, die systematisch in der klinischen Praxis erfasst und dokumentiert werden. Dies ist zum einen die vollständige Anamnese inklusive Systemanamnese und zum anderen die Körperuntersuchung aller Organsysteme.

*Eine vollständige Anamnese umfasst dabei:*

- aktuelle Diagnosen
- jetziges Leiden (Grund, warum die Person die Hilfe von Health Professionals aufsucht und der bisherige Krankheits- bzw. Symptomverlauf)
- die Hauptbeschwerde aus Sicht der PatientInnen, der Pflegenden und des ärztlichen Personals
- aktuelle Medikamente
- Allergien
- Familien- und Sozialanamnese inkl. Wohn- und Arbeitssituation, Hobbies bzw. Freizeitbeschäftigungen sowie Alkohol-, Tabak- und Drogenkonsum
- Pflegeanamnese (z. B. in Bezug auf Schmerzen, Mobilität, Ausscheidung) bzw. die Angaben zu den Aktivitäten des täglichen Lebens und Angaben zur Haushaltsführung (z. B. kochen, einkaufen, saubermachen)
- Angaben zum Coping und zur Adhärenz (Steudter 2017)

In der Systemanamnese werden die PatientInnen »von Kopf bis Fuß« zu gesundheitsrelevanten Aspekten bzw. Veränderungen der Organsysteme befragt. Exemplarisch kann der kardio-vaskulären Situation in der Systemanamnese mit folgenden Fragen nachgegangen werden:

- Wie weit können Sie ohne stehenbleiben zu müssen, gehen?
- Wie viele Stockwerke können Sie ohne anzuhalten gehen?
- Können Sie während des Schlafens flach liegen oder benötigen Sie ein oder mehrere Kissen?
- Bemerken Sie am Abend, dass Ihre Füße geschwollen sind?

Im Rahmen der Körperuntersuchung werden folgende Organsysteme strukturiert mittels verschiedener Techniken untersucht: Herz und Lunge, Abdomen, Bewegungsapparat, Nervensystem (Hirnnerven, Sensorik, Motorik), Mentalzustand und Haut. Dazu werden die Inspektion (Beobachten), Auskultation (Abhören), Palpation (Tasten) und Perkussion (Klopfen) angewendet (Füeßl & Middecke 2022).

Seit 2006 wird das aus den USA stammende Konzept in den pflegewissenschaftlichen Studiengängen an Schweizer Hochschulen gelehrt und von darin ausgebildeten Pflegefachpersonen in der klinischen Praxis umgesetzt. Die US-amerikanische Pflegewissenschaftlerin und Ärztin Lyn Lindpaintner brachte die Idee aus ihrer klinischen Praxis mit in die Schweiz. An verschiedenen Schweizer Hochschulen wurde das Curriculum für CA Anfang der 2000er Jahre in den BScN-Studiengängen eingeführt. Die Entwicklung des klinischen und kompetenzorientierten Konzepts wurde von Beginn an von einer Fachgruppe begleitet. Zunächst setzte sich diese aus den verantwortlichen Fachpersonen für CA an den Hochschulen zusammen. Inzwischen engagieren sich auch Dozierende und Pflegefachpersonen mit klinischem Hintergrund in der Fachgruppe (Steudter et al. 2013).

## 15.2 CA in der High-Care

Der High-Care-Bereich ist durch zwei übergeordnete Merkmale gekennzeichnet. Zum einen weisen die dort behandelten PatientInnen einen erhöhten und komplexen Pflegebedarf auf. Dies beispielsweise aufgrund von erhöhter Vulnerabilität der Betroffenen, bestehenden Mehrfacherkrankungen, fortgeschrittenem Alter oder instabilen und wenig vorhersehbaren Krankheitsverläufen. Die umfassende Einschätzung des Ist-Zustandes, das rasche Erkennen von Veränderungen im Gesundheitszustand sowie das Verhindern von Komplikationen haben daher hohe Priorität im professionellen Pflegehandeln. Zum anderen ist die gelungen ineinandergreifende, sich gegenseitige ergänzende Zusammenarbeit zwischen Pflegefachpersonen und ÄrztInnen unbedingte Voraussetzung, um erfolgreich zu (be)handeln. Das Hand-in-Hand-Arbeiten trägt maßgeblich zu einer den Qualitätsstandards entsprechenden Versorgung bei. Pflegefachpersonen, die im klinischen Setting über weiterführende Kompetenzen verfügen tragen darüber hinaus wesentlich zur PatientInnensicherheit bei und haben einen positiven Einfluss auf das PatientInnen-Outcome (Zaitoun et al. 2023).

## 15.3 CA in der Praxis – Fallbeispiel

Im Folgenden wird ein Patientinnen-Beispiel in chronologischer Reihenfolge der klinischen Ereignisse geschildert und gezeigt, wie sich CA im High-Care Bereich einer Krankenhaus-Ambulanz, der IMC und der Intensivstation darstellen kann. Auch wenn die klinisch erweiterten Fähigkeiten noch nicht zur selbstverständlichen Aufgabe von Pflegefachpersonen in Deutschland gehören, helfen die Ausführungen, zentrale Elemente des CAs zu beschreiben und die Umsetzung in der Praxis vorstellbar zu machen. Neben den klinisch relevanten Daten werden dabei auch jeweils das Ziel und der Mehrwert für die Pflege herausgearbeitet.

*Tag 0:* Frau T.K., 72-jährig, lebt seit 25 Jahren mit der Familie in Köln, bis 63-jährig hat sie 50–80 % als Reinigungskraft gearbeitet. Sie hat drei Kinder zwischen 36 und 42 Jahren. Die Patientin ist seit sechs Monaten verwitwet, ihr Mann ist an den Folgen eines Schlaganfalls gestorben. Frau T.K. wird mit Dyspnoe, schwerem Husten mit gelbem Auswurf und zunehmendem Fieber am Sonntagabend von ihrer Tochter in die Ambulanz des Krankenhauses gebracht.

**Ziel und Inhalt des Initialassessments**

Interprofessionelle Kommunikation und Zusammenarbeit im diagnostischen Prozess. Beobachten der Patientin und Erfassen erster wichtiger Daten des sogenannten »ersten Eindrucks«. Information zum Ist-Zustand von Herz und Lunge, Beziehungsaufbau mit Patientin und Tochter.

**Pflegerisches und ärztliches Initialassessment**

Die Pflegefachperson ist bei der Aufnahme und der ärztlichen Untersuchung dabei, hört die Anamnese mit und begleitet die körperliche Untersuchung, vor allem die Herz-Lungenuntersuchung. Dabei macht die Pflegefachperson grundsätzliche Beobachtungen im Hinblick auf Erscheinung, Kommunikation und Kognition der Patientin. Folgende Daten werden dabei erhoben:

- Vorzeitig gealterte Frau in deutlich reduziertem Allgemeinzustand, tachypnoeisch, leicht zyanotische Lippen. Blasses Integument (Hautkolorit), leicht schwitzend.
- Deutsche Muttersprache, klar verständlich, aber eher leise und monoton.
- Bewusstseinsklar und allseits orientiert, jedoch verunsichert und ängstlich wirkend.
- Vitalzeichen: Blutdruck 160/95 mmHg, Puls rhythmisch, 98/Minute, Pulsoximetrie unter Raumluft 86 %. Nachdem die Ärztin zu einem weiteren Notfallpatienten gegangen ist, monitorisiert die Pflegefachperson Frau T.K und verabreicht ihr nasalen Sauerstoff. Dabei holt sie weitere Informationen von der Tochter ein, die bisher in der ärztlichen Anamnese noch nicht aufgegriffen wurden.

**Ziel und Inhalt des weiterführenden Assessments**

Strukturierte Krankenbeobachtung, Veränderungen beobachten (subjektiv und objektiv) und PatientInnensicherheit erhöhen. Dies geschieht anhand der fokussierten Anamnese durch Erfassung von Leitsymptomen und deren Entwicklung über die Zeit, um Bedürfnisse zu priorisieren. Gemäß der fokussierten Anamnese werden danach die dazugehörigen Organsysteme ebenfalls fokussiert erfasst und dokumentiert, zum Beispiel Hautveränderungen. Die Befunde werden nach der Erhebung unter Anwendung der Fachsprache dokumentiert und an das Team weitergeleitet.

**Weiterführendes pflegerisches Assessment**

*Erweiterung der Anamnese durch Fremdanamnese:* Tochter erwähnt beiläufig Diabetesmedikamente und dass sie den Eindruck habe, die Mutter ziehe sich seit dem Tod des Ehemannes immer mehr zurück. Sie wirke bedrückt und oft traurig. Auch zeige sie eine verminderte Motivation den Alltag zu bewältigen, putze und koche nur noch unregelmäßig. Die Patientin hat der Ärztin nichts vom Diabetes erzählt, weil sie sich für die Medikamente kein neues Rezept ausstellen ließ, daher die Medikamente auch nicht eingenommen hat und sich deshalb ein wenig schämt. Die Pflegefachperson notiert die neuen Angaben und setzt ihr Vorgehen fort, nachdem sie erfährt, dass der Diabetes schon zehn Jahre bestehe.

*Sie fragt Frau K. wie es ihr aktuell gehe:* Die Patientin erwähnt nun Schmerzen im rechten Fuß. Die Pflegefachperson geht damit auf das fokussiertes CA in Bezug auf diese Schmerzen über. Die Anamnese ergibt zunehmende Schmerzen in den letzten drei Wochen, aktuell auf der Numerischen Rating-Skala (NRS) 5–6, nicht ausstrahlend, brennend, wobei schon länger immer wieder kribbelndes Brennen mit zunehmenden Taubheitsgefühlen in beiden Füßen zu spüren sei.

Bei der Untersuchung des Fußes zeigt sich folgender Befund, den die Pflegefachfrau in der Pflegedokumentation festhält: Fußballen rechts auf Höhe Dig 1 (Großzehe) nahezu kreisrunde Exulzeration, ca. 1 x 1,5 cm Ausdehnung mit schmierig belegtem Grund und wallartig aufgeworfenem Randsaum.

Keine Ödeme, Pulse (A. tibialis posterior und A.dorsalis pedis) symmetrisch leicht abgeschwächt tastbar. Oberflächensensibilität ab Höhe Kniegelenk nach distal allseits leicht abgeschwächt im Vergleich zum Oberschenkel, Vibrationssinn an beiden Knöcheln deutlich reduziert im Vergleich zu proximal.

*Tag 1:* Die Patientin wird anschließend zur weiteren Behandlung auf die Überwachungsstation verlegt. Die Pflegefachperson der Krankenhausambulanz gibt die Informationen des CA inklusive Interpretation an die nachfolgende Stelle weiter. Inzwischen wurde eine basale Pneumonie rechts bei der Patientin diagnostiziert. Am späten Sonntagabend übernimmt die Pflegefachfrau der Überwachungsstation Frau T.K.

### Ziel und Inhalt vom pflegerischen Folgeassessment 1

Wegen Verlegung auf die neue Station: Aufnahme der Patientin und Erhebung des Ist-Zustandes, um später Veränderungen rechtzeitig erkennen und weitergeben zu können. D. h. Zwischenanamnese, körperliche Untersuchung von Herz und Lunge, um Zeichen einer möglichen Herzinsuffizienz zu erfassen, Hautstatus mit Fokus auf die Füße. Eventuell erweiterte orientierende neurologische Untersuchung der unteren Extremitäten zur Abklärung einer Polyneuropathie (Oberflächen und Tiefensensibilität, Monofilamenttest). Erfassen des mentalen Status, dessen fachsprachliche Dokumentation und Implikation für das weitere Handeln (hier mögliche Depressivität, evtl. Abgrenzung von kognitiven Einschränkungen und psychosoziale Belastung mit Auswirkung auf die Adhärenz). Diskussion von Redflags mit dem zuständigen Arzt.

Erneut fokussierte Anamnese mit Klärung des aktuellen, prioritären noch nicht medizinisch geklärten Leidens und Suche nach Implikationen für das weitere pflegerische Handeln inklusive erneute Beschreibung des Allgemeinzustandes. Der erste Eindruck soll erweitert bzw. gefestigt werden, mögliche B-Symptome sollen erfasst werden. Fundierte Grundlagen schaffen, um der Pflegeplanung zu erstellen und Einschätzungen an das Team weitergeben.

### Pflegerisches Folgeassessment 1

Gepflegte, leicht übergewichtige Frau in reduziertem Allgemeinzustand (AZ), liegt mit 45° Grad hochgestelltem Kopfteil im PatientInnenhemd im Bett. Es fällt auf, dass die Jugularvene leicht gestaut ist. Frau T.K. wirkt müde und ist tachypnoeisch mit einer Atemfrequenz von 22/Minute, die Lippen sind rosig. Die Stimme ist verständlich, aber eher leise, hustend beim Sprechen. Die Patientin gibt sich grundsätzlich freundlich und zuvorkommend, ist wach und allseits orientiert, jedoch auch besorgt, angespannt und etwas dysphorisch. Möchte keine Last sein, sagt sie als erstes. Möchte rasch nach Hause, sie fühle sich nie so recht wohl im Krankenhaus, vor allem seit ihr Mann dort gestorben sei. Sie hustet immer wieder während des Sprechens.

- *Vitalzeichen:* T: 38.2°C; Blutdruck 135/84 mmHg, Puls 96/Minute, rhythmisch, transkutane $O_2$-Messung bei Raumluft 88 %
- *Ernährungszustand:* BMI 30.5 kg/m$^2$

Die Pflegefachperson führt jetzt einen mentalen und kardiopulmonalen Status durch und erhält folgende Daten:

- Patientin in reduziertem Allgemeinzustand.
- *Psyche:* Sie ist wach und orientiert. Wirkt etwas verängstigt und besorgt dysphorisch, verminderte Schwingungsfähigkeit. Sprache eher leise, etwas monoton aber gut verständlich. Denken formal leicht verlangsamt, keine inhaltlichen Denkstörungen. Aufmerksamkeit und Konzentration leicht gemindert. Wahrnehmungsstörungen werden verneint. Suizidalität nicht erfragt. Kognition nicht geprüft.
- *Kardiopulmonal:* Reine, tachykarde, rhythmische Herztöne, keine Geräusche, Jugularvenen beidseits bei 45° Lagerung leicht gestaut, ohne $O_2$ Tachypnoe mit 24 Atemzügen pro Minute ohne Einsatz der Atem-

hilfsmuskulatur. Gedämpfter Klopfschall basal beidseits mit feinblasigen Rasselgeräuschen ebenfalls basal beidseits und axillär links. Leichtes Giemen und Brummen über den Lungenmittelfeldern beidseits.

*Tag 2:* Die Patientin verbleibt auf der Überwachungsstation, da sich die Herzinsuffizienz klinisch und in den Laborwerten eher verstärkt. Auch die Schmerzen am Fuß nehmen zu, das Fieber ist auf 38,9°C gestiegen.

**Ziel und Inhalt pflegerisches Folgeassessment 2**

Erneute Erhebung des Allgemeinzustandes, Erkennen und Erfassen der Herzinsuffizienz- und Stauungszeichen sowie Erhebung des generalisierten, spezifischen Hautbefundes, Abschätzen der Dringlichkeit, Zusammenhang mit aktueller Situation, unerwünschte Medikamentenwirkung

### Pflegerisches Folgeassessment 2

Die Pflegefachfrau beobachtet immer noch leicht gestaute Halsvenen und neu aufgetretene beidseitige Knöchelödeme. Zusätzlich besteht eine Dyspnoe (5/10 NRS) und Tachypnoe mit feinblasigen Rasselgeräuschen basal beidseits.

Bei der Körperpflege fällt der Pflegefachperson jetzt ein generalisiertes, stammbetontes, urtikarielles Exanthem auf. Die Patientin beschreibt starkes Jucken. Die fokussierte Anamnese ergibt, dass das Jucken ca. vier Stunden nach der zweiten Antibiotikagabe am Rücken begonnen habe. Inzwischen sei es auch am Bauch und an den Armen und beginne am Gesäß.

*Tag 3:* Die Patientin fällt in den frühen Morgenstunden mit Unruhe und Nesteln auf. Sie möchte unbedingt aufstehen, wirkt verwirrt und spricht unzusammenhängend. Sie scheint visuell zu halluzinieren. Blutdruck jetzt 175/98mmHg, Puls 102/Minute, T 37.9°C. Frau T.K. schwitzt und zeigt einen feinschlägigen Tremor, Fingernasenversuch ataktisch bei schwieriger Mitarbeit der Patientin, Pupillen isokor und seitengleich. Motorik grobkursorisch symmetrisch.

**Ziel und Inhalt pflegerisches Folgeassessment 3**

Erkennen, Erfassen, Dokumentieren und Weitergeben der Delirzeichen. Hierzu Durchführung mentaler Status, Red Flags, fokussierter neurologischer Status. Eventuell Ergänzung mit einem validen, delirspezifischen Instrument wie dem CAM-DOS (Gavinski et al. 2016).

### Pflegerisches Folgeassessment 3

Inspektion, Allgemeinzustand jetzt mit Psychomotorik, mentaler Status. Neurologische fortlaufende Untersuchung mit Inspektion und wichtigsten Funktionstest falls möglich, Beobachten des Tremors. Vitalzeichen interpretieren und damit Identifikation der Reg Flags.

Durch die regelmäßigen CAs gelang es der Pflege, kritische Veränderungen der schwer kranken Patientin sehr rasch zu erkennen, zu dokumentieren und weiterzuleiten. Damit ging keine wertvolle Zeit verloren und notwendige Interventionen konnten rasch erfolgen. Dazu erfasst die Pflegende vertieft das aktuelle Leiden der Patientin und versteht ihre Lebenssituation, Sorgen und Begleiterkrankungen viel besser.

Somit können nachhaltige Maßnahmen für den Übertritt ins häusliche Umfeld rechtzeitig getroffen werden und vor allem lange unbehandelte Grunderkrankungen rasch weiter evaluiert (mentaler Status, Diabetes Mellitus) und dann entsprechend behandelt werden.

## 15.4 Chancen und Herausforderungen

Bereits Lynaugh und Bates (1974) beschrieben nach der Einführung des CAs in der Pflegeausbildung die Widerstände und Zweifel an der Sinnhaftigkeit des Erlernens derartiger Kompetenzen für den Pflegeberuf. Da der Nutzen angezweifelt wurde, begannen die zwei Pionierinnen dazu zu forschen. Sie konnten belegen, dass klinische Skills die Zufriedenheit von Pflegestudierenden erhöhen, weil damit ihr Wissen, ihre Kompetenz und damit ihr Verständnis für die PatientInnen nachweislich verbessert wurde. Auch werden eine Verbesserung und größere Zufriedenheit in der interprofessionellen Kommunikation beschrieben. Obwohl das CA unterdessen zunehmend weltweit etabliert wird, gibt es im deutschsprachigen Raum immer noch viel Widerstand und Skepsis.

Pflegefachpersonen mit einer entsprechenden Ausbildung im CA bedauern regelmäßig, die Skills nur bedingt in der Praxis anwenden und üben zu können. Die Hinderungsgründe dieser aktiven Implementation in der Praxis gilt es zu kennen, um ihnen entsprechend begegnen zu können.

### 15.4.1 Hinderungsgründe und Barrieren in der klinischen Umsetzung

Maniago et al. (2019) haben in einem systematischen Review diese Barrieren untersucht und beschreiben drei Herausforderungen, welche die Umsetzung der Anwendung klinischer Untersuchungstechniken in der Praxis hemmen können:

#### Herausforderung auf persönlicher Ebene:

Vor allem mangelndes Selbstvertrauen bis hin zur Angst etwas falsch zu machen, hindern Pflegefachpersonen daran, die gelernten Skills in der Praxis umzusetzen. Ein Punkt, der bei vielen Studierenden und frisch diplomierten Pflegefachpersonen zu beobachten ist. Für viele von ihnen sind die dem CA zugrunde liegenden Konzepte zu wenig klar oder gar verwirrend. Dabei zeigt sich, dass je besser die individuellen Vorbereitungen bezüglich klinischer Untersuchungstechniken sind, desto größer ist das Vertrauen in die eigenen Fähigkeiten und desto weniger Ängste davor werden beschrieben. Im Unterricht müssten früh die Rollen definiert werden, die mit der Legitimation zur Ausübung der eher noch unüblichen klinischen Skills zusammenhängen. Es ist sehr wünschenswert, dass Ausbildungsinstitutionen Übungsmöglichkeiten zur Verfügung stellen würden.

#### Herausforderungen im Rahmen der Ausbildung

Die Kluft zwischen theoretischem Wissen und praktischer Anwendung wird als wichtiger Faktor beschrieben, der zu inadäquater Vermittlung mit mangelhaft empfundener Sinnhaftigkeit der Skills führt. Vor allem die in der Praxis seltener angewendeten, komplexen Techniken, z. B. die Auskultation des Herzens zur Identifikation von Herzgeräuschen oder komplexere neurologische Untersuchungen, können zu Unsicherheiten führen. Daher ist es wichtig zu identifizieren, welche Skills wirklich Sinn machen, in der Pflegepraxis tatsächlich angewendet werden sollten und welche eher im Kompetenzbereich einer APN-Pflegenden liegen oder sogar nur der Ärzteschaft vorbehalten sind.

Im Unterricht könnten zum Beispiel im Rahmen von Simulationen wichtige Praxis-Situationen geübt werden. Die Kombination von theoretischem und praktischem Unterricht mit e-learning Möglichkeiten, z. B. Videos kann den direkten Unterricht erweitern und zu einer Festigung des Wissens führen.

Georgea et al. (2020) erwähnen zusätzlich, dass das Selbstvertrauen der Pflegefachpersonen durch mehr Zeit im Skills Lab, der Integration von Kommunikationsskills und das Trainieren der fachsprachlichen Vermittlung erhobener Resultate deutlich stabilisiert werden kann. Klare Rollenmodelle und die Integration des CAs in pflegerische Prozesse der klinischen Entscheidungsfindung fördern weiter die Anwendung des CAs (▶ Kap. 12 und ▶ Kap. 13).

Welche Skills gelehrt/gelernt und anschließend in der Praxis angewendet werden sollen ist bisher eher unklar und muss wohl basierend auf den fachspezifischen Bedürfnissen der jeweiligen Institutionen und Fachstationen ausgerichtet sein. Erfahrungen aus anderen Ländern, z. B. der Schweiz können hier wichtige Hinweise liefern und die Einführung des CA mit den erweiterten klinischen Fähigkeiten der Pflegefachpersonen in High-Care-Bereich unterstützen und fördern.

#### Herausforderungen in der Praxis

Ob CA in der Praxis, vor alle im High-Care-Bereich eingesetzt wird hängt darüber hinaus von folgenden Faktoren ab: Abhängigkeiten von Anderen, der Stationskultur, Abhängigkeit von der Technik, Zeitmangel und häufige Unterbrechungen.

Enge und intensive Supervision sollte zur Verfügung stehen, bis genügend Sicherheit in der praktischen Anwendung erlangt wurde. Übungsmöglichkeiten in der Praxis mit positiver Feedbackkultur sollten etabliert sein.

**Maßnahmen zum Praxistransfer CA**

In der Ausbildung die Herausforderungen der persönlichen Ebene mehr in den Vordergrund rücken, Selbstvertrauen stärken durch Üben und Simulationen, Umgang mit Fehlern ansprechen und erlernen, Legitimation und Rollenmodelle entwickeln. Die Praxis vorbereiten, verlässliche, evtl. interprofessionelle Supervisionen etablieren, an einer CA positiven Kultur arbeiten, Ressourcen dafür bereitstellen.

### 15.4.2 Chancen des CA in der Pflegepraxis

Klinische Untersuchungen sind unerlässlich, um eine ganzheitliche Gesundheitsversorgung zu gewährleisten (Birks et al. 2013). Wenn Pflegefachpersonen klinische Anamnesen und körperliche Beurteilungen durchführen, verbessert sich das psychische Wohlbefinden ihrer PatientInnen und steigert deren Vertrauen in die Pflege (Shi et al. 2020). Auch Zang (2020) bestätigt, dass High Quality Nursing Care das Vertrauen der PatientInnen und damit ihre Lebensqualität erhöht. Maniago et al. (2021) beschreiben ebenfalls die hohe Relevanz eines zusätzlichen, klinischen Zugangs zu PatientInnen in der Pflegepraxis, der die PatientInnensicherheit und Pflegequalität erhöht. Für Liyew et al. (2021) ist belegt, dass ein systematischer Zugang über die Erhebung der Krankengeschichte und eine strukturierte körperliche Untersuchung besonders auf Intensivstationen die Lebensqualität der PatientInnen erhöht, die Information zu den PatientInnen und deren Leiden umfassender und gründlicher ist, Pflegediagnosen substanzieller und Interventionsplanungen angemessener sind. Besonders können so die im High-Care-Bereich nicht selten auftretenden Delire früher erfasst und somit auch früher behandelt werden.

Mit CA können Pflegende ihre Befunde gründlicher und interprofessionell verständlicher zusammenfassen, dokumentieren und interpretieren. Darüber hinaus können sie nach erfolgten Interventionen den Effekt derselben begründeter evaluieren. CA ist Teil einer holistischen Pflege. Dieses Konzept basiert auf der Philosophie der Einheit von Körper, Geist und Seele sowie der Menschenwürde. Kritische Stimmen befürchten, diese Sicht würde von der Pflege zu viele Ressourcen fordern, ohne überprüfbare Effekte und somit in das Reich der komplementären Pflege gehören (McEvoy et al. 2008). Laut Jasemi (2017) führt holistische Pflege aber im Gegenteil zu folgenden positiven Effekten:

Effizientere und umfassendere Erfassung und damit eine zielgerichtetere Behandlung der PatienInnen. Sie kann Depressionen der PatientInnen vorbeugen, den körperlichen Zustand verbessern, die Dauer des Krankenhausaufenthalts verkürzen und die Genesung beschleunigen.

Gleichzeitig wird die Kompetenz der Pflegenden und damit deren Zufriedenheit verbessert, zum Beispiel indem das Gefühl der persönlichen Entwicklung wächst. Die klinische Kompetenz vermittelt den Pflegenden das Gefühl, zufrieden, fähig und nützlich zu sein und veranlasst sie folglich, im Beruf zu bleiben. Gerade in einem sehr technischen Umfeld wie dem High-Care-Bereich können Berührungen durch klinische Skills (Tasten, Klopfen) zu einer »Humanisierung« führen (Metkus & Kim 2015) und wird deshalb von den PatientInnen geschätzt. Sie fühlen sich so buchstäblich »begriffen«.

## 15.5 CA – Interprofessionelle Grenzen und Überschneidungen

Die Situationen der im High-Care-Bereich betreuten PatientInnen ist meist sehr komplex. Das interprofessionelle Team sollte zwingend zusammenarbeiten und wenn möglich die Angehörigen einbeziehen. Worthley (1999) beschreibt in einem älteren Editorial die ärztliche Funktion im High-Care-Bereich als diagnosenzentriert. Durch die Standardprozesse des klinischen Zugangs zu den PatientInnen wird die Fachperson Erkrankungen bzw. Veränderungen erkennen, definieren und überlegen, wie der Krankheits- bzw. Pflegeverlauf durch eine Behandlung verändert werden kann. Dies erfordert eine klinische Untersuchung, weitere Untersuchungen wie Labor, Bildgebung usw., die durch die ÄrztInnen angeordnet werden, sowie die Integration dieser Befunde zur Bewertung der diagnostischen Wahrscheinlichkeit und die Auswahl des Therapieplans unter Berücksichtigung von Risiken, Nutzen und PatientInnenpräferenzen. Dieser Prozess kann sowohl für die explizit medizinische als auch für die pflegerische Diagnostik zielführend sein.

Anschließend erfolgt die Behandlung der PatientInnen, wobei die Fachperson den Krankheitsverlauf überwacht, die positiven sowie negativen Auswirkungen der Therapie misst sowie den Behandlungsplan entsprechend anpasst.

Bei kritisch kranken PatientInnen im High-Care-Bereich ist nicht selten zunächst eine Wiederbelebung erforderlich, der eine kurze kardiovaskuläre, respiratorische und neurologische Untersuchung vorausgeht. Wenn PatientInnen stabil sind, hat die Diagnose und Behandlung der zugrunde liegenden Erkrankung oberste Priorität. Offensichtlich scheint die klinische Untersuchung inklusive der Anamnese im High-Care-Bereich an Wert zu verlieren, weil das Umfeld hier sehr technifiziert ist und jederzeit physische Daten über gründliches Monitoring und weitere rasch verfügbare biochemische und radiologische Möglichkeiten erhoben werden können. Damit geht für die ÄrztInnen der direkte Zugang zu den PatientInnen zunehmend verloren. Topçu et al. (2017) legen in ihrem Review eindrücklich dar, wie traumatisierend ein Aufenthalt auf einer Intensivstation für PatientInnen sein kann. Diese beschreiben körperliche Leiden wie Schmerzen, Durst, Frieren, übermäßige sensorische Empfindungen wie Lärm und Licht, aber auch psychische Symptome wie Angst, Panik, Verwirrtheit und Unsicherheit sowie Scham wegen des ununterbrochenen Ausgeliefertseins. Dies sind alles typische Leitsymptome, die bezogen auf die Diagnostik eher weniger bedeutend sind, wohl aber eminent bezüglich des holistischen Verständnisses für die PatientInnensituation und auch bedeutsam als mögliche Risikofaktoren für die Entwicklung eines Delirs. Und hier leisten Pflegefachpersonen, die systematisch das Erleben der PatientInnen evaluieren einen wichtigen Beitrag zur Erfassung und möglichen Linderung des Leidens. Durch die regelmäßige klinische Evaluation können darüber hinaus die nicht seltenen, rasch auftretenden psychischen und physischen Veränderungen, sei dies z. B. Schmerzexazerbationen oder unerwünschte Arzneimittelwirkungen, schnell erkannt und entsprechend interprofessionell behandelt werden.

Dieser ganzheitliche Ansatz wird die Versorgung der PatientInnen auf der Intensivstation verbessern, die Zufriedenheit der Angehörigen und das Wohlbefinden des Personals steigern und vor allem bei sterbenden Menschen zu einer würdevollen Pflege beitragen.

In der interprofessionellen Kollaboration ist es wichtig zu klären, wer, was, wann im Rahmen des CA macht. Es macht tatsächlich keinen Sinn, wenn sowohl die Pflegenden als auch die ÄrztInnen parallel das gleiche Assessment durchführen. Es ist wichtig, voneinander zu wissen, das heißt, wenn möglich gemeinsame Dokumente dazu zu führen und Absprachen zu treffen. Das bedingt institutionell eine Kultur und einen Teamgeist, der diese Art von Kollaboration fördert, bei der PatientInnen im Zentrum stehen und nicht die Angst vor interprofessioneller Konkurrenz.

ÄrztInnen vollziehen ihr CA oft als Einzelmaßnahme, das heißt sie suchen diese dazu extra auf, um sie zu untersuchen. Pflegende können Teile des CA hingegen in Pflegehandlungen integrieren, beispielsweise während der Körperpflege die Haut oder vor der Mobilisierung den Bewegungsapparat und den Neurostatus untersuchen. Dies erfordert jedoch regelmäßige Übung und Professionalisierung. Pflegende sollten daher dazu befähigt werden, das CA stets als integralen Bestandteil ihres Handelns mitzudenken, und die dazu gelernten Skills als wichtige Ressourcen einbeziehen. So gelingt es, noch mehr Informationen zu ihren PatientInnen zu erhalten, um so die pflegerische Handlungsplanung noch begründeter zu gestalten.

## 15.6 Abschließende Gedanken

CA in der Pflege im High-Care-Bereich ist eine große Bereicherung im Hinblick auf die Pflege- und Versorgungsqualität. PatientInnen können umfassender und sicherer betreut, Risiken viel rascher und effizienter erkannt und interprofessionell bearbeitet werden. Die Pflegefachpersonen erlangen dank dem Kompetenzzuwachs mehr Sicherheit und Befriedigung bei der Arbeit.

Allerdings bedingt eine gelungene Implementierung des CA neben einer guter Aus- und Weiterbildung eine entsprechende Teamkultur, Verständnis und Klärung der klinischen Rollen. Pflegende begeben sich keinesfalls in Konkurrenz zu den ÄrztInnen, sondern durch die Erweiterungen der Pflege-Skills kommt es zu einer Verbesserung der fachspezifischen Kommunikation und effizienteren gemeinsamen Behandlung der PatientInnen.

## 15.7 Literatur

Coombs, M.A. & Moorse, S.E. (2002). *Physical assessment skills: a developing dimension of clinical nursing practice.* Intensive and Critical Care Nursing, 18, 200–210.

Doenges, M.E., Moorhouse, M.F. & Murr, A.C. (2019). Pflegediagnosen und Pflegemaßnahmen. 6. Auflage, Bern: Hogrefe Verlag.

Füeßl, H.S. & Middecke, M. (2022). *Anamnese und klinische Untersuchung.* 7. Aufl. Stuttgart: Thieme.

George, T.P., DeCristofaro, C. & Ford Murphy, P. (2020). *Self-efficacy and concerns of nursing students regarding clinical experiences.* Nurse Education Today 90, 104401.

Jasemi, M., Valizadeh, L., Zamanzadeh, V. & Keogh, B. (2017). *A concept analysis of holistic care by hybrid model.* Indian J Palliat Care. 23, 71–80.

Latour, J.M., Kentish-Barnes, N., Jacques, T., Wysocki, M., Azoulay, E. & Metxa, V. (2022). *Improving the intensive care experience from the perspectives of different stakeholders.* Critical Care, 26, 218.

Lindpaintner, L.S., Bischofberger, I., Brenner, A. et al. (2009). *Defining CA standards in Bachelor's prepared nurses in Switzerland.* Journal of Nursing Scholarship 41(3), 320–237.

Liyew, B., Tilahun, A.D. & Kassew, T. (2021). *Practices and Barriers towards Physical Assessment among Nurses Working in Intensive Care Units: Multicenter Cross Sectional Study.* BioMed Research International, 5524676.

Lynaugh, E.J. & Bates, B. (1974). *Physical diagnosis: a skill for all nurses?* American Journal of Nursing. 74, 58–59.

Maniago J.D., Feliciano, E.E., Santos, A.M., Agunod, C.L., Adolfo, C.S., Vasquez, B.A., Albougami, A. & Almazan, J.U. (2021). *Barriers in performing physical assessment among nursing students: An integrative review.* International Journal of Nursing Sciences 8, 120e129.

Gavinski, K., Carnahan, R. & Weckmann, M. (2016). *Validation of the delirium observation screening scale in a hospitalized older population.* J Hosp Med., 11(7): 494–497. doi: 10.1002/jhm.2580.

McEvoy, L, & Duffy, A. (2008). Holistic practice – A concept analysis. Nurse Educ Pract, 8, 412–419.

Metkus, T.S. & Kim, B.S. (2015). *Bedside Diagnosis in the Intensive Care Unit. Is Looking Overlooked?* Ann Am Thorac Soc., 12(10),1447–1450.

Secrest, J.A., Norwood, B. & Dumont. P.M. (2005). *Physical Assessment Skills: A Descriptive Study of What is Taught and What is Practiced.* Journal of Professional Nursing, 21(2), 114–118.

Shi, G., Guan-Fei, H., Zhang, L.L., Morrow M.R. & Zhao, Y. (2020). *Barriers to Physical Assessment: Registered Nurses in Mainland China.* Nursing Science Quarterly. 33(1), 65–72.

Steinkellner, C., Schlömmer, C. & Dünser, M. (2020). *Anamnese und klinische Untersuchung in der Notfall- und Intensivmedizin.* Med Klin Intensivmed Notfmed 115, 530–538.

Steudter, E. (2017). *Alte Menschen ganzheitlich in ihrem Befinden einschätzen.* NOVAcura 48(3), 55–57.

Steudter, E. (2021). *Professionell und nachvollziehbar entscheiden.* NOVAcura 52(9), 9–11.

Steudter, E., Knüppel-Lauener, S., Piller, M.-T. et al. (2013). *Mehr Handlungskompetenz in der Praxis.* Krankenpflege 11, 28–30.

Topçu, S., Ecevit Alpar, Ş., Gülseven, B. & Kebapçı, A. (2017). *Patient experiences in intensive care units: a systematic review.* Patient Experience Journal. 4(3): 115–127. doi: 10.35680/2372-0247.1137.

Worthley, L.I.G. (1999). *Point of View: Thinking in the critical care unit.* Critical Care and Resuscitation; 1, 322–323.

Zaitoun, R.A., Said, N.B. & de Tantillo, L. (2023). *Clinical nurse competence and its effect on patient safety culture: a systematic review.* BMC Nursing 22:173.

Zang, Q., Wan, R. & Liu, Ch. (2020). *The impact of intense nursing care in improving anxiety, depression, and quality of life in patients with liver cancer.* Medicine Baltimore, 21, 99(34).

# 16 Cognitve Apprenticeship: Vom Lehrlings-Meister-Verhältnis zum anerkannten Konzept in der Berufspädagogik

*Raphaela J. Klinger*

Die Entwicklung der Bildungs- und Berufspädagogik zeigt die unterschiedlichsten Herangehensweisen von didaktischen Modellen zur Übermittlung und zum Erlernen von Wissen. Das traditionelle Lehrlings-Meisterverhältnis hat dabei über Jahrhunderte hinweg den Transfer von Wissen und Fertigkeiten ermöglicht. Mittels Forschung, Erfahrung und Entwicklungen in den Bereichen der kognitiven Psychologie und der Pädagogik wurde das Konzept in den 1980 Jahren von John Seely Brown, Allan Collins und Paul Duguid mit dem Namen »Cognitive Apprenticeship« entwickelt. Eine Perspektive, welche traditionelle Lehr-Lern- Dynamiken durch kognitive Prozesse und soziale Interaktionen erweitert. Denn laut Collins (2004) ist es wichtig, in einer komplexen Welt und den damit einhergehenden Herausforderungen, die Lernenden persönlich und sozial vorzubereiten.

## 16.1 Der Hintergrund von praktischer und kognitiver Lehre als Konzept – Geschichtliche Verortung und Entstehung

Rückblickend beschreiben Collins et al. (1987) das Verständnis zur Schulpädagogik und dem Aufnehmen von Wissen durch Lernende als gekoppelt an eine Wissensvermittlung, die theoretische Konzepte und Strategien kennzeichnete. Dies schuf Wissen, mit teilweise gleichzeitiger Einschränkung auf die Lehrbücher und den schulischen Kontext. So wurden beispielsweise Strategien sowie Modelle zum »gutem Schreiben« mittels Lesen gelernt, mit gleichzeitiger Vernachlässigung der Kompetenzen zur Erstellung und Anwendung in einem Text. Ein isoliert angesehener Ansatz der nach Akpan & Kennedy (2020) als Kognitivismus bezeichnet werden kann, welcher sich unter anderem mit Prozessen des Denkens, des Lernens von Lösungsstrategien bei Problemen und des Wahrnehmens befasst, auf Basis von theoretischem Denkens. Theorie trägt in diesem Kontext die Bedeutung von Wissen, auf dem die Praxis von Handlungen beruht.

Vor der Möglichkeit der schulischen Bildung war die Ausbildung in Form der Lehre in einer fachkundigen Praxis, beispielsweise in den Bereichen der Malerei oder Schneiderei (Collins et al. 1987). Diese Lehre verfolgt auf ähnliche Art und Weise auch heute noch ihre Wirkungsprinzipien und basiert auf der Methode der Anleitung, Beobachtung und der sukzessiven Annäherung bei der Durchführung zahlreicher Funktionen und Handlungen. Collins et al. (1987) hatten auf Grundlage dieses Wissens den Wunsch der Entwicklung einer neuen kognitiven Form der Lehre, um den lernenden Personen Denk- und Problemlösungsfähigkeiten zu vermitteln und somit theoriebasiertes Wissen mit anderen Lernmethoden zu vermitteln.

Collins et al. (1987) initiieren in den 1980 Jahren mit dem Konzept »Cognitive Apprenticeship« oder übersetzt auch »kognitive Lehre«, einen Ansatz von Lehre im Handwerk, der Malerei oder Medizin in Kombination einer kognitiven, in theoretischen Teilprozessen und auch auf der Metaebene stattfindenden schulischen Wissensvermittlung. Basiswissen und Hintergrund soll hierbei das Verständnis des Wesens der Praxislehre sein, und die Erkenntnis, dass im schulischen Kontext Prozesse der Kognition und Metakognition zentral sind. Gestützt haben sich Collins et al. (1987) auf die Beschreibungen von Lehrausbildungen einer westafrikanischen Schneiderei und schafften es somit, Erkenntnisse über das Wesen der Lehre zu erlangen. Lehre als ein Erlernen von Methoden, um eine Aufgabe eines bestimmten Bereichs auszuführen. Im Detail lernt hierbei die lernende Person von einer Person mit langjähriger Erfahrung, Expertise und Wissensfundus. Aus übergeordneter Sicht leitet sich dies in die Schritte Modellierung, Coaching und Ausblenden ab. Beginnend zeigt die lehrende Person der lernenden die Teilfertigkeiten auf und leitet an. Resultierend daraus entsteht die Beobachtung. Wiederholungsprozesse und die Anleitung der Auszubildenden führen weiter zum Schritt des Coachings und der damit einhergehenden Bereitstellung eines »Netzwerks« mit Erinnerungen und Unterstützungsangeboten, um sich der gesamten Umsetzung des Kompetenzkomplexes anzunähern. Fortschritte der lernenden Person führen dabei gleichzeitig zu einem Rückzug der Hilfestellung durch die Lehrenden, und der Schritt des »Ausblendens« findet statt. Diese Kombination, der schulisch auf Kognition und Theorie gestützten Methoden der Wissensvermittlung, soll in Symbiose mit der praktischen Lehre die lernende Person zu ExpertInnen ausbilden. Straka & Macke (2006) fassen dies auch unter der Prämisse des »imitativen Lernens« zusammen. In Anlehnung an ihre Ausführungen lässt sich sagen: Eine in den 1980 Jahre entwickelte Symbiose von praktischer Lehre und kognitiv-schulisch, sowie theoretischer Wissensvermittlung bilden den grundlegenden Gedanken des Modells »cognitive Apprenticeship«.

Collins et al. (1987) nennen weiter zwei maßgebliche Unterschiede zwischen der »traditionellen Lehre« und ihrem Verständnis von »kognitiver Lehre« oder »Cognitive Apprenticeship«:

1. Da die praktische Lehrmeisterschaft im beruflichen Setting stattfindet, ergeben sich die gestellten Probleme nicht aus pädagogischen Überlegungen, sondern aus den Anforderungen des Arbeitsplatzes. Kognitive Lehre hingegen soll ein Repertoire an Möglichkeiten für Problemlösungsstrategien bilden, sodass lernende Personen diese in unterschiedliche Umgebungen anwenden können, um somit den Anforderungen in einem sich immer wieder ändernden Leben gerecht zu werden. Dabei sollen jedoch nicht die für den Arbeitsplatz erlernten Fähigkeiten limitiert werden, denn gut ausgeführt führen diese zu einem handlungsfähigen Produkt.
2. Die kognitive Lehre setzt den Fokus auf die Entrahmung des Wissens. Also darauf, dass das Wissen nicht im Kontext steht und somit Anwendungen in zahlreichen Bereichen ermöglicht. Gegensätzlich dazu steht die traditionelle Lehre mit Vermittlung von spezifischen Fertigkeiten im Arbeitskontext.

Vergleichsweise zum Gedanken hinter dem Konzept der »kognitiven Lehre« sind in der Gegenwart existierende lehrende und lernende Ansätze, die durch Kognition und/oder Konstruktivismus geleitet sind. Letzteres gilt als eine didaktische Philosophie, die davon ausgeht, dass Personen im Lernprozess kognitive Abläufe starten, in denen sie persönliche Erfahrungen nutzen und diese in Kontext mit dem neu erlernten Wissen setzten. Dadurch werden Zusammenhänge geknüpft und neue eigene Schemata und Modelle erstellt, um das Gelernte zu verstehen und in einen Bezugsrahmen zu setzen. Folglich suchen die lernenden Personen selbst aktiv nach den Bedeutungen (Akpan & Kennedy 2020).

Doch wie funktioniert das Mysterium des Lernens? Eine weiche Masse in menschlichen Köpfen mit einem durchschnittlichen Gewicht von circa einem Kilogramm ermöglicht eine prompte Aufnahme von Signalen und Reizen aus unserer Umgebung. Augen, Ohren, Haut, Nase und Mund dienen dabei als Mechanismen. Individuell einzigartig schafft es das Gehirn mit unterschiedlichen Arealen als Konstruktionsprozessor des Lernens angesehen zu werden, welches sich durch die Nutzung von mehreren Ebenen im Lernprozess effektiver zeigt. Wissensinstitutionen können dabei als Schnittstelle zwischen Evolution und Kultur betrachtet werden und sind ein Ort, an dem Wissen vermittelt und gelernt wird (Kirschner & Hendrick, 2020b). Der Prozess des Verstehens geschieht also im Gehirn der lernenden Person, welche zudem durch diverse Einflüsse, unterschiedlicher Erfahrungen und Lebenskontextualisierung ein anderes Verständnis und Verhalten hat. Auch die Lernumgebung steht in Abhängigkeit von sozialen, kulturellen und physischen Prägungen (Becker 2006; Cakmakei et al. 2020). Mit diesem Hintergrund ist es unmöglich, Informationen von einem Gehirn zum anderen zu übertragen. Die konstruktivistische Didaktik bezeichnet in diesem Sinne das Gehirn nicht als objektiv, sondern als Konstrukteur einer eigenen Wirklichkeit (Becker, 2006). In diesem Kontext des Selbstlernens und der Wissensaufnahme erscheint die Bedeutung des Habitus und sozialen Milieus von Bourdieu (1992) gewichtend. Basis bildet die Existenz von Menschengruppen, die ähnliche alltägliche Lebensweisen führen und dabei von einem gemeinsamen Habitus geprägt sind. Innerhalb der Gruppen werden Gemeinsamkeiten in Vorlieben sowie Meinungen zu Berufen und Bildung, Freundschaften, Familie, Freizeitaktivitäten und gesellschaftlicher Teilnahme deutlich. Der Begriff Habitus fungiert dabei als ein »modus operandi«, basierend auf spezifischen Denk-, Wahrnehmungs- und Handlungsmustern. Es handelt sich dabei um von Geburt an nicht angeborene, jedoch hineingeborene, verinnerlichte, vorgefertigte Prozesse, welche tief in den Personen verankert sind und das Verlassen des eigenen sozialen Milieus erschweren. Daraus erschließt sich der Gedanke, dass unterschiedliche Milieus eine angepasste Gestaltung von Bildungshandlungen benötigen. Um eine Milieudiversität von Lernenden mit einerseits intrinsischer Motivation und Selbstbewusstsein sowie mit dem Gedanken von Bildung als Notwendigkeit und andererseits unsicheren Personen, welche erhebliche Hindernisse gegenüber Bildung empfinden zu pragmatischen Individuen zu formen. Diese Diskrepanz erfordert eine didaktisch an die Lernenden orientierte Gestaltung der Wissensvermittlung (Bremer 2022; Engelage & Haberzeth 2020).

Bezugnehmend auf Lernumgebungen werden durch Collins et al. (1987) und erneut in einem qualitativen Review von Lyons et al. (2017) genannt, vier Dimensionen beschrieben, die als zielführend angesehen werden:

1. Domänenwissen inkludiert faktisches Wissen und Verfahren, welche einem bestimmten Fachgebiet zugeordnet werden. Inhalte, die, wenn nicht richtig mit realistischen und praktischen Komponenten kontextualisiert, inaktiv verbleiben.
2. Problemlösungsstrategien und Heuristiken werden allgemein als wirksame Methoden und Ansätze zur Aufgabenbewältigung bezeichnet. Es handelt sich um Handwerkstricks, welche nicht immer funktionieren, jedoch hilfreich sein können.
3. Kontrollstrategien steuern den Prozess der Umsetzung einer Aufgabe. Hierbei gilt es, die Gestaltung von zunehmender Komplexität und Vielfalt zu fördern. Das Erlernen von Strategien und Methoden bedeutet auch, sich für eine Vorgehensweise zu

entscheiden. Demnach kann das Wissen über die Steuerung von Problemlösungen als Kontrollstrategie formuliert werden, was wiederum mit Reflexionskompetenz einhergeht.

4. Soziologie, welche einen Einfluss von situativem und kooperativem Lernen inkludieren und von der intrinsischen Motivation und Kommunikation der Lernenden mitbestimmt wird. Laut Magana et al. (2023) ist gerade dieser Aspekt des Lernens, dem weniger Beachtung beigetragen wird. Hierbei wird vor allem in Lerngemeinschaften ein stärkerer Schwerpunkt auf die Soziologie des Lernens gelegt, welcher zudem zur Stärkung von selbstberichteten Lernerfolgen und psychosozialen Effekten führen kann.

Die Anwendung von Lehrmethoden ermöglichen für die lernenden Personen, Strategien von ExpertInnen im Kontext zu betrachten und diese im weiteren Sinne selbst zu erfinden oder zu entdecken (Collins et al. 1987). Laut Kirschner & Hendrick (2020b) ist es Fachpersonen möglich auf tiefe physikalische Prinzipien zurückzugreifen, um Probleme zu kategorisieren und Lösungswege anzuwenden, während noch nicht so erfahrene Personen dieses Repertoire noch nicht besitzen und mit oberflächlichen Merkmalen arbeiten. Denn alle ExpertInnen durchlaufen, um zu diesem Status zu gelangen, Stufen des Wissenserwerbs (Elshaw et al. 2023). Mittels eines solchen Ansatzes kann es den Lernenden gelingen, gelernte Strategien mit Ihrem Wissen über Fakten und Konzepte zu vereinen und verschiedene Ressourcen in der sozialen und physischen Umgebung zu nutzen. Dies bildet auch den Kern dessen, was aus der Soziologie heraus als »situiertes Lernen« verstanden wird (Collins et al. 1987). Die Theorie des situierten Lernens bedeutet das Lernen einer sozialen Aktivität, die stattfindet, wenn eine Person in einem sozialen Kontext handelt. Zudem wird angenommen, dass Wissen in Kontexten, Kulturen und Aktivitäten verortet ist, in denen es produziert und verarbeitet wird. Lernen entsteht also aus dynamischen Interaktionen zwischen Lernenden und der Lernumgebung (Cakmakei et al. 2020) Ein hauptsächlicher Beitrag des »situierten Lernens« besteht unter anderem darin, dass die Aktivitäten des Wahrnehmens, Erinnerns und Schlussfolgern dabei keine isolierten Phänomene darstellen, die als Funktion des Gehirns untersucht werden, sondern untrennbar mit den Aktionen von Handelnden in ihrem jeweiligen Kontext verbunden sind, während sie einen bestimmten Zweck verfolgen und dabei Werkzeuge nutzen (Roth & Jornet 2013).

## 16.2 Schlüsselprinzipien von Cognitive Apprenticeship

Das Konzept der »cognitive Apprenticeship« setzt sich dabei aus sechs Lernmethoden zusammen, die sich in drei Gruppen einteilen lassen. Die ersten drei »Modellierung, Coaching und Gerüstbau« bilden den Kern und dienen dazu, kognitive und metakognitive Fähigkeiten durch Beobachtungs-, Anleitungs- und Übungsprozesse zu erwerben. Folgend darauf sind die »Artikulation« und »Reflexion«, um Lernenden zu helfen einen bewussten Zugang sowie die Kontrolle über ihre eigenen Problemlösungsstrategien zu erlangen. Die »Erkundung« zielt auf die Lernautonomie ab (Collins et al. 1987). Folgend im Detail nach Collins et al. (1987) sowie Straka & Macke (2006):

1. *Vorführen am Model (»modelling«):* Hierbei müssen ExpertInnen ihr verinnerlichtes Wissen über den Ablauf von Aktivitäten

sichtbar machen. Die Lernenden beobachten den Prozess und erlangen somit ein konzeptuelles Modell und die ersten Vorstellungen der zu erlangenden Fähigkeit.

2. *Anleiten (»coaching«):* Lernende werden nun in Ihren Tätigkeiten beobachtet, bekommen Hinweise, Konstruktionen, Feedback, modellhafte Vorführungen, werden erinnert und aufmerksam gemacht. Dies unter Verfolgung eines klaren Ziels in Bezug auf das Erlernen der erstrebten Fähigkeit. Dazu werden Aufgaben benötigt, die ermöglichen, durch Vorschläge und Rückmeldungen die Fertigkeiten anzueignen. Eine didaktische Ausarbeitung rückt in das Zentrum.
3. *Strukturiertes Unterstützen (»scaffolding«) mit stetigem Rückzug (»fading«):* Dieser Methode beinhaltet die bereitgestellte Unterstützung der lehrenden Person, die in Form von Vorschlägen, Leitfäden oder Gerüsten erfolgt. Dadurch bildet sich eine Art kooperativer Problemlösungsansatz zwischen Lehrenden und Lernenden, der die Absicht hat, dass die lernende Person die Hauptaufgabe der Gestaltung und Umsetzung übernimmt. Mit der wachsenden Kompetenz entsteht der stetige Rückzug der Lehrperson und die Zunahme der selbstständigen Ausführung des Lernenden.
4. *Artikulation (»articulation«):* Dabei sollen die Lernenden Denkprozesse, Lösungsverhalten, Wissen und Strategien verbalisieren. In der Form der forschenden Lehre, sollen gezielte Fragestellungen durch Lehrende dazu führen, dass die Lernenden ihre Theorien in Worte fassen und verfeinern. Zudem gilt es, die Lernenden zu ermutigen, ihre Gedanken während des Problemlösungsprozesses auszusprechen. Als weitere Methode soll die Kritik oder Monitorisierung der Aktivitäten dazu führen, dass Lernende ihr Wissen über Problemlösungs- und Kontrollprozesse artikulieren und formulieren können.
5. *Reflexion (»reflecion«):* Lernende sind fähig eigene Problemlösungsstrategien mit der Expertise einer lehrenden Person, anderen Lernenden und dem eigenen kognitiven Fachwissen zu vergleichen. Reflexion erfolgt auch mit Vergleichen und/ oder dem Einsatz von Technik. Video- oder Audioaufzeichnungen, von dem eigenen Tun oder dem Handeln der Mitlernenden sowie ExpertInnen können dabei unterstützend sein.
6. *Erforschen (»exploration«):* Lernende zum selbstständigen Lösen von Problemen zu bewegen, bedarf einer sorgfältigen Überprüfung, ob die Lernenden Interesse sowie die notwendigen Forschungs- und Lernstrategie besitzen und ob eine Umsetzung machbar ist. Dies äußert sich als natürliche Konsequenz der schrittweisen Distanzierung der Unterstützung durch die Lehrenden.

**»Cognitive Apprenticeship« – Schrittweises Lernen durch die Methoden**

- *Vorführen am Model:* Lehrende führen Aufgaben aus, und Lernende beobachten
- *Anleiten:* Lernende führen eine Aufgabe aus und die Lehrenden beobachten und unterstützen
- *Unterstützung mit Rückzug:* Lehrende bieten Unterstützung, die mit zunehmendem Wissen weniger beansprucht wird.
- *Artikulation:* Lehrende ermutigen Lernende zur Verbalisierung ihrer Gedanken und ihres Wissens.
- *Reflexion:* Vergleich von Leistungen der Lernenden.
- *Exploration:* Selbstständiges Lösen von Problemen durch Lernende.

Ziel dabei ist aktives und kontextbasiertes Lernen mit der Bildung von Strategien und einem Übergang der Lernenden zur eigenständigen Problemlösung.

## 16.3 Möglichkeiten zur Implementierung und Forschung des »Cognitive Apprenticeship« Konzepts im Rahmen von länderübergreifender Pflegeausbildungen

»Cognitive Apprenticeship« wird laut der Studie von Bowles et al. (2022) auch in Amerika für die Unterstützung und den Zusammenschluss von weiteren didaktischen Modellen innerhalb der Pflegeausbildung verwendet. Im Rahmen eines Pilotausbildungsmodells einer evidenzbasierten akademisch – klinischen Partnerschaft wurde unter anderem das Konzept der »kognitiven Lehre« integriert. Die Verwendung erfolgte gemäß den konzeptuell vorgegebenen Schritten, um Lehrstrategien zu lenken und evidenzbasierte Praxis in das klinische Lernumfeld zu integrieren. Dies erfolgt mit zunehmendem Semester, steigender Komplexität und abnehmendem Coaching. Herausgehoben wurde dabei die Relevanz von klinischer und akademischer Zusammenarbeit im Zuge der Pflegefachausbildung zur weiterführenden Qualitätssteigerung der Pflege. Dieser Conclusio schließen sich auch Key & Wright (2017) in ihrer Studie an, in der sie das Konzept »Cognitive Apprenticeship« im Zusammenhang einer fast abgeschlossenen Ausbildung von Pflegefachpersonen und deren Selbstvertrauen und Übergang zum Berufsleben untersuchten. Als Ergebnis beschreiben sie das Konzept als Lehrstrategie, die sowohl das Vertrauen in Ihre eigene Person als auch den Einstieg in diese Rolle sukzessive verbessern kann. Dabei betonen Key und Wright die Wichtigkeit der Einführung und Ausbildung der lehrenden Personen. Die Relevanz der Edukation der Lehrenden wurde auch schon in den Niederlanden von Stalmeijer et al. (2009) durch ihre Studie im Zusammenhang der kognitiven Lehre und Lernklima herausgefunden. Weiters war das Resultat, dass es sich hierbei um ein einsatzfähiges Modell im Sinne von Lehrstrategien im klinischen Setting handelt. Zudem bietet es eine wertvolle Basis hinsichtlich der Evaluation, Rückmeldung, Selbstwahrnehmung und Weiterbildung von klinischen Lehrpersonen. Eine ergänzende Schlussfolgerung zur Implikation von Konzepten wie »Cognitive Apprenticeship« wurde in einem irischen Spital McSharry & Lathlean (2017) genannt, in der sie die Wichtigkeit einer umfassenden Bildungsvorbereitung und Unterstützung für die umsetzenden Lehrpersonen herausheben, um die pädagogischen Kompetenzen für eine effektive Lehre zu besitzen. Sie empfehlen zudem einen nationalen Standard für die Vorbereitung von Lehrpersonen zu entwickeln und bereitzustellen, um das Outcome der Wissensvermittlung zu verbessern. Einen negativen Einfluss auf die Ausbildung von Lernenden hatte dabei eine entmächtigende Lehrende – Lernenden Beziehung sowie unzureichende Unterrichtszeit aufgrund der Auslastung der Lehrenden. Die Ergebnisse zeigen weiter die Komplexität, die in pädagogischen Kompetenzen verborgen sind, jedoch dem Anforderungsprofil einer lehrenden Person entspricht. Auch aus dem Grund der vielschichtigen Kompetenzen ist es wichtig, dass zukünftige Bildungsbemühungen und Forschungen sich der Edukation von Lehrenden widmen, um somit auch kontinuierliche Qualitätsverbesserungen der pädagogischen Wissensvermittlung und der auch daraus resultierenden Wissensaufnahme zu gewährleisten (Elshaw et al. 2023). Jagannath et al. (2023) nennen im Sinne der Komplexität vor allem klinisches Denken als Herausforderung pädagogischer Gestaltung. Hierbei setzten sie auf den Aspekt des »lauten Nachdenkens« als einen Schlüssel zur Wissensübermittlung und zudem von einem Schritt zur Minimierung von vorhandenen Machsymmetrien von Lehrenden zu Lernenden. Gerade auch das Konzept der »Cognitive Apprenticeship« zielt darauf ab,

Denkprozesse zu externalisieren, was wiederum Lehrpersonen auffordert die Gedanken zu teilen und nicht nur für sich selbst zu reservieren. Dazu nennen Bearman & Molloy (2017) den englischen Begriff »intelectual streaking«, ins Deutsche übersetzt »intellektuelles Flitzen«, und beschreiben damit die Offenlegung der Denkprozessen von Lehrenden. Dies bedeutet Unsicherheiten, Schwierigkeiten und Misserfolge in der beruflichen Praxis preiszugeben und zu erzählen. Anders ausgedrückt kann eine metaphorische Entblößung dann erfolgen, wenn das gesagte Wissen und die Erfahrung vom Gegenüber als dürftig angesehen wird. Argumentativ für diese Offenlegung ist dabei der Lerneffekt, die Faszination an der Unvollkommenheit im Wissen und der damit resultierenden kurzzeitigen Verlagerung von Macht und Status, was wiederum wertvoll für die Lehrenden-Lernenden-Beziehung ist. Offenheit kann auch auf Basis einer sehr kurzen Begegnung und Beziehung von Lehrenden und Lernenden zu gegenseitiger Transparenz führen, was wiederum gegenseitiges Wachstum fördern kann. Diese Meinung vertreten auch Kirschner & Hendrick (2020a) und nennen zur Integration von »Cognitive Apprenticeship« in der Lehre die Wichtigkeit der Kommunikation von Denkprozessen und Transparenz durch systematisches lautes Denken. Sie ergänzen als weiteren Tipp die Kontextualisierung von Aufgaben, um den Lernenden die Entdeckung des zugrundeliegenden Kerns zu ermöglichen. Ein Beispiel dafür wäre das Veranschaulichen der Anwendung von Strategien in mehreren Situationen. Die Nutzung von »Cognitive Apprenticeship« im Rahmen der Lehre im Gesundheitswesen dient laut Lyons et al. (2017) als Basis zur Weiterentwicklung oder Neugestaltung von Bildungsprogrammen und Lehrplänen. Bildungsentwürfe führten dabei zu Zufriedenheit von Lernenden und meist gesteigerten Lernergebnissen. Weiter wurde das Konzept dazu verwendet, um Bewertungsinstrumente zu entwickeln. Es gilt als flexibel und anpassungsfähig und eignet sich auch aus diesem Grund für das Setting der schnell verändernden Gesundheits- und Bildungsumgebung, vor allem im Sinne der Wissensvermittlung in Kombination mit Fähigkeiten unter stetigen Einblicken in das klinische Lernumfeld. Laut Elshaw et al. (2023) fungieren innerhalb der Stufen des Konzepts der kognitiven Lehre die Reflexion, Artikulation und Exploration als Mechanismen für den Transfer von Wissen und bringen individuell positive Ergebnisse hervor. Höhere Leistungen auf den Wissenserwerb und der Lernenden konnte durch die Implementierung von explorativen Ideen der Lehrenden generiert werden.

Ein weiterer Einsatz und Forschung der kognitiven Lehre erfolgte mittels einer Studie aus Australien durch Tower et al. (2019) mit dem Ziel, das Situationsbewusstsein von Lernenden in der Pflegeausbildung bei postoperativen PatientInnen zu beurteilen. Die Fähigkeit einer sicheren klinischen Entscheidung, Signale von PatientInnen zu erkennen und angemessene Reaktionen zu treffen, ist die Basis für eine sichere Pflegepraxis sowie eine grundlegende Fähigkeit im Pflegedachberuf. Letzteres bekommt in der Ausbildung nicht immer den Stellenwert, oder die Lernenden erhalten nicht die notwendigen Schulungen. Dazu wurde die kognitive Lehre angewendet, um diese Fertigkeiten zu unterstützen, mit dem Resultat, dass das Konzept eine Möglichkeit bietet, die Entscheidungsfähigkeit von Lernenden in einer strukturierten Weise und mit Hilfe eines Rahmenlehrplanes zu entwickeln. Um den klinischen Alltag und die Kompetenzen zu erlernen schlagen Terpstra & King (2021) vor, das Konzept der »Cognitive Apprenticeship« einzusetzen. Dies vor allem auch im Sinne von simulationsbasierter Ausbildung. Somit können notwendige Fertigkeiten, Kenntnisse, Einstellungen und Verhaltensweisen entwickelt werden. Hinzu wird hierbei auch die Wichtigkeit zur Erstellung eines motivierten Lernklimas für die Lernenden herausgehoben. Auch das Universitätsspital in Zürich erfüllt die Voraussetzungen des

Stufenkonzepts der kognitiven Lehre hinsichtlich der Lern- und Arbeitsgemeinschaft. Rund 80 % der Ausbildung finden idealerweise in einem praktischen Rahmen statt, und es wird somit ein Rahmen geschaffen, um das Konzept »Cognitive Apprenticeship« einzusetzen. Küng et al. (2018) gehen in ihrer Untersuchung der Frage nach, ob die Kombination aus dem Einsatz der kognitiven Lehre im Zusammenhang mit der Lern- und Arbeitsgemeinschaft als »guter Unterricht« nach Hilbert Meyer bezeichnet werden kann. Gerade im Rahmen dieser Wissensvermittlung erfolgt eine Form der Zusammenarbeit zwischen Lehrenden und Lernenden und bietet eine gute strukturelle Basis, um die kognitive Lehre einzusetzen. Dies führt wiederum zu einer permanent patientInnenorientierten, Fertigkeiten fördernden und teambezogenen Pflegeausbildung. Als Fazit stellte sich heraus, dass das Konzept alle zehn Kriterien des »guten Unterrichts« erfüllt und das Modell aus dieser Sicht hohes Potenzial birgt. Diese Ansicht vertreten auch Elshaw et al. (2023) mit dem Ergebnis ihrer Forschung und sehen in »Cognitive Apprenticeship« ein geeignetes und relevantes Konzept als pädagogisches Rahmenwerk mit gleichzeitiger Flexibilität in der Gestaltung für Lehrende, um deren Erfahrungen, vorhandene Ressourcen und Lernumgebungen anpassen zu können.

Das Konzept »Cognitive Apprenticeship«, das sich auf Basis eines Lehrlings- Meister-Verhältnis zu einem anerkannten Konzept in der Berufspädagogik und vor allem auch in der Pflegeausbildung etabliert hat, wurde in den 1980 Jahren entwickelt. Es summiert kognitive und metakognitive Prozesse mit der traditionellen Lehrausbildung und zielt dabei auf die Wissensvermittlung von Denk- und Problemlösungsstrategien ab. Die Ursprünge des Konzepts liegen in einer Kritik am isolierten Kognitivismus, der Wissen als losgelöst von praktischen Handlungen betrachtet. »Cognitive Apprenticeship« betont die Bedeutung von Praxis in Kombination mit Theorie und sozialer Interaktion sowie schrittweisem Lernen. Dazu werden Methoden wie Modellierung, Coaching, strukturierte Unterstützung, Artikulation, Reflexion und Exploration verwendet. Resultierend aus der Veranschaulichung der Implementierung des Konzepts bezugnehmend auf die Pflegeausbildung wird vor allem ersichtlich, dass es sich hierbei um ein Modell handelt, das sowohl das kritische Denken, die Entscheidungsfähigkeit als auch das Situationsbewusstsein weiterentwickeln kann. Zudem kann das Verbalisieren von Denkweisen und Wissen, das sogenannte »intellektuelle Flitzen«, zu einer Minimierung der Machtsymmetrie der Lehrenden-Lernenden- Beziehung führen. Betont wird dabei die Wichtigkeit der Edukation von Lehrenden und die damit einhergehende Qualitätssicherung und zur Gewährleistung einer effektiven Umsetzung. Die kognitive Lehre ist ein anpassungsfähiges und flexibel einzusetzendes Konzept, das Potenzial für eine verbesserte Ausbildung und Qualifikation von Fachpersonen, unter anderem im Gesundheitswesen, bietet.

## 16.4 Literatur

Akpan, B., & Kennedy, T. J. (Hrsg.). (2020). *Science education in theory and practice: An introductory guide to learning theory*. Springer.

Bearman, M., & Molloy, E. (2017). Intellectual streaking: The value of teachers exposing minds (and hearts). *Medical Teacher*, *39*(12), 1284–1285. https://doi.org/10.1080/0142159X.2017.1308475.

Becker, N. (2006). *Die neurowissenschaftliche Herausforderung der Pädagogik*. 244 pages. https://doi.org/10.25656/01:5580.

Bourdieu, P. (1992). Die feinen Unterschiede. In M. Steinrücke & P. Bourdieu (Hrsg.), & J. Bolder (Übers.), *Die verborgenen Mechanismen der Macht* (Durchgesehene Neuauflage der Erstauflage 1992). VSA: Verlag Hamburg.

Bowles, W., Buck, J., Brinkman, B., Hixon, B., Guo, J., & Zehala, A. (2022). Academic-clinical nursing partnership use an evidence-based practice model. *Journal of Clinical Nursing*, *31*(3–4), 335–346. https://doi.org/10.1111/jocn.15710.

Bremer, H. (2022). Selbstlernen: Zwischen Verheissung und Bedrohung. In D. Bach, E. Haberzeth, & S. Osbahr (Hrsg.), *Höhere Fachschulen in der Schweiz*. hep Verlag. https://doi.org/10.36933/9783035521849

Cakmakei, G., Aydeniz, M., Brown, A., & Makokha, J. M. (2020). Situated Cognition and Cognitive Apprenticeship Learnings. In B. Akpan & T. J. Kennedy (Hrsg.), *Science education in theory and practice: An introductory guide to learning theory*. Springer.

Collins, A., Brown, J. S., & Newman, S. E. (1987). *COGNITIVE APPRENTICESHIP: TEACHING THE CRAFT OF READING, WRITING, AND MATHEMATICS* [Technical Report No.403].

Collins, A. M. (2004). Cognitive Apprenticeship und Veränderungen in der Arbeitswelt. In H. Gruber, C. Harteis, H. Heid, & B. Meier (Hrsg.), *Kapital und Kompetenz* (S. 111–128). VS Verlag für Sozialwissenschaften. https://doi.org/10.1007/978-3-322-80891-2_8.

Elshaw, J., Fass, D., & Mauntel, M. B. (2023). Cognitive mentorship: Protégé behavior as a mediator to performance. *Mentoring & Tutoring: Partnership in Learning*, *31*(3), 421–440. https://doi.org/10.1080/13611267.2018.1511951.

Engelage, S., & Haberzeth, E. (2020). *Studie zum Umgang mit digitalen Lehr- und Lernformen bei der Anerkennung von Bildungsgängen an höheren Fachschulen und berufspädagogischen Bildungsgängen*. Zenodo. https://doi.org/10.5281/ZENODO.4291835.

Jagannath, A. D., Dreicer, J. J., Penner, J. C., & Dhaliwal, G. (2023). The cognitive apprenticeship: Advancing reasoning education by thinking aloud. *Diagnosis*, *10*(1), 9–12. https://doi.org/10.1515/dx-2022-0043.

Key, B. A., & Wright, V. H. (2017). Cognitive Apprenticeship During Preceptorship. *Journal for Nurses in Professional Development*, *33*(6), 301–306. https://doi.org/10.1097/NND.0000000000000394.

Kirschner, P. A., & Hendrick, C. (2020a). »Cognitive Apprenticeship« Revisited: Shining a Light on the Processes of Thinking to Understand Learning. *American educator*, *44*.

Kirschner, P. A., & Hendrick, C. (2020b). *How learning happens: Seminal works in educational psychology and what they mean in practice*. Routledge.

Küng, R., Staudacher, D., & Panfil, E.-M. (2018). Ein zentrales pädagogisches Modell für die Praxisausbildung: »Cognitive Apprenticeship«: Das Potenzial des CAS-Modells im Kontext der Kriterien für »guten Unterricht«. *PADUA*, *13*(2), 115–123. https://doi.org/10.1024/1861-6186/a000424.

Lyons, K., McLaughlin, J. E., Khanova, J., & Roth, M. T. (2017). Cognitive apprenticeship in health sciences education: A qualitative review. *Advances in Health Sciences Education*, *22*(3), 723–739. https://doi.org/10.1007/s10459-016-9707-4.

Magana, A. J., Jaiswal, A., Madamanchi, A., Parker, L. C., Gundlach, E., & Ward, M. D. (2023). Characterizing the psychosocial effects of participating in a year-long residential research-oriented learning community. *Current Psychology*, *42*(4), 2850–2867. https://doi.org/10.1007/s12144-021-01612-y.

McSharry, E., & Lathlean, J. (2017). Clinical teaching and learning within a preceptorship model in an acute care hospital in Ireland; a qualitative study. *Nurse Education Today*, *51*, 73–80. https://doi.org/10.1016/j.nedt.2017.01.007.

Roth, W., & Jornet, A. (2013). Situated cognition. *WIREs Cognitive Science*, *4*(5), 463–478. https://doi.org/10.1002/wcs.1242.

Stalmeijer, R. E., Dolmans, D. H. J. M., Wolfhagen, I. H. A. P., & Scherpbier, A. J. J. A. (2009). Cognitive apprenticeship in clinical practice: Can it stimulate learning in the opinion of students? *Advances in Health Sciences Education*, *14*(4), 535–546. https://doi.org/10.1007/s10459-008-9136-0.

Straka, G., A., & Macke, G. (2006). Der »Cognitive Apprenticeship«- Ansatz nach Collins, Brown und Newmann. In G. Straka A. & G. Macke (Hrsg.), *Lern-Lehr-Theoretische Didaktik.* (4. Aufl.). Münster: Waxmann.

Terpstra, N., & King, S. (2021). The Missing Link: Cognitive Apprenticeship as a Mentorship Framework for Simulation Facilitator Development. *Clinical Simulation in Nursing*, *59*, 111–118. https://doi.org/10.1016/j.ecns.2021.06.006.

Tower, M., Watson, B., Bourke, A., Tyers, E., & Tin, A. (2019). Situation awareness and the decision-making processes of final-year nursing students. *Journal of Clinical Nursing*, *28*(21–22), 3923–3934. https://doi.org/10.1111/jocn.14988.

# 17 Plane das Unplanbare: Erfolgreiche Lehr-Lernsituationen im High-Care-Bereich

*Carsten Hermes & German Quernheim*

## 17.1 Einleitung

Die Praxisanleitung in den Gesundheitsfachberufen ist eine Methode der Berufs- und Pflegepädagogik, die auf professioneller, planmäßiger und zielgerichteter praktischer Ausbildung basiert.

Eine effektive Praxisanleitung, die bewusst, gezielt und nach klaren Strukturen geplant wird, trägt wesentlich dazu bei, die spezifischen Aus- und Weiterbildungsziele zu erreichen und die Kompetenzen der Adressaten auszubauen. Zusätzlich erleichtert sie den Transfer von theoretischem Wissen in die Praxis und zurück. Sie fördert die Vertiefung des erworbenen Fachwissens, ermöglicht aktives Handeln und schließlich unterstützt sie den Kompetenzerwerb. Eine solche strukturierte und durchdachte Praxisanleitung sollte in allen Einsatzgebieten in denen ausgebildet oder eingearbeitet wird, vorhanden sein. Doch wie lässt sich dies in sogenannten High-Care-Arbeitsfeldern wie der Intensivpflege, Notfallpflege und Anästhesiepflege umsetzen, die täglich auch mit unvorhersehbaren Situationen und akuten Notfällen konfrontiert sind?

Das vorliegende Kapitel soll hierzu Inspiration bieten und berücksichtigt die Vielfalt der anzuleitenden Personen, inklusive ihres Skills und Grade Mixes. Dabei werden die grundlegenden pädagogischen Prinzipien erläutert und Vorschläge gemacht, wie im Vorfeld eine passende Struktur entwickelt werden kann. Dieses strukturierte Vorgehen scheint auf den ersten Blick im Widerspruch zu den unvorhersehbaren Gegebenheiten in High-Care-Bereichen zu stehen, die hohe Anforderungen an Mensch und Technik stellen. Dennoch lassen sich in solchen Kontexten effektive Lernsituationen gestalten, insbesondere in der Notaufnahme und der Anästhesie, wo unplanbare Ereignisse wie Schockraumversorgung und Airwaymanagement zum Alltag gehören. Dies ermöglicht den Praxisanleitenden und anderen AusbilderInnen, auch das »Unplanbare« zu planen und zu organisieren.

## 17.2 Heterogenität der Akteure

Der Pflegeberuf ist äußerst anspruchsvoll und vielseitig, und er erfordert eine enge Beziehung zu den PatientInnen. Die Pflegeausbildung wurde in der Vergangenheit mehrfach angepasst, um den aktuellen Herausforderungen gerecht zu werden. Eine wichtige Entwicklung war die Einführung eines einheitlichen Pflegeberufes in Deutschland im Jahr 2020, was die Fachlichkeit und die eigenständigen Aufgabenbereiche der Pflegefachkräfte klar definierte und ihre Professionalität stärkte.

Die Reform des Pflegeberufegesetzes wurde aus der Notwendigkeit heraus initiiert, da die bisherigen Ausbildungen den beruflichen Anforderungen nicht mehr angemessen gerecht wurden. Die neue, generalistische Pflegeausbildung vereint die Fähigkeiten aus drei zuvor getrennten Berufsfeldern, wobei lediglich die Addition dieser Kompetenzen nicht ausreichend ist. Es sollte nicht erwartet werden, dass AbsolventInnen dieser generalistischen Ausbildung sofort in der Lage sind, die speziellen Anforderungen verschiedener Versorgungsbereiche vollständig zu erfüllen. Stattdessen bedarf es nach Abschluss der Ausbildung vertiefender Praxisanleitung und Begleitung in den jeweiligen beruflichen Tätigkeitsbereichen. Dies führt anfangs oft dazu, dass die Erwartungen der Arbeitgebenden und die Fähigkeiten der BerufseinsteigerInnen zunächst auseinanderklaffen. Dennoch hat die gesetzliche Festlegung der Vorbehaltsaufgaben erstmals die fachlichen Kompetenzen und den eigenständigen Verantwortungsbereich des Pflegeberufs klar definiert.

Die Gruppe der Lernenden und Anzuleitenden in High-Care-Abteilungen unterscheidet sich dabei in ihrer Größe und Zusammensetzung erheblich von denen auf allgemeinen Pflegestationen. Während Auszubildende in der 3-jährigen Pflegeausbildung oder im Pflegestudium selbstverständlich auf High-Care-Abteilungen anzutreffen sind, geschieht dies aufgrund von externen Einsätzen möglicherweise etwas seltener. Das Pflegestudium eröffnet zusätzliche Aufgabengebiete in der Pflege, obwohl die genaue Integration akademisch ausgebildeter Pflegekräfte in vielen Pflegeeinrichtungen und Krankenhäusern noch unklar ist. Erfahrungen aus anderen Ländern zeigen jedoch, dass eine verbesserte Versorgung möglich ist, wenn Fachkräfte mit unterschiedlichen Qualifikationen in der Pflege zusammenarbeiten.

Die Arbeit in High-Care-Bereichen bietet vielfältige Lernmöglichkeiten für vielfältigste Berufsbilder und Ausbildungen, einschließlich Rettungsdienstpersonal. Zudem sind Praktika und Rotationen im Rahmen der Ausbildung zu operationstechnischen AssistentInnen (OTA), anästhesietechnischen AssistentInnen (ATA), medizinischen Fachangestellten (MFA) und während der Fachweiterbildungen wie z. B. der Notfallpflege oder der Anästhesie- und Intensivpflege üblich.

Dies gilt auch für ärztliche KollegInnen, die in verschiedenen Disziplinen regelmäßig im Rahmen von Weiterbildungen oder Rotationen tätig sind, auch hier findet pflegegestützte Anleitung und Praxisanleitung statt.

Das Ziel besteht darin, die eigene berufliche Handlungskompetenz zu erweitern und neue Fähigkeiten zu erwerben. Hier sollen den Lernenden Methoden aufgezeigt werden, wie sie selbstorganisiert den besten und realistischsten Ansatz finden können, der erfolgversprechend ist. Es geht nicht mehr darum, die Lernenden lediglich zu begleiten, nur mitzunehmen und ihnen durch Beobachtungslernen eine Tätigkeit zu demonstrieren. Gerade solches Lernen als zirkuläres Geschehen, zwischen Anleitenden und Lernenden, ist wirkungsoffen. Gemäß der aktuellen Auffassung von Anleitung übernehmen die Auszubildenden selbst Teile des selbstgesteuerten Lernens und erschließen sich ihren Beruf in Zusammenarbeit mit den Praxisanleitenden (Quernheim 2022).

Dies kann jedoch nur erfolgreich sein, wenn die jeweiligen Einsatzorte ihre Rolle als Ausbildungsstätten erkennen. Es erfordert eine enge Zusammenarbeit mit den Lehrenden vor Ort, den zentralen Praxisanleitenden und insbesondere eine Verknüpfung mit der theoretischen Ausbildungsstätte. In diesem Zusammenhang ist es von großer Bedeutung, dass der praktische Ausbildungsbereich seine Einzigartigkeiten (Unique Selling Points – USP) klar definiert und im Team gemeinsam verfolgt. Jeder Bereich und jede Abteilung hat sicherlich ihre eigenen USP; beispielsweise unterscheidet sich die chirurgische Intensivstation von der internistischen, und auch das Atemwegsmanagement variiert zwischen der

ITS und der Anästhesie oder der Notaufnahme, zumindest in bestimmten Aspekten. Dies bedeutet, dass herkömmliche Einarbeitungsmappen alleine, die nur zum Abhaken waren, nicht mehr ausreichen. Stattdessen sind klare Lernziele, Kompetenzkataloge und intensive Kommunikation erforderlich.

**Merke**

Wie in allen Bereichen sind auch in den High-Care-Bereichen zwingend mindestens 10 % der Einsatzzeit als geplante und gezielte Praxisanleitung nachzuweisen.

## 17.3 Pädagogische Grundprinzipien

Zunächst sollten wir mit Veränderungen bei uns selbst beginnen. Ein Weg ist, das Wording zu ändern und nicht mehr von »SchülerInnen« zu sprechen. Dies macht deutlich, dass es einen Auftrag gibt! SchülerInnen sind Personen, die allgemeine Bildung in einer schulischen Umgebung verfolgen, klaren Anweisungen der Lehrenden ausgesetzt werden und vor allem einem festen und allgemeinen Lehrplan unterworfen sind. Auszubildende hingegen sind Personen, die eine spezifische berufliche Qualifikation erwerben, indem sie eine berufliche Ausbildung durchlaufen, die praktische Erfahrung und theoretisches Wissen umfasst. Bei Studierenden gelten zudem nach § 37 PflBG erweiterte Ausbildungsziele der hochschulischen Pflegeausbildung. Im Durchschnitt arbeiten diese anders, denn sie können bestenfalls abstrakter denken, und sie verstehen, wahrscheinlich zum Ende ihres Studiums, Wissenschaft und dann gelingt es ihnen in Ansätzen wissenschaftlich zu arbeiten (Quernheim 2022). Gleiches gilt für WeiterbildungsrotantInnen, bei denen eine zusätzliche Spezialisierung im beruflichen Kontext angestrebt wird.

Alle, die an der Ausbildung beteiligt sind, benötigen klare Lernziele. Lernziele beschreiben, welches Wissen oder Verhalten die Person, die angeleitet wird, nach Abschluss der Anleitung, dem Einsatz bzw. der Aus- und Weiterbildung zeigen sollte. Der Lerninhalt umfasst den eigentlichen Stoff oder die Informationen, die eine Person benötigt, um die vorher gesteckten Ziele zu erreichen. Medien sind im übertragenen Sinne Transportsysteme, welche den Inhalt von Anleitungen oder Beratungen an die Lernenden zu vermitteln. Assoziationen beziehen sich auf die Verknüpfungen zwischen bereits gespeicherten Lerninhalten. Unser Gehirn speichert neue Informationen nicht zufällig oder in einer festen Reihenfolge, sondern es sucht nach bestehenden Erinnerungen, die in Verbindung mit den neuen Informationen stehen könnten. Dies führt zu effektiverem Lernen, da die neuen Informationen mit bereits vorhandenem Wissen verknüpft werden. Daher kann ein weiterer wichtiger Motivationsfaktor darin liegen, das Lernende bereits vorhandenes Wissen eigenständig auf neue Anleitungssituationen übertragen. Lernende sollten mit Aufgaben konfrontiert werden, für deren Lösung sie bereits ein gewisses Maß an Vorkenntnissen und Vorwissen mitbringen, und sie sollten die Möglichkeit haben, diese Aufgaben eigenständig zu bewältigen.

Irrtümer und Fehler sind ein natürlicher Teil des Lernprozesses und sollten von Anleitenden als konstruktive Hilfestellung genutzt werden. Die angeleiteten Personen erhalten so die Möglichkeit, ihr Wissen zu erweitern und an praktische Alltagssituationen anzupassen.

Aus diesen Prinzipien ergeben sich wichtige Grundgedanken für nahezu jede Anleitung:

- Beginnen Sie mit Bekanntem und führen Sie zu Unbekanntem.
- Starten Sie mit Allgemeinem und gehen Sie zu Speziellem über.
- Beginnen Sie mit Leichtem und steigern Sie die Schwierigkeit.

Es ist ratsam, den Lernenden von Anfang an ein attraktives, handlungsorientiertes Ziel zu präsentieren. Dadurch steigt die Motivation der Lernenden, etwaige Herausforderungen aktiv anzugehen.

Die gewählten Ziele sollen dabei PISMART sein, ein Akronym, das sich aus den Anfangsbuchstaben der folgenden Wörter bildet: positiv und in der Ich-Version formuliert, spezifisch, messbar, akzeptiert, realistisch und terminiert (Quernheim 2022). Eine solche Zielsetzung wird bereits im Eintrittsgespräch dokumentiert und dabei die Lernenden gefragt, welche Anleitungsmethoden sie dazu wünschen und welche Unterstützung sie beim selbstorganisierten Lernen erwarten. Solche Fragestellungen differenzieren das heutige Ausbildungsverständnis stark von den vorherigen Pflegeausbildungs- und Prüfungsverordnungen.

Vor allem beim Thema Akzeptanz ist es wichtig, diese auf beiden Seiten der Ausbildungsmedaille herzustellen. Getreu dem Motto: »Verstanden« und »Einverstanden« sind zwei unterschiedliche Paar Schuhe. Einsichtslernens bedeutet, dass das Wissen, das Auszubildende und neue Mitarbeitende durch den Einsatz ihrer linken und rechten Gehirnhälften erworben und mit Emotionen verbunden haben, von einer höheren Qualität ist im Vergleich zu reinem Nachsprechen oder bloßem Wiederholen. Das Konzept des »Einsichtslernens« bezieht sich wörtlich darauf, neue Perspektiven in ihrem eigenen Verstand zu entdecken. Ein Lernerfolg, der durch Worte von einer Anleitung vermittelt wird, gerät oft in Vergessenheit. Eine Einsicht durch Erfahrung und Verknüpfung, die die Lernenden selbst erfahren und erkunden, kann hingegen einen dauerhaften Einfluss auf ihre gesamte berufliche Laufbahn haben.

Wie Sie strategisch Beziehungen zu noch unbekannten Lernenden oder PatientInnen aufbauen können, welche Methoden bei begrenzter Zeit als Anleitung verwendet werden und wie man mit Lernenden umgeht, die aus verschiedenen Gründen bestimmte Aufgaben nicht durchführen können, nicht verstehen, nicht dürfen oder nicht wollen, sind Situationen, die in der aufgeführten weiterführenden Literatur beschrieben werden.

## 17.4 Lernen aus dem Sport

Zudem ist es ähnlich wie im Sport. Auch hier gibt es vielfältige Methoden, wie zum Beispiel die »Ganz-Teil-Ganz Methode«.

Das Wichtigste ist, sich sein[e] Ziel[e] vor Augen zu führen: visuell, auditiv und ggf. auch haptisch. Wir wissen aus dem Sport oder auch aus der Ausbildung von PilotInnen, dass, wenn wir uns auf die Hindernisse konzentrieren, diese getroffen werden und wir nicht durch die Hindernisse navigieren, z. B. Skifahrer, der sich zu sehr auf die Bäume statt auf den Weg konzentriert, wird wahrscheinlich aus der Bahn geworfen; ein Turner, der auf den Boden schaut, wird nicht über ein Hindernis kommen usw. Es braucht hier klare Strukturen.

**Merke**

Konzentrieren Sie sich auf die Wege statt auf die Hindernisse

### Ganz-Teil-Ganz Methode

Die »Ganz-Teil-Ganz Methode« bietet Praxisanleitenden im Berufsalltag ein effektives Werkzeug, um mit den unterschiedlichen Erfahrungen und Kompetenzlevels von Lernenden und KollegInnen umzugehen. Oft müssen neue Themen, Fähigkeiten oder Verfahren eingeführt oder bereits bestehende Inhalte und Anforderungen vermittelt werden. Mit dieser Methode erhalten sie eine weitere Möglichkeit, enger mit Ihren KollegInnen zusammenzuarbeiten und Ihre pädagogischen Vorstellungen nachhaltig an Ihr Team zu vermitteln. Die bewährte »Ganz-Teil-Ganz Methode«, die aus dem Breitensport stammt, umfasst folgende Leitgedanken:

1. *Integration unterschiedlicher Kompetenzlevel in die Praxisanleitung:* Sie können Lernende mit verschiedenen Wissensständen und Fähigkeiten effektiv und individuell unterstützen.
2. *Implementierung von Themen und Maßnahmen in heterogenen Teams:* Sie können neue Themen und Maßnahmen in Teams einführen, die vielfältige Hintergründe und Erfahrungen haben.
3. *Vertiefung der Bildung und Erreichen von Bildungszielen:* Sie erarbeiten gemeinsam, wie Sie die Bildung Ihrer Lernenden vertiefen und wie Sie klar definierte Bildungsziele erreichen.
4. *Umgang mit Widerständen:* Sie haben eine Strategie und Werkzeuge, um auf Widerstände zu reagieren und sie erfolgreich zu bewältigen.

Die Ganz-Teil-Ganz Methode ist eine Lehr- und Lernstrategie, die in der pädagogischen Praxis angewendet werden kann. Diese Methode ist insbesondere in der Vermittlung praktischer Fähigkeiten und komplexer Aufgabenstellungen hilfreich. Sie umfasst im Wesentlichen drei Schritte:

1. *Ganz:* In diesem ersten Schritt wird die Lernsituation als Ganzes präsentiert oder erklärt. Dies bedeutet, dass den Lernenden zunächst eine umfassende Übersicht über das Thema oder die Aufgabe gegeben wird. Sie bekommen einen Überblick über den Gesamtzusammenhang, die Ziele und den Kontext der Aufgabe.
2. *Teil:* Nachdem die Lernenden die Gesamtsituation verstanden haben, wird der Fokus auf einen bestimmten Teil oder eine bestimmte Teilaufgabe gelenkt. Hier erfolgt eine vertiefte Erklärung oder Übung zu diesem speziellen Aspekt der Aufgabe. Dieser Schritt ermöglicht es den Lernenden, sich auf ein konkretes Detail zu konzentrieren und es besser zu verstehen.
3. *Ganz:* Im dritten Schritt kehren die Lernenden zur Gesamtsituation zurück. Dies geschieht mit dem Ziel, den zuvor bearbeiteten Teil in den Gesamtkontext einzubetten und zu verstehen, wie er zur Gesamtaufgabe beiträgt. Dieser Schritt dient dazu, dass erlernte Wissen oder die Fähigkeiten in die praktische Anwendung zu bringen und sicherzustellen, dass die Lernenden die Aufgabe als Ganzes bewältigen können.

*Wichtig:* Der letzte Schritt ist keine exakte Kopie Ihrer Vorgabe, sondern ein individuelles und konstruktivistisches Gesamtergebnis, das die wichtigsten Punkte zusammenführt, aber auch eigene Lösungswege ermöglicht. Die Ganz-Teil-Ganz Methode ermöglicht es den Lernenden, ein tiefes Verständnis für eine komplexe Aufgabe zu entwickeln, indem sie zunächst den Überblick erhalten, dann spezifische Details erlernen und schließlich diese Details wieder in den Gesamtzusammenhang einordnen. Dies fördert ein ganzheitliches Verständnis und die Fähigkeit, das Erlernte in realen Situationen anzuwenden. Die Methode kann in verschiedenen Bildungsbereichen eingesetzt werden, einschließlich der beruflichen Ausbildung und der allgemeinen Bildung und biete klare Vorteile, wenn motorisches Lernen, wie z. B. neue Bewegungsabläufe, notwendig sind.

## 17.5 Geplante, gezielte und strukturierte Anleitung ist ein »Must-Have«

Bei der Ganz-Teil-Ganz-Methode werden dennoch die Schritte der geplanten und gezielten Anleitung eingehalten, und auch hier hat sich das Prinzip der Kognitiven Berufslehre (Cognitive Apprenticeship) etabliert (▶ Kap. 15). Dies ist ein pädagogisches Modell, das in den späten 1980er Jahren von den Bildungsforschern Allan Collins, John Seely Brown und Susan Newman entwickelt wurde. Es zielt darauf ab, Lernenden dabei zu helfen, komplexe Fähigkeiten und Fertigkeiten zu erwerben, indem sie in eine Lernumgebung eingebettet werden, die dem traditionellen LehrerIn-SchülerIn-Modell überlegen ist. Das Konzept basiert auf der Idee, dass Lernen am effektivsten ist, wenn es in einer authentischen Umgebung stattfindet und Lernende die Gelegenheit haben, von erfahrenen ExpertInnen zu lernen, analog zur Meisterausbildung im Handwerk, welche auch mit der Ausbildung beginnt!

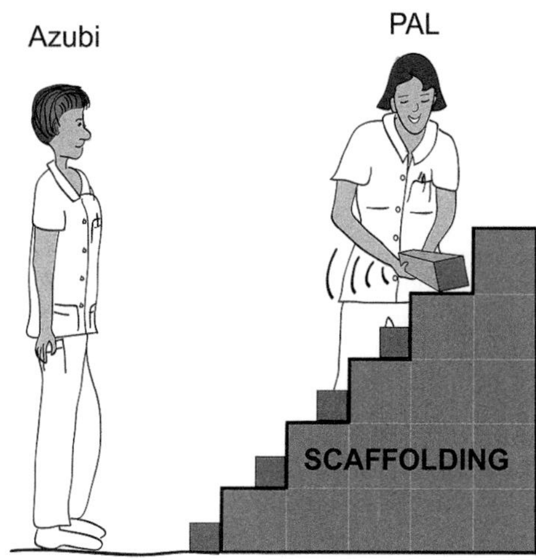


**Abb. 17.1:** Scaffolding: ErpertInnen bieten Lernenden Unterstützung bei der Bewältigung von Aufgaben (Bildquelle: Mit freundlicher Genehmigung von www.Anleiten2Go.de).

**Cognitive Apprenticeship beinhaltet mehrere Schlüsselkomponenten:**

1. *Modellieren*: Lehrende oder ExpertInnen demonstrieren die gewünschten Fertigkeiten und Strategien, um den Lernenden ein Beispiel zu geben, wie die Aufgabe erfolgreich bewältigt werden kann.
2. *Coaching Gemeinsames Problemlösen*: Lernende arbeiten gemeinsam mit ExpertInnen an realen Problemen und Aufgaben. Dies ermöglicht ihnen, ihre Fähigkeiten in der Praxis zu erproben und zu verbessern.
3. *Scaffolding und Fading*: Erstmals bewältigen die Lernenden die (Teil-)Aufgaben eigenständig und zugleich bieten ExpertInnen dazu Unterstützung an (▶ Abb. 17.1). Diese Unterstützung wird nach und nach abgebaut, wenn die Lernenden mehr Kompetenz entwickeln.
4. *Artikulation:* Lernende werden ermutigt, ihre Gedanken und Lösungsansätze zu erklären. Dies hilft ihnen, ihr eigenes Denken zu klären und zu verbessern.
5. *Reflexion:* Lernende werden animiert, über ihre eigenen Lösungsstrategien (metakognitiv) nachzudenken, diese zu vergleichen und ihre Handlungen und Einstellungen zu diskutieren.
6. *Exploration:* Lernende übertragen ihre Strategien auf neue, andersartige Aufgaben. Sie entwickeln dabei Verbesserungsmöglichkeiten und evaluieren den eigenen Lernprozess.

Cognitive Apprenticeship wurde ursprünglich in Bezug auf das berufliche Training entwickelt, kann aber auch in anderen Bildungsbereichen, wie der Hochschulbildung, angewendet werden. Es betont die Bedeutung von praktischer Erfahrung und ExpertInnen-anleitung, um komplexe kognitive Fähigkeiten zu entwickeln. Damit ist das Konzept hervorragend für die High-Care-Bereiche geeignet.

Das Modell der Kognitiven Berufslehre verläuft nicht linear, sondern fließend und hat neben der oben dargestellten zweiten Dimension »Methoden«, noch die Dimensionen Inhalte und Strategien, Sequenzierung sowie soziale Einbindung. Das Modell befähigt die Lernenden ihre neu erworbenen Fähigkeiten nun auf andere PatientInnen und Situationen zu übertragen. Der Schwierigkeitsgrad steigert sich mit der Komplexität.

Die Grundstruktur einer gezielten Anleitung bleibt dennoch erhalten und umfasst die folgenden Schritte:

1. *Einführungsaufgabe:* Hierbei handelt es sich um eine Aufgabe, bei der das bisher erlernte selbstorganisierte Wissen und die Impulse aus der Bildungsstätte wiederholt werden oder ausschließlich in der Recherche und Beobachtung stattfinden. Es kann auch spielerisch in Form eines Quiz erfolgen. In komplexen Situationen, die neu auftreten kann die ExpertInnenbeobachtung (Modellierung durch die Anleitung) von Vorteil sein, wobei die Lernenden die Vorgehensweise von erfahrenen ExpertInnen gezielt beobachten.
2. *Vorgespräch:* Dieses Gespräch orientiert sich am aktuellen Wissensstand der Lernenden. Dabei werden die Grundprinzipien sowie der Sinn und Zweck der Aufgabe erläutert. Das Vorgehen wird detailliert erklärt, und einzelne Schritte oder Überlegungen werden verdeutlicht.
3. *Durchführung:* Die Lernenden setzen die Aufgabe um, wobei sie von Praxisanleitenden gecoacht werden. Die Anleitenden bieten Unterstützung und Hilfe an und ziehen sich je nach Kontext allmählich zurück, um die Selbstständigkeit der Auszubildenden zu fördern.
4. *Nachbesprechung:* In dieser Phase werden die Denk- und Problemlösungsprozesse verbalisiert. Die Auszubildenden vergleichen ihre Ergebnisse mit denen der ExpertInnen.
5. *Trainingsphase:* Hier wird das selbstorganisierte Lernen gesteigert. Die Auszubildenden lernen, Probleme eigenständig zu identifizieren, Ziele zu setzen und Lösungen auszuprobieren.

Allerdings ist hierfür ein fachspezifisches Wissen notwendig und sollte im Fokus stehen. Es braucht ein theoretisches Fundament, bevor das gelernte auch angewendet wird. Darum ist der Einsatz von Auszubildenden in der Anästhesie, auf der Intensivstation oder in der Notaufnahme erst nach Vermittlung der spezifischen theoretischen Grundlagen ratsam.

## 17.6 Plane das Unplanbare – gibt es einen unsichtbaren Lehrplan?

Im Bereich der Fach- und Funktionsbereiche steht oftmals die fehlende Planbarkeit von Lernsituationen im Mittelpunkt der Betrachtungen. In unserem beruflichen Umfeld, insbesondere in der Notaufnahme, auf den Intensivstationen und in der Anästhesie können wir oft wenig vorhersagen, wann die nächste Person z. B. mit einem akuten Herzinfarkt oder einer anderen dringenden medizinischen Situation eintreffen wird, wie der Tag insgesamt verläuft und welche (vor allem Notfall-)Situationen eintreten. Dennoch liegt es in unserer Verantwortung, die Lernenden systematisch auf solche herausfordernden Situationen vorzubereiten. Schließlich sind es eben diese Punkte, die in diesen Bereichen besonders vermittelt werden können, wenngleich die pflegerischen Anforderungsprofile und Aufgaben so viel mehr beinhalten.

Gezielten Lernaufträgen und -aufgaben und die eigenständige Wiederholung des in der theoretischen Ausbildung erworbenen Wissens, kommt eine entscheidende Rolle bei. Dies geschieht nicht nur durch theoretische Lernprozesse, sondern auch durch berufsspezifische Übungen und das intensive Erörtern der Handlungsschritte, sei es verbal oder durch praktische Übungen. Auf diese Weise werden bei den Lernenden neue Kompetenzen entwickelt, die weit über bloße mechanische Fertigkeiten hinausgehen. Hierfür eigenen sich auch Simulationen.

In diesen Bereichen geht es nicht nur um physische und sensomotorische Fertigkeiten, sondern noch viel mehr um kognitive (geistige) und emotionale Lernprozesse. Praxisanleitende spielen hierbei eine zentrale Rolle, indem sie das, was Lernende allein durch Beobachten nicht erfassen können, verbalisieren. Eine Methode, die sich bewährt hat, kann das »Laute Denken« darstellen (Konrad 2010).

Hierbei lenken Praxisanleitende die Aufmerksamkeit auf die wesentlichen Aspekte einer Pflegeintervention, indem sie ihre eigenen Handlungsschritte verbal erklären. Auf diese Weise ermöglichen sie den Lernenden, an der inneren Logik der Tätigkeit teilzuhaben und ein tieferes Verständnis zu entwickeln.

Obwohl weder Anleitende noch Lernende genau wissen, wann die nächste realistische Notfallsituation eintreten wird, besteht doch die Gewissheit, dass beide bestmöglich darauf vorbereitet sind. Dies ist besonders wichtig und effektiv, wo standardisierte Algorithmen und Checklisten als essenzielles Wissen angesehen werden. Dazu gehören neben den Ersteinschätzungssystemen (MTS/ESI) und der Glasgow Coma Scale (GCS) auch die Reanimationsrichtlinien des European Resuscitation Council (ERC) und der American Heart Association (AHA). Auch haben sich spezifische Handlungsalgorithmen wie z. B. das Vorgehen bei einer Agitation und Delir sich bewährt. Sobald dieses grundlegende Wissen aufgebaut ist, können gezielte Schulungen und praktische Übungen in der Notaufnahme die Lernenden befähigen, angemessen auf Situationen zu reagieren und Handlungskompetenzen zu entwickeln.

**Typische Anleitungsthemen können sein:**

- Ersteinschätzung und Triage von PatientInnen:
  - Rasche Beurteilung und Priorisierung von PatientInnen
  - Weiterleitung an die geeignete Versorgungsebene
- Schmerzmanagement und -behandlung:
  - Linderung von Schmerzen durch geeignete Maßnahmen und Medikation
  - Anwendung von schmerzlindernden Verfahren, um den PatientInnenkomfort zu verbessern
- Wundmanagement und Versorgung:
  - Sorgfältige Wundversorgung und Verbandswechsel
  - Behandlung von Verletzungen und Hautläsionen
- Psychologische Betreuung von PatientInnen:
  - Unterstützung von PatientInnen und Angehörigen bei emotionalen Belastungen und Ängsten
  - Emotionsarbeit und Gefühlsarbeit situationsadäquat einsetzen
  - Bereitstellung von Deeskalationsstrategien bei psychischen Notfällen
- Orthopädische/Unfallchirurgische Versorgung:
  - Anlegen von Gipsen, Schienen und Verbänden zur Stabilisierung von Frakturen und Verletzungen
  - Unterstützung von PatientInnen bei chirurgischen Problemen
- Vorbereitung von PatientInnen für Eingriffe:
  - Vorbereitung von PatientInnen für Eingriffe und Operationen

  - Gewährleistung einer angemessenen präoperative Versorgung und Überwachung
- PatientInnen- und Angehörigenbetreuung:
  - Betreuung von PatientInnen und deren Angehörigen während des Aufenthalts in der Notaufnahme oder auf der Intensivstation
  - Bereitstellung von Informationen und Unterstützung in schwierigen Zeiten
  - Integration von Kindern als Besucher und Angehörige
- Notfallversorgung:
  - Durchführung von Reanimationen und Atemwegsmanagement
  - Handhabung akuter Vergiftungen und Anaphylaxie-Fälle
- Fremdkörperentfernung und Umgang mit hilflosen Personen:
  - Mitwirkung bei der Entfernung von Fremdkörpern, sei es durch Fremdeinwirkung oder Selbstverletzung
  - Professioneller Umgang mit alkoholisierten oder verwahrlosten oder hilflosen PatientInnen
- Durchführung von invasiven Maßnahmen:
  - Assistenz bei der Durchführung von Punktionen und Gefäßkathetern
  - Legen von Drainagen und Sonden (Ernährungs-, Blasen- und Rektalkatheter usw.)
- Ethik und Pflege in der Notaufnahme und auf der Intensivstation:
  - Orientierung an ethischen Grundprinzipien, einschließlich ethischer Kodizes
  - Versorgung Verstorbener
  - Übermittlung schwieriger Nachrichten und Betreuung der Angehörigen
- Versorgung von kritisch kranken PatientInnen:
  - Behandlung und Pflege von PatientInnen die vital gefährdet sind, im Schockraum, Holding Area, IMC, ITS u. v. m.
  - Kontinuierliche Überwachung (Monitoring mit und ohne Geräte) von PatientInnen in den angeschlossenen Observations- und Monitorbereichen
- Prioritätenmanagement:
  - Festlegung von Prioritäten und effektives Handeln in Situationen mit gleichzeitigen Notfällen, die von hausärztlicher Grundversorgung bis zu pädiatrischen Unfällen reichen

Diese Liste hebt die Vielfalt der Aufgaben in der Notaufnahme, Anästhesie und auf der Intensiv- und IMC-Station hervor und betont die breite Palette von Fertigkeiten und Fachwissen, die erforderlich sind, um sicherzustellen, dass PatientInnen die bestmögliche Versorgung erhalten. Sie erhebt nicht den Anspruch auf Vollständigkeit.

## 17.7 Zusammenfassung

Das zirkuläre Lernen am Arbeitsplatz erweist sich oft als wirksamer im Vergleich zur reinen Theorie: Lernende können aktiv handeln, Verantwortung übernehmen und ihre Fähigkeiten real einschätzen. In diesem Kontext spielt der »versteckte Lehrplan« eine entscheidende Rolle. Wenn Bildungseinrichtungen möchten, dass ihre Lernenden eine einfühlsame Haltung gegenüber den Pflegebedürftigen entwickeln, platzieren sie die Auszubildenden in einem Bereich, in dem das Team bereits eine solche Einstellung vorlebt. Dieses informelle Lernen findet durch Beobachtung und praktische Umsetzung statt. Wenn Auszubildende aktiv Verantwortung übernehmen, erfolgt das Lernen auf natürliche Weise. Die Bedeutung, die die Lernenden dem Lernstoff beimessen, hat einen erheblichen Einfluss auf den Erfolg der Anleitung. Es ist eher ungewöhnlich, dass Lernende die Gelegenheit haben, innezuhalten, den Alltag im Beruf kritisch zu hinterfragen und darüber in Diskussionen zu reflektieren. Dies ist jedoch notwendig, um das erworbene Wissen nachhaltig und im Sinne des konstruktivistischen Ansatzes zu vertiefen. Es liegt auf der Hand, dass Fakten, die auswendig gelernt wurden, oberflächlich bleiben und nur begrenzte Tiefe erreichen.

## 17.8 Literatur


Benner, P.E. (2017) Stufen zur Pflegekompetenz. 3. A. Bern: Hogrefe.

Brauchle, M., Deffner, T., Brinkmann, A. et al. Besuche von minderjährigen Angehörigen in der Intensiv- und Notfallmedizin. Med Klin Intensivmed Notfmed 118, 351–357 (2023). https://doi.org/10.1007/s00063-023-01004-z.

Collins A, Brown JS, Newman SE (1988) Cognitive Apprenticeship. Thinking: The Journal of Philosophy for Children. 8(1): 2–10.

Dehina, N., Neukirchen, M., Diehl-Wiesenecker, E. et al. Versorgung sterbender PatientInnen in der Notaufnahme. Med Klin Intensivmed Notfmed (2023). https://doi.org/10.1007/s00063-023-01061-4.

Hermes C. (2019) Pflege mit Bauchgefühl. PflegenIntensiv 2: 42;

Hermes C, Ochmann T, Keienburg C, Kegel M, Schindele D, Klausmeier J, Adrigan E: S1 Leitlinie »Intensivpflegerische Versorgung von Patient:innen mit [infarktbedingtem], kardiogenen Schock« AWMF-Registernummer: 113 – 002, Stand 15.05.2022 gültig bis 30.12.2026. Letzter Zugriff am 23.09.2023 unter https://www.awmf.org/uploads/tx_szleitlinien/113-002l_S1_Intensivpflegerische-Versorgung-PatientenInnen-mit-Infarktbedingten-kardiogenen-Schock_2022-05.pdf.

Jung, C., Boeken, U., Schulze, P.C. et al. Monitoring kardiovaskulärer Notfallpatienten in der Notaufnahme. Med Klin Intensivmed Notfmed (2023). https://doi.org/10.1007/s00063-023-01069-w.

Konrad K. Lautes Denken. In: Mey G, Mruck K (Hrsg.). Handbuch Qualitative Forschung in der Psychologie. Wiesbaden: Verlag fürSozialwissenschaften; 2010. S. 476–490.

Krüger, L., Weiss, C., Hermes, C. et al. Handlungsalgorithmus: Augenpflege bei kritisch kranken Patienten. Med Klin Intensivmed Notfmed 118, 483–486 (2023). https://doi.org/10.1007/s00063-023-01025-8.

Kilian, J., Nydahl, P., Hermes, C., Dubb, R., Kaltwasser, A., Krotsetis, S. (2020). Was beeinflusst die Beurteilung der Kreislaufstabilität? Pflegen Intensiv 17(2): 49-53.

Nydahl, P., Hermes, C., Dubb, R., Kaltwasser A., Krotsetis, S. Einschätzung der Kreislaufinstabilität. Pflegen Intensiv 17(1): 38-41.

Nydahl, P., Baum, S., Dayton, K. et al. Handlungsalgorithmus: Agitation bei kritisch kranken Patienten. Med Klin Intensivmed Notfmed (2023). https://doi.org/10.1007/s00063-023-01066-z.

Quernheim G (2022) Spielend anleiten und beraten. 6. Auflage. München: Elsevier.

Quernheim, G., Hermes, C. (2022). Praxisanleitung in der Notaufnahme. In: Dietz-Wittstock, M., Kegel, M., Glien, P., Pin, M. (eds) Notfallpflege - Fachweiterbildung und Praxis. Springer, Berlin, Heidelberg. https://doi.org/10.1007/978-3-662-63461-5_18.

Sahmel, K.H. (Hrsg.) (2020) Die praktische Pflegeausbildung auf dem Prüfstand. Herausforderungen und Perspektiven. Stuttgart: Kohlhammer.

Schlosser, D. (2022) Die Praxisanleitung in der Pflegeausbildung gestalten: Eine qualitativ-empirische Studie zur Rollenklarheit und Rollendiffusität. Münster: Waxmann.


### Podcast


Hermes, C., & Köbke, C. (Moderators). (22.07.2022). Ganz-Teil-Ganz Methode für die Intensivstation [Audio podcast episode]. In EKG-Podcast.

Hermes, C., & Köbke, C. (Moderators). (12.08. 2022). Praxisanleitung - als Instrument der Personalbindung [Audio podcast episode]. In EKG-Podcast.


### E-Learning


Anleiten2Go Generalistisch anleiten (Tag 5) Letzter Zugriff am 24.04.2025 unter: https://myablefy.com/s/Anleiten2Go/Generalistisch-anleiten.

# 18 Ausbildungspersonen in der Praxis stärken

*Livia Tanner*

## 18.1 Einleitung

Ausbildungspersonen haben einen unverkennbaren Einfluss auf die Qualität der Ausbildung von Fachpersonen im Pflegebereich. Ihre Rolle als kundige Wegweiser und inspirierende MentorInnen in betrieblichen Ausbildungsstätten zeigt sich als entscheidender Eckpfeiler für die Gestaltung einer qualitativ hochwertigen und praxisorientierten Lernerfahrung.

Die Rolle der Ausbildungspersonen in betrieblichen Kontexten stellt einen essenziellen Aspekt im Prozess der Ausbildung dar. Ihre Bedeutung erstreckt sich über die Vermittlung fachlicher Kompetenzen hinaus und beinhaltet eine umfassende Begleitung und Unterstützung der Auszubildenden während ihrer Ausbildungszeit. Heutzutage sind Unternehmen gefordert genügend Fachpersonen zu akquirieren, qualifizierte Fachkräfte für die Zukunft auszubilden, sowie sich kontinuierlich an Veränderungen anzupassen. In diesem Zusammenhang fungieren sie als eine Art Katalysator, welche nicht nur Wissen vermitteln, sondern auch dazu beitragen, dass die persönlichen und beruflichen Werthaltungen der Auszubildenden gefördert und deren Handlungskompetenzen gesteigert werden können. Sie bewegen sich im stetigen Spannungsfeld zwischen dem Anspruch der Auszubildenden an eine qualitativ hochwertige Begleitung, dem Anspruch der Betriebe, an eine hohe Erfolgsquote, dem Anspruch der High-Care-Pflege, der Komplexität der PatientInnen, sowie dem eigenen Anspruch die Ausbildung gelingend zu gestalten und dabei selbst eine möglichst große Erfüllung in der Begleitung der Auszubildenden zu empfinden. Im folgenden Kapitel wird auf ein Modell, eine Theorie und eine Hypothese eingegangen, welche Führungspersonen in ihrem Alltag anwenden können, um so Ausbildungspersonen zu stärken. Als Ausbildungsperson im High-Care-Bereich können sie in ihren Alltag integrieren, um daran angelehnt ihre Arbeit mit Auszubildenden positiv zu gestalten.

## 18.2 PERMA-Modell

Das PERMA-Modell ist eine Theorie der positiven Psychologie, die von Martin Seligman (2015) entwickelt wurde, um die Elemente des menschlichen Wohlbefindens und der Zufriedenheit zu beschreiben. Es besteht aus fünf Kernkomponenten, die dazu beitragen sollen, ein erfülltes und glückliches Leben zu führen. Dieses kann ebenfalls für eine gelingende Führungsarbeit angewendet werden und somit einen positiven Einfluss auf das Wohlbefinden von Ausbildungspersonen haben. Genauso kann es durch Ausbildungspersonen in der Begleitung von Auszubildenden gelebt werden, um somit deren Ausbildungszeit erfüllend zu gestalten. Es kann davon ausgegangen werden, dass ein bestärkender Führungsstil bezugnehmend auf das PERMA-Modell sich positiv auf die Arbeitsleistung von Ausbildungspersonen auswirkt. Anhand der Studie von Edlinger und Hascher (2009) konnte festgestellt werden, dass kontextuelle Einflussfaktoren, zu welchen die Führungsarbeit durchaus gezählt werden kann, einen positiven Einfluss auf die Leistungen von Auszubildenden hatten.

Innerhalb des Rahmens der positiven Psychologie widmet sich die Forschung der grundlegenden Fragestellung, wie ein erhöhtes Maß an Wohlbefinden erreicht werden kann. Des Weiteren ist jedes Element unabhängig von den anderen definier- und messbar.

Martin Seligman (2015) veranschaulicht in seiner Publikation »Wie wir aufblühen« die Wohlbefindens-Theorie durch die fünf fundamentalen Elemente, die ein erfülltes Leben konstituieren, auf welche nachfolgend dezidierter eingegangen wird. Ebenfalls werden Möglichkeiten zur Umsetzung in der Praxis erläutert.

### 18.2.1 Positive Emotionen (Positive emotions)

Diese Komponente bezieht sich auf das Erleben von positiven Gefühlen wie Freude, Glück, Dankbarkeit, Gelassenheit und Zufriedenheit. Diese Emotionen sind entscheidend, um das allgemeine Wohlbefinden zu steigern und den Alltag angenehmer zu gestalten. Positive Emotionen können durch Aktivitäten wie soziale Interaktionen, Entspannung, Hobbys und kreative Tätigkeiten gefördert werden.

**Umsetzung in der Praxis**
Die Führungsperson zeigt eine positive und freundliche Einstellung gegenüber den Ausbildungspersonen. Sie interessiert sich für deren Anliegen und Erfahrungen und achtet darauf, ihnen ehrliche Anerkennung für ihre Arbeit und ihren Beitrag auszusprechen. Die Ausbildungsperson ihrerseits drückt Dankbarkeit für die erhaltene Unterstützung und Anleitung aus. Diese von der Führungsperson als positiv wahrgenommenen Gefühle führen dazu, den Auszubildenden mit derselben Anerkennung und Wertschätzung zu begegnen.

### 18.2.2 Engagement

Engagement bezieht sich auf den Zustand des vollen Eintauchens und der Konzentration in eine Tätigkeit. Es geht darum, in einem Zustand des »Flows« zu sein, in dem man in eine Aufgabe vertieft ist, die Herausforderungen bietet, die eigenen Fähigkeiten nicht übersteigt, aber dennoch nicht anspruchslos. Dieses Gefühl von Engagement und Fokussierung trägt dazu bei, sich erfüllt zu fühlen.

**Umsetzung in der Praxis**
Die Führungsperson zeigt ein aufrichtiges Interesse an den der Ausbildungsperson übertragenen Aufgaben und Projekten. Sie taucht intensiv in die Aufgaben ein und stellt gezielt Fragen, um sicherzustellen, dass sie die Anforderungen an sie versteht. Sie strebt danach, in einen Zustand des »Flows« zu gelangen, indem sie sich auf die Arbeit konzentriert und produktiv an den Aufgaben arbeitet. Den Auszubildenden soll versucht werden Aufträge und Arbeiten zu übertragen, welche sie nicht unter- aber auch nicht überfordern. Sie sollen genügend Zeit und Ressourcen erhalten, um trotz der hohen Ansprüche im High-Care-Bereich in einen »Flow« zu gelangen.

### 18.2.3 Relationships (Beziehungen)

Beziehungen spielen eine entscheidende Rolle im menschlichen Wohlbefinden. Soziale Unterstützung, Verbundenheit und zwischenmenschliche Beziehungen sind wichtige Faktoren, um sich glücklich und erfüllt zu fühlen. Sowohl enge Freundschaften als auch positive Familienbeziehungen können dazu beitragen, die emotionale und psychologische Gesundheit zu fördern.

**Umsetzung in der Praxis**
Die Führungsperson pflegt positive und unterstützende Beziehungen zu den Ausbildungspersonen. Sie fördert aktiv eine offene Kommunikation, bei der sie konstruktives Feedback empfängt und gibt. Sie nutzt Gelegenheiten für informelle Gespräche, um ein besseres Verständnis dafür zu entwickeln, wie die Ausbildungsperson arbeitet und wie sie bestmöglich von deren Erfahrungen profitieren kann. Auf diese Weise befähigt sich die Führungsperson selbst zu einer Horizonterweiterung. Ebenfalls wird das Team so unterstützt, um ein positiv geprägtes Lernumfeld für die Auszubildenden zu schaffen. Speziell im Bereich der High-Care-Pflege sind offene Kommunikation und konstruktive Feedbacks von großer Bedeutung. Die Pflegefachpersonen, wie auch Ausbildungspersonen schaffen so, trotz erhöhtem Anspruch im High-Care-Bereich, optimale Lern- und Förderbedingungen für die Auszubildenden.

### 18.2.4 Meaning (Bedeutung)

Die Suche nach Bedeutung und Sinn im Leben ist ein weiterer wichtiger Aspekt des Wohlbefindens. Menschen streben danach, das Gefühl zu haben, dass ihre Handlungen und ihr Dasein einen tieferen Zweck erfüllen. Dies kann durch die Verfolgung von persönlichen Zielen, Engagement in sinnvollen Tätigkeiten, spirituelle Praktiken oder das Helfen und Unterstützen anderer erreicht werden.

**Umsetzung in der Praxis**
Die Führungsperson erkundigt sich nach den langfristigen Zielen und Erwartungen der Auszubildenden. Sie versucht herauszufinden, wie ihre Aufgaben und Lernziele in das Gesamtbild passen und im hektischen Alltag integriert werden können. Die Führungsperson sucht nach Möglichkeiten, wie die Arbeit und das Lernen der Auszubildenden ein sinnvoller Beitrag sein kann, sei es durch das Erreichen von Fortschritten, Einbringen von Ideen oder die Unterstützung bei Projekten. Somit wird der alltäglichen Arbeit die notwendige Bedeutung gegeben, was der Auszubildenden wiederum die Sinnhaftigkeit bewusstmacht, nach welcher der Mensch strebt.

### 18.2.5 Accomplishment (Erfüllung)

Diese Komponente bezieht sich auf das Erreichen von Zielen und das Überwinden von Herausforderungen. Das Gefühl der Erfüllung entsteht, wenn man Fortschritte und Erfolge erlebt, sei es in beruflichen, akademischen oder persönlichen Bereichen. Die Überwindung von Hindernissen und das Erreichen von Meilensteinen stärken das Selbstvertrauen und tragen zur positiven Selbstbewertung bei.

**Umsetzung in der Praxis**
Die Auszubildenden sollen sich klare Ziele für ihre Ausbildung und die Zusammenarbeit mit ihrer Führungsperson setzen. Sie teilen diese Ziele mit der Führungsperson, um eine gemeinsame Verständnisgrundlage zu schaffen. Die Führungsperson feiert Fortschritte und Erfolge mit ihrer Auszubildenden, sei es das Meistern neuer Fähigkeiten oder das Erreichen von Lernzielen. Dadurch wird die Auszubildende in ihrem Streben nach Erfüllung durch das Vollenden Ihrer Teilerfolge bestärkt. Solche von Befriedigung geprägten Situationen und Fortschritte haben einen positiven Einfluss auf die Zusammenarbeit und bilden eine optimale Grundlage zur Erreichung einer hohen Pflegequalität trotz außerordentlicher Erwartungen im High-Care-Bereich.

### 18.2.6 Fazit PERMA-Modell

Das PERMA-Modell betont, dass die Förderung all dieser fünf Komponenten dazu beiträgt, ein umfassendes Wohlbefinden zu erreichen. Es ist wichtig anzumerken, dass die Bedeutung und die Schwerpunkte der einzelnen Komponenten je nach individuellen Präferenzen, Werten und Lebensumständen variieren können. Das Modell dient als Rahmen, um bewusst an verschiedenen Aspekten des Wohlbefindens zu arbeiten und so ein erfülltes Leben zu gestalten. Durch die Berücksichtigung dieser Empfehlungen in der Zusammenarbeit mit Auszubildenden kann die Ausbildungsperson dazu beitragen, eine positive und erfüllende Lernumgebung zu schaffen, in der sowohl die persönliche Entwicklung der Auszubildenden als auch die Qualität der beruflichen Ausbildung gefördert werden.

## 18.3 Positive Leadership

Positive Leadership bezieht sich auf einen Führungsansatz, der auf positiven Interaktionen, Stärkung der Mitarbeitenden und Förderung des Wohlbefindens am Arbeitsplatz basiert. Wenn es um die Führung von Ausbildungspersonen geht, kann die Anwendung positiver Führungselemente dazu beitragen, eine unterstützende und produktive Umgebung zu schaffen. Hier sind einige Ansätze, wie positive Leadership in der Führung von Auszubildenden angewendet werden kann (Creusen, Eschemann& Johann 2010).

**Stärkenbetonung**

Positive Leadership konzentriert sich auf die Identifizierung und Entwicklung von individuellen Stärken einer Person. Führungskräfte können die Talente, Fähigkeiten und Erfahrungen der Ausbildungspersonen erkennen und ihnen Möglichkeiten bieten, sie in ihrer Rolle zu nutzen. Dies fördert nicht nur das individuelle Wachstum, sondern auch die Effektivität im Ausbildungsprozess. Die Ausbildungspersonen werden in ihrem Selbstwert gestärkt und können mit einer positiven und stärkenbetonenden Haltung ihren Auszubildenden entgegentreten.

**Offene Kommunikation und Feedback**

Eine wichtige Komponente der positiven Führung ist die offene Kommunikation. Führungskräfte sollten eine Atmosphäre schaffen, in der Ausbildungspersonen sich wohl fühlen, ihre Gedanken, Bedenken und Ideen auszudrücken. Regelmäßiges Feedback, das auf Stärken und Entwicklungsbereiche eingeht, kann dazu beitragen, die Leistung und das Selbstvertrauen der Ausbildungspersonen zu steigern. In der Praxis ein Gefäß zu erschaffen, welches einen konstruktiven Austausch und Zusammenarbeit als Ziel hat, könnte dabei unterstützen. Dabei zu beachten gilt, dass bei solchen Gefäßen trotz hoher Anforderungen und Zunahme der Komplexität im PatientInnenkontakt Kontinuität unumgänglich ist. Wird dies von Führungskräften in der Zusammenarbeit mit Ausbildungspersonen zuverlässig umgesetzt, so können diese wiederum ihre gemachten positiven Erfahrungen für die Zusammenarbeit mit Auszubildenden mitnehmen.

**Anerkennung und Wertschätzung**

Positive Leadership beinhaltet die bewusste Anerkennung der Bemühungen und Erfolge der Ausbildungspersonen. Führungskräfte sollten die Arbeit der Ausbildungspersonen loben und die positiven Beiträge zur Ausbildung anerkennen. Dies stärkt das Engagement und die Motivation der Ausbildungspersonen und fördert ein positives Arbeitsumfeld. Im hektischen klinischen Alltag sollen Anerkennung und Wertschätzung deshalb bewusst gelebt werden. Insgesamt sollte eine Teamkultur, welche von Anerkennung und Wertschätzung geprägt ist, angestrebt werden.

**Empowerment**

Positive Führung beinhaltet das Empowerment der Mitarbeitenden. Führungskräfte sollten den Ausbildungspersonen Autonomie und Verantwortung übertragen, um ihre Aufgaben effektiv auszuführen. Durch die Ermächtigung fühlen sich die Ausbildungspersonen befähigt, kreative Lösungen zu finden und ihre Rolle aktiv zu gestalten. Kann die Ausbildungsperson ihre Rolle aktiv und autonom gestalten, so wird sie ihre Stärken ideal einbringen können, was zugunsten der Auszubildenden ausfällt.

**Gestaltung eines positiven Umfelds**

Positive Führung zielt darauf ab, ein unterstützendes und förderliches Arbeitsumfeld zu schaffen. Führungskräfte sollten sicherstellen, dass die Ausbildungspersonen Zugang zu Ressourcen haben, die sie für ihre Aufgaben benötigen, und ihnen Möglichkeiten bieten, sich weiterzuentwickeln. Ein positiver Umgangston, Teamarbeit und die Förderung einer gesunden Work-Life-Balance sind ebenfalls wichtige Aspekte.

**Förderung des Lernens und Wachstums**

Positive Führung legt Wert auf kontinuierliches Lernen und Wachstum. Führungskräfte können Schulungs- und Weiterbildungsmaßnahmen unterstützen, um die Fähigkeiten der Ausbildungspersonen zu stärken. Die Förderung eines Lernklimas, in dem Fehler als Gelegenheit zur Verbesserung angesehen werden, trägt zur persönlichen Entwicklung bei.

Aus den Beschreibungen ist erkennbar, dass die Elemente ineinander hergehen. Sich gegenseitig unterstützen und in Kombination zu einer Idealität führen. Indem positive Leadership-Prinzipien in der Führung von Ausbildungspersonen angewendet werden, können Führungskräfte eine förderliche und motivierende Arbeitsumgebung schaffen. Dies trägt nicht nur zur Weiterentwicklung der Ausbildungspersonen bei, sondern wirkt sich auch positiv auf die Qualität der Ausbildung und die Zufriedenheit der Auszubildenden aus. Die von der Ausbildungsperson vorgelebte Haltung wird von den Auszubildenden wahrgenommen.

## 18.4 Die »happy-productive-worker« Hypothese

Die »happy-productive-worker« Hypothese ist eine theoretische Annahme, die in der Organisationspsychologie diskutiert wird und postuliert, dass es eine positive Beziehung zwischen der Zufriedenheit der Mitarbeitenden am Arbeitsplatz und ihrer Arbeitsleistung gibt. Diese Hypothese, wurde bereits in den Forschungsarbeiten von Rexford B. Hersey in den 1930er Jahren empirisch bestätigt. Jüngste Untersuchungen liefern ebenfalls Evidenz für den Zusammenhang zwischen positiven Emotionen und verschiedenen Aspekten wie Arbeitszufriedenheit, wahrgenommene Arbeitsqualität, Lebenszufriedenheit und Produktivität (vgl. zum Beispiel Zelenski et al., 2008).

Die Grundlage dieser Hypothese liegt in der Anerkennung der komplexen Interaktion zwischen individuellen, organisatorischen und sozialen Faktoren im Arbeitskontext.

Die »happy-productive-worker« Hypothese argumentiert, dass zufriedene Mitarbeitende eher dazu neigen, sich stärker mit ihrer Arbeit zu identifizieren, höhere Anstrengungen zu unternehmen und ein höheres Maß an Engagement zu zeigen. Dieses gesteigerte Engagement kann zu einer verbesserten Arbeitsleistung führen, da Mitarbeitende dazu neigen, innovative Ideen zu generieren, effizienter zu arbeiten und sich stärker auf ihre Aufgaben zu konzentrieren. Darüber hinaus kann eine erhöhte Zufriedenheit dazu beitragen, Stress zu reduzieren und das Wohlbefinden der Mitarbeitenden zu steigern, was sich wiederum positiv auf die Arbeitsqualität und -quantität auswirken kann.

**Umsetzungsmöglichkeiten in der Praxis**

Die Anwendung der »happy-productive-worker« Hypothese in der Führungsarbeit mit Ausbildungspersonen erfordert eine gezielte Herangehensweise, die sowohl die individuellen Bedürfnisse der Mitarbeitenden als auch die organisatorischen Ziele berücksichtigt. Im folgenden Abschnitt sind einige Schritte aufgeführt, wie dies umgesetzt werden könnte:

*Bedarfsanalyse*

Eine umfassende Bedarfsanalyse dient als Grundlage, um die spezifischen Anliegen und Erwartungen der Ausbildungspersonen zu verstehen. Es ist zu ermitteln, was für sie eine hohe Arbeitszufriedenheit bedeutet, welche Arbeitsbedingungen sie bevorzugen und wie sie ihre berufliche Entwicklung sehen. Die Bedarfsanalyse dient als Grundlage zur Sicherstellung der Ausbildungsqualität. Sowohl der motivationale Aspekt als auch eine Standortbestimmung des Fachwissens der Ausbildungsperson kann in diesem Prozess erfasst werden. Dies wiederum ermöglicht gegebenenfalls Anpassungen bezüglich des Aufgabenbereichs, der allgemeinen Rahmenbedingungen oder der Anforderungen an eine Ausbildungsperson. In diesem Schritt werden eine Ressourcenoptimierung sowie eine stetige Verbesserung der Ausbildungsqualität angestrebt.

*Kommunikation*

Eine offene, befähigende Kommunikationskultur, in der die Ausbildungspersonen ihre Anliegen, Ideen und Vorschläge äußern können, kann signifikant zu einer angenehmen Arbeitsatmosphäre beitragen. Eine offene und stufengerechte Kommunikation ermöglicht es den Ausbildungspersonen Situationen zu reflektieren, Missstände anzusprechen und Verbesserungspotenziale zu benennen. Diese Form der Kommunikationskultur zielt darauf ab Schamgefühle und Unsicherheiten zu minimieren.

*Individuelle Förderung*

Identifikation der Stärken und Interessen der Ausbildungsperson und fördern der beruflichen Entwicklung in Übereinstimmung mit den individuellen Zielen steht hierbei im Vordergrund. Weiter die Unterstützung bei der Erweiterung der Fähigkeiten und Kenntnisse der Ausbildungspersonen. Weiterbildungen, Zusatzausbildungen oder auch interne Schulungen können hierfür geeignete Gefäße sein.

*Gestaltung der Arbeitsumgebung*

Um Auszubildende adäquat begleiten zu können, ist eine geeignete Infrastruktur sowie zweckdienliches Mobiliar essenziell. Eine angenehme Arbeitsumgebung, die den Bedürfnissen und Präferenzen der Ausbildungsperson entspricht, stärkt die Motivation und trägt zu einer erhöhten Ausbildungsqualität. Beispiele hierfür sind eine flexible Arbeitsgestaltung, ergonomische Arbeitsplätze oder technische Unterstützungselemente.

*Anerkennung und Wertschätzung*

Anerkennung und Wertschätzung spielen eine wichtige Rolle für die Mitarbeitendenzufriedenheit. Die Leistungen der Ausbildungspersonen, deren Beiträge zur Ausbildung und Entwicklung der Berufseinsteigenden sollen öffentlich gelobt werden.

*Partizipation*

Die Möglichkeit zur Mitgestaltung von Prozessen und Entscheidungen, die ihre Arbeit betreffen trägt dazu bei, dass Mitarbeitende sich ernstgenommen fühlen. Diese Form der Autonomie und Einflussnahme ist gerade auch für Ausbildungspersonen relevant, da diese oftmals sehr kurzfristig auf Veränderungen reagieren müssen. Dadurch wirken Weisungen und Umstrukturierungen berechenbarer und werden besser von den Mitarbeitenden akzeptiert.

*Feedback und Entwicklung*

Supervision und Intervision können neben kollegialem Feedback geeignete Hilfsmittel sein, welche der Selbstreflexion und persönlichen Weiterentwicklung dienen. Ebenfalls können auch regelmäßige Feedbackgespräche mit Führungspersonen dazu beitragen, dass eine Ausbildungsperson sich wertgeschätzt fühlt und der Brückenschlag zwischen Kaderstelle und Auszubildenden besser gelingt.

*Teamarbeit und soziale Beziehungen*

Durch arbeitsübergreifende Aktivitäten sowie das aktive Leben eines geselligen Miteinanders wird zu einer angenehmen Arbeitsatmosphäre beigetragen. Neben solchen Aktivitäten können aber auch Intervisionen dazu beitragen, dass die Zusammenarbeit im Team verbessert wird. Unklarheiten können so ausgeräumt und gemeinsame Vorgehen definiert werden. Die Ausbildungspersonen werden hierdurch entlastet, da die Auszubildenden direkt durch Fallbesprechungen oder das Team Wissen aneignen können, sich zeitgleich aktiv einbringen und mitdenken müssen.

*Work-Life-Balance*

Die Arbeit im High-Care-Bereich ist anspruchsvoll und herausfordernd. Umso wichtiger ist es, dass die Ausbildungspersonen eine ausgewogene Work-Life-Balance aufrechterhalten können. Neben Selbstachtsamkeit und konstruktiven Copingstrategien können auch moderne, betriebliche Rahmenstrukturen positiv hierzu beitragen. Flexibilität bei Arbeitszeiten oder die Unterstützung bei der Bewältigung von Arbeitsbelastung beispielsweise in Form von Beratung oder externen Angeboten können hierbei zielführend wirken.

*Kontinuierliche Evaluation*

Regelmäßige Bewertungen und Analysen der Mitarbeitendenzufriedenheit und Arbeitsleistung sind entscheidend, um festzustellen, ob die angewandten Maßnahmen die gewünschten Ergebnisse erzielen. Eine gewisse Flexibilität, Toleranz und Anpassungsfähigkeit von Betrieben wirken sicherlich positiv, damit diese Erkenntnisse auch Einzug in den Berufsalltag der Mitarbeitenden finden.

Die Umsetzung der »happy-productive-worker« Hypothese erfordert ein tiefes Verständnis für die individuellen Bedürfnisse und Motivationen der Ausbildungspersonen sowie die Schaffung eines unterstützenden und motivierenden Arbeitsumfelds. Indem Führungskräfte diese Prinzipien anwenden, können sie dazu beitragen, die Arbeitszufriedenheit und Produktivität der Ausbildungsperson zu steigern und somit langfristig den Erfolg der Organisation fördern.

## 18.5 Literatur


Creusen, U., Eschemann, N., Johann, T. (2010). Positive Leadership - Psychologie erfolgreicher Führung Erweiterte Strategien zur Anwendung des Grid-Modells. Wiesbaden. Gabler Verlag

Ebner, M. (2019). Positive Leadership. Erfolgreich führen mit PERMA-Lead: die fünf Schlüssel zur High Performance. Wien: Facultas Verlags- und Buchhandlungs AG

Edlinger, H., Hascher, T. (2009). Positive Emotionen und Wohlbefinden in der Schule – ein Überblick über Forschungszugänge und Erkenntnisse. München Basel. Ernst Reinhardt Verlag

Lermer, E. (2019). Positive Psychologie. München: Ernst Reinhardt Verlag

Seligman, M. (2015). Wie wir aufblühen – Die fünf Säulen des positiven Wohlbefindens. München. Goldmann Verlag

Zelenski, J., Jenkins, D., Murphy, S. (2008) The Happy-Productive Worker Thesis Revisited. In: Journal of Happiness Studies (S. 521 – 537). Berlin. Springer

# 19 Humor als Haltung im Rahmen der praktischen Ausbildung

*Matthias Prehm*

Insbesondere für Praxisanleitende sind die Anforderungen im beruflichen Alltag enorm und sie steigen stetig. Die Berufsgruppen, die auf der einen Seite fachlich hochwertige und zuverlässige Arbeit leisten, sollten zudem auch auf der Kommunikationsebene hohe Fähigkeiten haben. Sie meistern täglich den Spagat zwischen Termindruck, Wirtschaftlichkeit, Menschlichkeit, qualitativ hochwertiger Anleitung und guter Arbeit. Die Realität zeigt jedoch, dass viel zu wenig Pflegende (unabhängig in welchem Bereich sie arbeiten) zu viele PatientInnen, Bewohnende und Hilfsbedürftige versorgen. Immer mehr PatientInnen werden in immer kürzeren Abständen versorgt. Da fällt es oft schwer, sich den (so wichtigen) Sinn für Humor zu bewahren. Es kann dennoch gelingen!

Wie können nun Praxisanleitende mit Humor und gelungener Kommunikation Nähe und Vertrauen schaffen? Welche Möglichkeiten gibt es, Humor gezielt für sich und andere zu nutzen? Die Basis für eine beidseitig zufriedenstellende Praxisanleitung sind verschiedene Faktoren:

- die Rahmenbedingungen für die Anleitung müssen stimmen
- die fachliche Kompetenz der Praxisanleitenden
- Offenheit der Auszubildenden oder Weiterbildungsteilnehmenden für den Lernprozess
- eine ausgeprägte Sozialkompetenz und emotionale Intelligenz aller Beteiligten
- eine positive Haltung einhergehend mit einer persönlichen Zufriedenheit
- ein respektvoller Umgang

Wenn diese Basiselemente vorhanden sind, dann kann Humor genutzt werden. Humor ist eine gute Möglichkeit, mit einer spielerischen Leichtigkeit dem Alltag zu begegnen. Wie das gelingen kann, was Sie dafür im Alltag benötigen und wo auch Grenzen von Humor sind, erfahren Sie auf den folgenden Seiten. Ein humorvolles Miteinander ist viel mehr, als Witze erzählen. Witze erzählt man – Humor hat man! Damit Sie Humor als Haltung einnehmen können und in die Praxis übertragen können, benötigen Sie eine Vielzahl von Fähigkeiten. Daher betrachten Sie dieses Kapitel gerne als einen Blumenstrauß. Lesen Sie und nehmen Sie sich die Blumen heraus, die Ihnen gefallen. Vielleicht erfahren Sie etwas über sich, und bemerken, dass Ihnen schon vieles gut gelingt und könnten nun wiederum Ihren KollegInnen und PatientInnen einen eigenen einen Strauß mit schönen Blumen reichen (► Abb. 19.1). Oder anders ausgedrückt: dieses Kapitel ist ein Werkzeugkasten. Sie werden erfahren, dass Sie einige Werkzeuge besitzen und auch gut nutzen. Bei einigen Werkzeugen wiederum sagen Sie sich: »Ja, habe ich…weiß aber nicht genau, woher und was ich damit machen soll!« Vielleicht gibt es auch neue Dinge, die Sie ausprobieren.

Da es in diesem Kapitel um Ihre persönliche Haltung geht, möchte ich Ihnen die einzige Person vorstellen, die Ihre Haltung beeinflusst: Na, schon gespannt? Wer könnte das wohl sein? (Trommelwirbel!!!) Es sind… SIE! Spätestens seit Paul Watzlawick wissen wir, dass wir ständig kommunizieren. Weil wir gerade dabei sind, kommt hier die zweite Wahrheit gleich hinterher: Sie werden ständig von anderen Wahrgenommen. Die Patient-

Innen nehmen Sie wahr, mit welcher Körpersprache Sie das Zimmer betreten. Die Auszubildenden nehmen wahr, wie es Ihnen gelingt, in herausfordernden Situationen souverän zu reagieren und (sofern vorhanden) hören Ihre Kinder genau zu, was Sie beim Autofahren so sagen! Daher ist es entscheidend, wie Sie Ihre persönliche Haltung beeinflussen können.

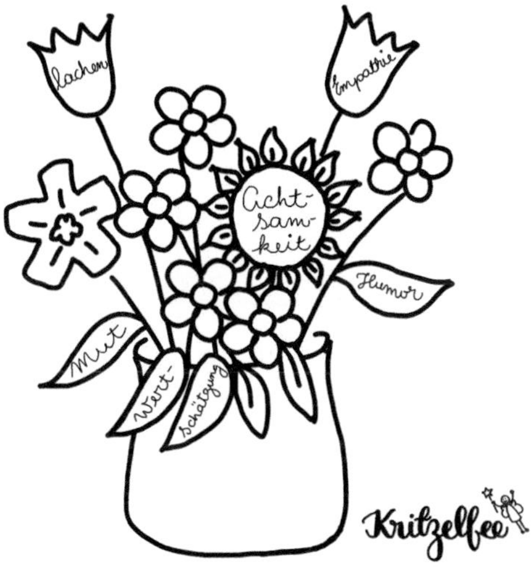


**Abb. 19.1:** Blumenstrauß.

### Fallbeispiel

Da Sie sicherlich im Schichtdienst mit Dienstplänen arbeiten, kennen Sie die Thematik: Mit wem arbeite ich morgen? Vielleicht haben Sie sich schon einmal dabei erwischt, dass Sie in den Dienstplan geschaut haben? Genau das habe ich selbst lange genug gemacht. Häufig war es sehr schön zu sehen, welche netten KollegInnen mich am nächsten Tag erwarten. Es gab aber auch die Tage, an denen ich dachte: »OH NEIN! Thorsten und Beate! Bitte nicht! »Destruktivo« und »kein Bock auf zwei Beinen« in einem Dienst! Katastrophe!« Ich fuhr nach Hause, meine Frau fragte, wie der Tag war: »Heute war es ganz gut, aber morgen....Thorsten und Beate... Abends 22.00 Uhr auf der Bettkante (kopfschüttelnd und resignierend) Thorsten und Beate... Am nächsten Morgen, 5.00 Uhr, die gleiche Bettkante (völlig gerädert) Thorsten und Beate... Dann schnell durchs Badezimmer geflitzt, 5.15 Uhr im Auto und ab zur Arbeit. Da der Dienstbeginn um 6.00 Uhr war, reicht es ja völlig um 5.59 Uhr über die Station zu hetzen, sich Punkt 6.00 Uhr im Dienstzimmer fallen zu lassen und...wer sitzt da schon... Thorsten und Beate! Die beiden saßen da schon seit zehn Minuten und waren sich einig: »Wenn der Lustige nachher kommt, kann der ja wunderbar zum Norovirus in die drei. Mal sehen, wie lange er noch lacht, wenn er knöcheltief in der Scheiße steckt!«. Um 6.15 Uhr stehe ich im Pflegearbeitsraum und richte die Medikamente für die PatientInnen. Ich öffne den Medikamentenschrank, ziehe die Schublade heraus und habe eine Schachtel in der Hand. Quizfrage an alle: Was ist mit der Schachtel? Genau, sie ist LEER! Verdammt! Dabei habe ich doch schon einen Zettel an die Tür geklebt: »Ist die Packung leer, kommt sie in den Mülleimer!« Der zweite Zettel: »Ist die Packung auf, kommt ein Kreuzchen drauf!« hielt auch nicht lange. Die Moral von der Geschichte: um 6.15 Uhr ist 50 % meines persönlichen Akkus schon weg und dabei habe ich noch keine PatientInnen gesehen, es gab noch keinen Notfall, keine Visite, kein »Kommst du mal eben?«, »Hast du mal zwei Minuten?« und keine Dokumentation. Mit meinen 50 % soll ich jetzt noch 100 % Leistung bringen?

Meine Einstellung zu dem Frühdienst und meine Haltung zu den KollegInnen haben dafür gesorgt, mit welche Laune (ganz mies) und Motivation (max. 50 %) ich meinen Tag gestalte. Wie soll der Tag denn werden, wenn ich mir ewig das Mantra »Morgen wird alles schlecht.« vor Augen halte? Es sind jedoch alles Dinge, die ich zu 100 % beeinflussen kann. Der Lieblingsfilm meiner Frau hat mir geholfen, besser mit diesen Herausforderungen umzugehen: Dirty Dancing! Wer den Film gesehen hat, kennt mit Sicherheit die eine Szene: »Mein Tanzbereich – dein Tanzbereich!« Bewahren Sie sich Ihren persönlichen Wohlfühl-Tanzbereich und schauen sie genau, wen Sie da hereinlassen. Und Thorsten und Beate gehörten da sicherlich nicht rein! Dabei ist das Thema »Akkupflege« in unserem Alltag allgegenwärtig. Nicht bei uns persönlich, eher beim mobilen Endgerät, dem Wischtelefon, dem Handhochfrequenzfernsprechapparat. Da achten wir auf den Akku und haben meist ein Ladegerät zur Hand. Achten Sie auf Ihren persönlichen Akku! Finden Sie eigene Ladestationen bei der Arbeit (▸ Abb. 19.2).

**Tipps zur persönlichen Akkupflege**

- Auf welche Personen/Situationen freue ich mich bei der Arbeit?
- Welche positiven Momente gab es mit PatientInnen?
- Wie schaffe ich es, unangenehme Situationen zu klären?

Es sind zugegeben einige Fragen dabei, die etwas Zeit zum Beantworten brauchen. Sie werden merken, gelebte Selbstreflexion bringt erstaunliches hervor.

Ihr Verhalten wirkt sich also unmittelbar und direkt auf Ihr Gegenüber aus. Da Sie aktiv mit Menschen arbeiten, beherzigen Sie bitte die vier »M´s«: *M*an *m*uss *M*enschen *m*ögen. Hört sich erstmal einfach an, wenn Sie jetzt denken: »Ich mag Steine!«, und in der Pflege arbeiten, sollten Sie sich nach Alternativen umsehen! Ebenso wichtig sind die vier »H's«: *H*erz, *H*irn, *H*altung und *H*umor. Mit Herz und Hirn ist die Fähigkeit gemeint, sich in andere Lebenssituationen hineinzudenken

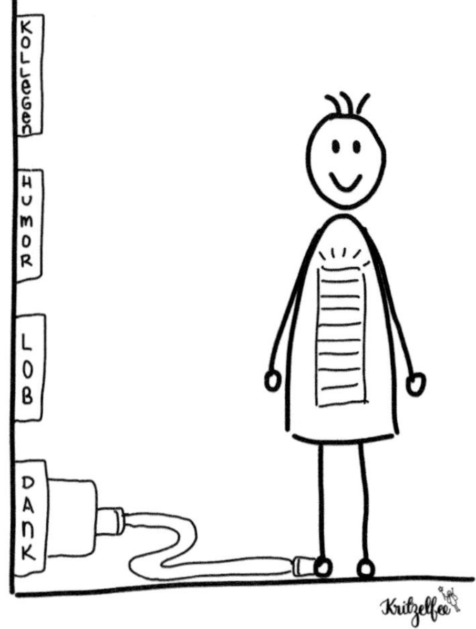


**Abb. 19.2:** Akkupflege.

und -fühlen. Auf den Punkt Empathie komme ich später noch einmal zurück. Die eigene Haltung jedoch ist ein Aspekt, den jede Person für sich (siehe Beispiel oben) selbst unmittelbar beeinflussen kann.

Es gibt bereits sehr viele kluge und gute Aussagen, was Humor alles bewirken kann. Joachim Ringelnatz bemerkte treffend: »Humor ist der Knopf, der verhindert, dass uns der Kragen platzt.« (Ringelnatz, 1928)

Im Kern haben dieser und ähnliche Sätze zwei Dinge gemeinsam:

1. Sie lesen und hören sich einleuchtend an.
2. Die Umsetzung im Alltag gelingt einem nicht regelmäßig.

## 19.1 Humor als Chance?

In meiner 16-jährigen Tätigkeit als Fachkrankenpfleger und Praxisanleiter auf einer Intensivstation für Schwerbrandverletzte habe ich Humor häufig als Möglichkeit gesehen, *trotz* der oft schwierigen Gesamtsituation, ein gutes Verhältnis zu meinem Gegenüber aufzubauen. Ob es nun PatientInnen, Angehörige oder KollegInnen sind, in jedem Fall ist eine ausgeprägte soziale Kompetenz sehr hilfreich, die gute Stimmung zu bewahren, Leichtigkeit zu fördern und auch mal neue Perspektiven einzunehmen. Ein Oberarzt sagte mir: »Matthias, du singst noch bei der Arbeit? Hast du nicht genug tu tun?« Ich entgegnete: »*Gerade, weil* ich so viel zu tun habe, singe ich!« Ich wollte mir lediglich die Leichtigkeit bewahren. Diese gelebte Gelassenheit gibt Kraft und fördert Entspannung.

**Fallbeispiel**

Mit einer Kollegin wollte ich eine Patientin mit einer demenziellen Veränderung vom Stuhl in ihr Bett mobilisieren. Wir erklärten der Patientin, was nun die nächsten Schritte sind und ich half ihr beim Aufstehen. Da ich fast zwei Meter groß bin und die Patientin eine zierliche, kleine Dame war, wirkten wir als Paar schon lustig. Als sie stand, hatte die Patientin bereits vergessen, was wir machen wollten. Ich bemerkte diese Unsicherheit und sie klammerte sich unsicher an meine Arme. Da lud ich sie ein: »Können Sie tanzen?« Sie lächelte: »Ja!« »Können Sie einen Schneewalzer?« »Natürlich!« So sangen und schunkelten wir bis zu ihrem Bett. Sie setzte sich freudestrahlend und lachte: »Schön, dass wir hier singen, lachen und tanzen können!«

Humor drückt sich hier in Lebensfreude, Nähe, Verständnis und Zufriedenheit aus. Was im Umkehrschluss auch bedeutet, dass genau diese Dinge Humor erst möglich machen! Empfinden Sie keine Freude bei der Arbeit und nur wenig im Privatleben, dann fehlt Ihnen auch Ihr Humorsinn. Nur wenn Sie Vertrauen aufbauen können, hat Humor *verlässlich* eine Chance, seine positiven Eigenschaften zu entfalten. Natürlich könnten Sie jedem ad hoc Witze erzählen, jedoch ist Humor mehr als das.

Verständnis haben Sie für jemanden, den Sie auch verstehen möchten. Zum Verstehen gehört auch Zuhören. Diese Haltung und Einstellung drücken sich in jeder Form der Kommunikation aus. Wenn Sie taktil behutsam mit kognitiv eingeschränkten PatientInnen umgehen, bauen Sie Vertrauen auf und schaffen eine gute Basis. Dann können Sie Humor bewusst nutzen, um neue Perspektiven aufzuzeigen.

Humor kann, bei einer vorhandenen emotionalen Basis, sehr gut genutzt werden, um Situationen aufzulockern:

**Praxistipp für Praxisanleitende**

Paradoxes Intervenieren: fordern Sie genau das Gegenteil, von dem, was Sie möchten. Z. B. bei der Übergabe: »Was wäre die schlechteste Übergabe, die Du machen kannst?« z. B. Kurzinfusion richten: »Was wäre der beste Weg, es so unhygienisch wie möglich zu machen?«

Ihrer Fantasie sind da keine Grenzen gesetzt. Die Anzuleitenden werden zum Nachdenken angeregt, der offensichtliche Widerspruch löst ein Lächeln aus, Entspannung tritt ein.

**Parodieren**

Können Sie einen Dialekt oder eine andere Sprache? Manchmal reichen ein paar Wörter! Nutzen Sie den Überraschungseffekt, um eine lockere Atmosphäre zu schaffen.

Richten Sie Ihre Aufmerksamkeit auf humorvolle Dinge und Situationen, die Ihnen im Alltag passieren. Schreiben Sie diese auf! Ein kleines Notizheft, in dem Sie die vielen kleinen und großen lustigen Geschichten von unserem manchmal sehr skurrilen Arbeitsalltag festhalten, kann eine große Wirkung haben.

Bitte beachten Sie, dass diese Methoden auch zu Ihnen passen. Humor lebt von seiner Authentizität und von einem wertschätzenden Miteinander. KollegInnen mit einem Sprachfehler oder Sprachbarriere zu imitieren wäre, ohne deren Zustimmung, absolut kontraproduktiv.

## 19.2 Respektvoll arbeiten

Ich möchte Ihnen kurz die Zusammenhänge von Humor, Respekt und Harmonie darlegen. Humor ohne einen gegenseitigen Respekt ist undenkbar. Ein weiteres, weit verbreitetes Grundbedürfnis bei Menschen, die in einem Teamberuf arbeiten, ist Harmonie. Es macht richtig viel Spaß, mit Menschen zusammenzuarbeiten, mit denen man sich gut versteht, auf einer Wellenlänge ist und sich gerne gegenseitig hilft. Es ist leider utopisch zu glauben, dass Sie immer mit jedem best-friends-forever werden können. Manchmal passt es nicht und die Arbeitstage mit diesen KollegInnen sind deutlich anstrengender. Natürlich können KollegInnen eine andere Auffassung oder Meinung haben, sofern wir uns mit gegenseitigem Respekt begegnen, leidet die Stimmung nicht. Die große Herausforderung sind Menschen, die bereits mit schlechter Laune zur Arbeit kommen und es jedem spüren lassen. Ich hatte jahrelang nicht die richtigen Werkzeuge und Methoden, damit umzugehen. Meine Strategie war, diesen Menschen fast alles recht zu machen. Im Nachhinein war das falsch und ich möchte Ihnen zwei Grundsätze mitgeben, im Umgang mit respektlosen Menschen:

**Merke**

Sie bekommen immer das, was Sie tolerieren!

Klären Sie erst *wie* mit Ihnen gesprochen wird, dann den Inhalt!

Ein Schlüsselmoment war die Bemerkung einer notorisch schlecht gelaunten Kollegin: »Matthias, wieso hast Du bei der Arbeit so oft gute Laune?« Ich entgegnete: »Naja, ich habe es schon mal mit schlechter Laune versucht, es wurde aber nicht besser!«

Was eventuell im ersten Moment schlagfertig und witzig aussieht, war in der Realität meine Reaktion auf jahrelange Respektlosigkeiten. Sie fand den Satz natürlich nicht nett und vor allem nicht lustig, aber ich hatte viel zu lange Ihre Laune, spitze Bemerkungen und Stimmungsschwankungen toleriert – jetzt war Schluss damit!

> **Praxistipp für Praxisanleitende**
>
> Legen Sie sich ein Portfolio an Sätzen für verschiedene Situationen zurecht. Sobald Ihnen der Tonfall nicht gefällt, kontern Sie: »Du, komm´einfach noch mal rein!« oder »Was hast Du gerade gesagt?«, »So kannst Du mit deiner Katze sprechen, aber nicht mit mir.«, »Ich möchte nicht, dass Du in diesem Ton mit mir sprichst.«
>
> Bitte erweitern Sie stetig Ihre Satzsammlung!
>
> *Extratipp*: Üben Sie diese Sätze mit Menschen, die Ihnen nahestehen. Übung macht den Meister

Wertschätzung und Respekt bilden ebenso einen elementaren Grundpfeiler in der Kommunikation, damit Humor Entspannung und Leichtigkeit erzeugen kann. Wenn Sie ein ehrliches Interesse an Ihrem Gegenüber zeigen, dann hören Sie zu, Sie fragen nach und Sie lassen ihn ausreden. So zeigen Sie ihm, dass er verstanden wird.

Ebenso können Sie sich für andere freuen und einen freundlichen Umgangston pflegen. Dazu gehört, neben einem (eigentlich selbstverständlichen) Danke/ Bitte, auch das Grüßen. Je seltener ich gegrüßt werde, desto häufiger habe mir in diesen Momenten angewöhnt, besonders freundlich zu grüßen. Schließlich will ich nicht genauso werden! Besonders reizvoll sind da Begegnungen im Fahrstuhl, herrlich!

Mit Ehrlichkeit unterstreichen Sie wiederum Ihre Authentizität. Durch Vertrauen und Lob äußern Sie respektvoll Ihre Haltung zu Ihrem Gegenüber. Dadurch erreichen Sie wiederum eine Nähe und Humor hat eine Chance.

Es gibt viele Möglichkeiten, Wertschätzung zu äußern, wobei es keine Einbahnstraße ist. Wertschätzung funktioniert nur auf Gegenseitigkeit. Wenn sich Mitarbeitende beschweren, dass sie von ihrer Leitung nicht gelobt werden, sollten sie sich auch fragen, wie oft loben sie ihre Leitung?

*Gehen Sie in den Schuhen und schauen Sie mit den Augen des Anderen*

Empathie gehört zu den wichtigsten zwischenmenschlichen Fähigkeiten in Bereichen, wo Menschen mit Menschen arbeiten. Wenn es Ihnen bei der Anleitung gelingt, sich situativ auf den Auszubildenden einzustellen und die vorhandene Zeit optimal zu nutzen, legen Sie den wichtigen Grundstein für ein harmonisches und auch effektives Miteinander. Sie erreichen schnell eine gemeinsame Ebene, welche wiederum Humor erst möglich macht. Gerade bei der Arbeit mit KollegInnen aus anderen Herkunftsländern (mit eventueller Sprachbarriere) ist die Wahrnehmung nonverbaler Signale wichtig. Seien Sie aufmerksam für Gefühle und signalisieren Sie Offenheit. Durch das entstehende Vertrauen lernen Sie die KollegInnen besser kennen. Lassen Sie bereits erfahrene Gemeinsamkeiten wieder aufleben. Vielleicht ergänzen Sie etwas Privates, und Sie werden merken, dass Sie einen leichten Zugang zum Menschen erhalten.

> **Praxistipp**
>
> *Mit den Augen des Anderen sehen*, meint quasi, sich die Welt aus der Sicht des Anderen vorzustellen. Wie möchte ich angeleitet werden, wenn ich in dieser Situation wäre? Vielleicht hilft Ihnen auch die Frage: Was empfand ich während meiner Ausbildung besonders positiv? Welche positiven Vorbilder habe ich aus meiner Ausbildung?
>
> Die Beantwortung dieser Fragen schult automatisch Ihr Empathie-Bewusstsein.

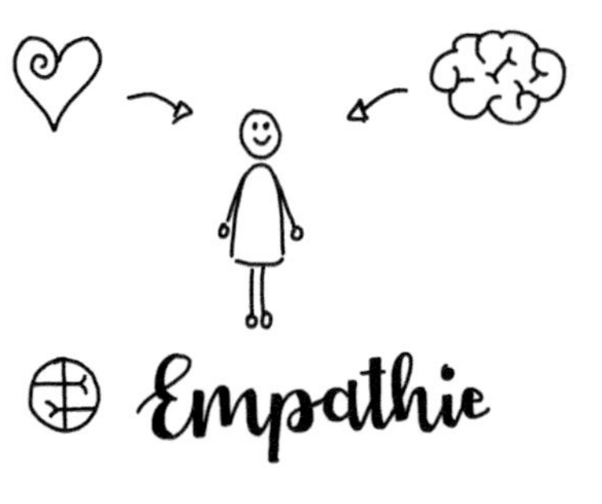


**Abb. 19.3:** Empathie.

Ist Empathie wirklich lernbar? Kurze Antwort: »Ja.« Sie benötigen eine gesunde Selbstwahrnehmung, die Fähigkeit zur Selbstreflexion und die Bereitschaft, Ihr Verhalten weiterzuentwickeln. Je mehr Lebenserfahrung Sie haben, desto eher können Sie aus einem großen Fundus von Erinnerungen und Erlebnissen schöpfen. Je offener Sie für Ihre eigenen Emotionen sind, und je bewusster Sie mit sich umgehen, desto eher können Sie die Gefühle anderer interpretieren.

Sie kommen mit einem freundlichen »Guten Morgen!« in das PatientInnenzimmer und nach einer gewissen Zeit erkennen Sie an den Reaktionen Ihrer Bewohnenden oder PatientInnen, wie dieser Tag wird. Viele Pflegende leben täglich »die Fähigkeit, sich in den anderen hineinzuversetzen«, feinfühlig zu sein und sich einzulassen. Sie pflegen mit dem Gedanken: »Was würde ich wollen, wenn ich in dieser Situation wäre?«

**Fallbeispiel**

Wie wichtig diese »Augenhöhe« ist, habe ich selbst erfahren: Ich wurde am linken Meniskus operiert und lag in einem Zwei-Bett-Zimmer. Mein Bettnachbar hatte sich beide Beine gebrochen. Während ich einigermaßen mobil war, musste er das Bett hüten. Ich nutzte meinen Aufenthalt für umfangreiche Studien zur Kommunikation in der Klinik. Wir erlebten zwei verschiedene Arten der Visite. An einem Tag kam der Stationsarzt in unser Zimmer, lehnte sich an die Wand und sagte zu meinem Nachbarn: »Sie haben eine beidseitige Femurschaftfraktur,« er blickte dabei auf die Röntgenbilder, »ja, den Bruch konnten wir durch externe Fixation stabilisieren. Weiterhin Bettruhe und wenn Sie Analgetika brauchen, einfach Bescheid sagen. Gegen Ihre Obstipation bekommen Sie schon Laxantien. Alles Gute.« Zu mir gewandt sagte er mit einem knappen Nicken: »Na Herr Prehm, Redon läuft noch? Alles klar, bis morgen!« Zack und weg war er. Am Nachmittag kam Peters Ehefrau zu Besuch und fragte, was denn bei der Visite heute gesagt wurde. »Mit mir haben sie gar nicht gesprochen.«, war seine kurze, resignierende Antwort.

Am nächsten Tag war Oberarztvisite. Die ganze »weiße Wolke« flog herein, sozusagen Halbgötterdämmerung. Der Oberarzt griff sich einen Stuhl und setzte sich an das Kopfende zu Peter. »Nun sagen Sie mal, Herr Holz (Name geändert), wie geht es Ihnen?«

Daraufhin schilderte Peter mit seinen Worten die Situation, und sprach von den Schmerzen, dem Hustenreiz, und dass er seit fünf Tagen nicht mehr »aus der Hose« war. Beide mussten über diese Formulierung lachen. Bei den weiteren Visiten konnten sie folglich ihren gemeinsamen roten Faden wieder aufgreifen und waren schnell auf der gleichen Wellenlänge.

Der Oberarzt nahm sich zwei Minuten Zeit, begab sich auf Augenhöhe mit dem Patienten, und las nicht von Röntgenbildern und Befunden ab. Nehmen Sie sich gerade zu Beginn des Kennenlernens, wenn möglich, etwas mehr Zeit mit Ihren Anzuleitenden. Im weiteren Verlauf des Einsatzes der Auszubildenden werden Sie davon profitieren. Sie haben anstatt distanzierter Hektik wieder Menschlichkeit und Fürsorge in den Vordergrund gestellt. Die Basis für einen Umgang auf Augenhöhe.

Genauso wie die Bereiche Glück, Achtsamkeit und Wertschätzung, ist ein empathisches Verhalten die Grundlage für einen Humor auf Augenhöhe.

## 19.3 Seien Sie achtsam!

Achtsamkeit ist eine sehr gute Möglichkeit, in vielen Situationen gelassener zu bleiben. Es beginnt bei Ihnen selbst: Haben Sie gut geschlafen? Nutzen Sie Ihre Pausen bei der Arbeit zur Erholung? Mit welcher Einstellung kommen Sie zur Arbeit? Bedenken Sie bitte: Das Leben ist ein Echo! Was Sie ausstrahlen, erhalten Sie auch wieder zurück!

Ihre Haltung spiegelt sich ebenso in Ihrer Sprache wider. Reden Sie von »der Hüfte« in Zimmer sechs oder von »Herrn Nielsen«, der im Zimmer sechs liegt und eine neue Hüftprothese erhalten hat? Hat »die Station« 42 angerufen oder waren es eher die Kollegen von der Station 42? Die Sprachtrainerin Sandra Mantz bemerkte sehr treffend: »So, wie Sie denken, so reden Sie. Wie Sie reden, so handeln Sie« (Mantz 2016). Es beginnt in Ihrem Kopf und äußert sich am Ende in der Arbeit mit den PatientInnen. Sie können durch achtsame Berührungen Ihre Haltung und Einstellung ausdrücken, Vertrauen gewinnen und Wertschätzung durch respektvollen Kontakt äußern. So bemerken Sie schnell, ob Humor in bestimmten Momenten helfen kann oder ob Sie noch etwas an der gemeinsamen Basis für ein entspanntes Miteinander arbeiten müssen. Eine gelebte Achtsamkeit im Alltag hilft Ihnen, sicher auf diesem (manchmal) schmalen Grat zu gehen.

Die Wahrnehmung auf dieselbe Sache kann von Mensch zu Mensch völlig unterschiedlich sein. Ich möchte Ihnen dies anhand leichter Rechenaufgaben demonstrieren. Was fällt Ihnen an den Aufgaben im angeführten Rechenbeispiel auf (▸ Abb. 19.4)?

3+2=5
4+4=8
5+3=7
2+1=3
7+2=9
WAS FÄLLT IHNEN AUF?
Kritzelfee

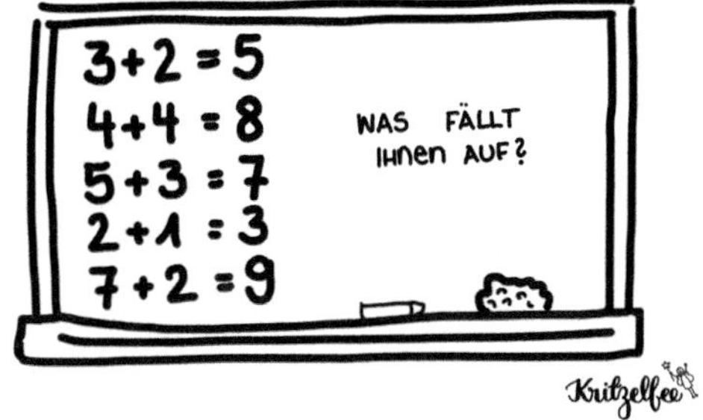

**Abb. 19.4:** Rechenbeispiel.

Schauen Sie sich alle Aufgaben in Ruhe an. Ja, alle Zahlen sind unter 10. Die Zahl am Ende ist immer größer als die beiden anderen. Ok, ist bei Addition normal. Ist da noch etwas? JA! Eine Aufgabe ist falsch! Genau, die in der Mitte! Fünf plus drei ist nicht sieben! Außerdem? Ich erlöse Sie: Die anderen vier Aufgaben sind alle richtig! Tatatataa! Na? Überrascht? Mein erster Gedanke zur positiven Psychologie lautet: »Achte erst auf das Positive.« Jaja, das Glas ist halb voll undsoweiter. STOPP! Das Glas ist hier nicht halb voll, aus diesem Glas ist nur ein Schluck raus! 80 % der Rechenaufgaben sind richtig und in Ordnung. Nur 20 % der Aufgaben sind falsch. Dass uns der Fehler zuerst auffällt, ist richtig, wichtig und gut. Die Diagnose bei PatientInnen steht auch erstmal im Vordergrund (z. B. gebrochenes Bein) und nicht die Tatsache, dass er beide Arme benutzen kann. Die Krankenkasse bezahlt schließlich auch nur den verheilten Bruch. Oder anders ausgedrückt: Ich rufe auch nicht beim ADAC an und sage: »Drei Reifen haben noch genug Luft! Der eine ist platt, aber nur unten!« Woher kommt diese Denkweise? Bereits in der Schule haben wir Diktate zurückbekommen, bei denen vermerkt wurde, was nicht stimmt: 200 Wörter, 3 Fehler, Note 2. Da stand nie: 197 Wörter richtig, Note 2. Erst in der heutigen Zeit gehen die Schulen dazu über, SchülerInnen mit einer Lese- und Rechtschreibschwäche danach zu benoten, wie viele Wörter richtig geschrieben wurden.

**Fallbeispiel**

Wie bereits im vorherigen Beispiel erwähnt, hatte ich eine OP am linken Meniskus. Ich war nicht dort, weil der rechte Meniskus in Ordnung war, logisch. Dennoch war ich nach der OP für einige Klinikmitarbeitende nur der Meniskus in der neun am Fenster. Eine Kollegin verband das Knie, fachlich war alles in Ordnung. Sie sagte nichts, nur im Rausgehen meinte sie zu ihrer Kollegin: »In der neun bin ich fertig, wir können weiter.« Ich lag da und dachte: »Jo, du bist eine neun und du bist fertig!« Am nächsten Tag kam ein anderer Pfleger zu mir, verband mein Knie und sagte währenddessen: »Mensch Matthias (er wusste meinen Namen!), wie lange bist du schon auf der Intensivstation für Schwerbrandverletzte?« »14 Jahre.«, antwortete ich. Er war überrascht und erzählte weiter: »Gestern war Deine Familie da, Dein Sohn ist ja ganz schön groß geworden!« »Ja, der Apfel fällt nicht weit vom Stamm« grinste ich zurück. »Dein Knie sieht gut aus, der Redon kann morgen gezogen werden. Sag mal, wie hat eigentlich St. Pauli gespielt?« Das war die falsche Frage, hatte mein Lieblingsverein doch gerade den Abstieg abwenden können. »Du hast doch Deine Unterarmgehstützen hier. Willst Du im Gemeinschaftsraum Abendbrot essen, da ist die Auswahl doch viel größer!« Das Erstaunliche für mich war, dass der Pfleger, während er mein Knie verbunden hat, in meiner Person noch mehr sah als nur den Meniskus in der neun. Für ihn war ich der ganze Mensch.

Das Rechenbeispiel kann auch Ihre Station widerspiegeln. Ihnen fällt bestimmt sofort etwas ein, wenn ich frage: »Was finden Sie nicht gut bei Ihrer Arbeit?« Ich möchte Sie einladen, auch mal zu überlegen, was Ihnen an Ihrer Arbeit gefällt. Was macht Ihre Arbeit aus? Was finden Sie schön? Woran erfreuen Sie sich? Wenn Sie sich etwas Zeit nehmen, wird Ihnen einiges einfallen.

Mit den Rechenaufgaben kann auch eine Person aus dem Kollegium gemeint sein. Die falsche Aufgabe symbolisiert unzufriedene, nörgelnde KollegInnen: Neue Kurvenblätter? Doof. Neues Mundpflegeset? Taugt nichts. Tariferhöhung? Bleibt am Ende sowieso nichts über. Woher ich diesen KollegInnen kenne? Die gibt es überall! In jedem Krankenhaus werden Ihnen diese Menschen begegnen. Versuchen Sie jetzt sich an die positiven Eigenschaften dieser KollegInnen zu erinnern. Tauschen jene vielleicht gerne Dienste? Basteln diese jährlich den Adventskalender für alle anderen? An welche netten Situationen erinnern Sie sich? Was können diese KollegInnen besonders gut? Die negativen Eigenschaften sollten allerdings nicht schöngeredet oder unter den Teppich gekehrt werden. Wenn es ein Problem gibt, muss man es offen ansprechen.

*Fazit:* Der Fehler wird korrigiert, der Meniskus operiert, der platte Reifen wird gewechselt. Mit dem Unterschied, dass Sie mehr in dem Menschen sehen, als nur den Fehler! Im Grunde spiegelt diese Sichtweise ihre tägliche Arbeit mit PatientInnen wider. Sie schauen im Dienst, welche Ressourcen PatientInnen haben. Was können sie selbständig übernehmen? Wo können sie helfen? Bewahren Sie sich diesen Blickwinkel für Ihre Mitmenschen.

**Praxistipp**

Nehmen Sie sich Zeit, einen achtsamen Blick auf Ihr eigenes Wirken zu werfen. Beantworten Sie sich folgende Fragen:

- Warum arbeite ich *eigentlich*?
- Was gefällt mir besonders an meiner Arbeit?
- Was ist das Besondere an der Position der Praxisanleitung?
- Achten Sie auf die Signale Ihrer Mitmenschen?
- Wie gehen Sie mit gut gemeinten Tipps zu Ihrer Person um?
- Hören Sie zu, wenn Sie kritisiert werden?
- Nutze ich meine wesentlichen Stärken in meiner Arbeit?
- Was sind denn eigentlich meine persönlichen Stärken?
- Freue ich mich am Morgen auf etwas anderes, als auf die Pausen und den Feierabend?
- Macht die Arbeit für mich Sinn?

Fragen über Fragen! Die Antworten finden Sie nur bei sich selbst. Gehen Sie achtsam mit sich um!

## 19.4 Jede Person ist ihres Glückes Schmied

Gibt es Humor ohne eine eigene, innere Zufriedenheit? Ja, jedoch bewegen wir uns dann eher auf der Schattenseite des Humors. Unglückliche und zutiefst unzufriedene Menschen neigen (wenn sie überhaupt humorvoll sein wollen) dazu, ihrer Umwelt mit Zynismus zu begegnen. Das ist wenig einfühlend, schon gar nicht mitnehmend und kaum wertschätzend.

Glückliche und zufriedene Menschen hingegen pflegen einen sozialen Humor. Umgekehrt sind humorvolle Menschen auch glücklicher (das habe ich in einer mittlerweile 51-jährigen Selbststudie herausgefunden!). Achten Sie auf Ihr persönliches Lebensglück!

**Praxistipp**

Viele Menschen verpassen leider bereits kleine Glücksmomente, während Sie auf das ganz große Glück warten. Sie können sehr leicht üben, Ihren Fokus auf schöne Kleinigkeiten zu lenken

Vervollständigen Sie am Ende des Tages 3-mal den Satz: »Ich bin heute glücklich, weil …« Sie können auch wahlweise die Formulierung: »Ich bin heute dankbar, weil …« oder »Ich bin heute zufrieden, weil …« nehmen.

Bereits nach einer Woche werden Sie merken, dass Ihnen erstaunlich viel einfallen wird.

Ich möchte Ihnen zum Thema persönliche Zufriedenheit und Glücksempfinden ein Lebensmodell vorstellen. Sicherlich kennen Sie es oder haben es zumindest in Ihrem Leben bereits praktiziert: Love it – change it – leave it.

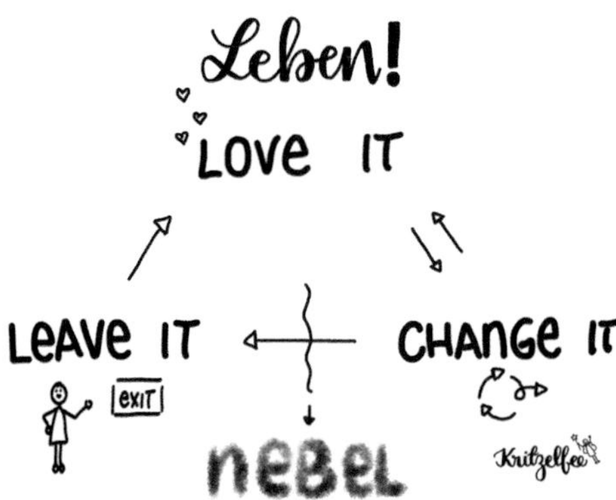


**Abb. 19.5:** Love it – change it – leave it.

Wenn Sie im »Love it« sind, befinden Sie sich im Leben. Partnerschaft und Job passen zu Ihnen und an Ihrem Wohnort fühlen Sie sich sehr wohl. Hinzukommt ein stabiles soziales Umfeld, vielleicht ein Sportverein oder ein tolles Freizeitangebot und Sie sagen: »Mein Leben passt zu mir!«

Bezogen auf Ihren Arbeitsplatz gab es bestimmt in der Vergangenheit Momente, Situationen oder Herausforderungen, in denen Sie etwas verändern mussten. Der Bereich »Change it« bedeutet in diesem Zusammenhang, dass Sie den Sachverhalt klären mussten, Ihre Haltung und Einstellung zu bestimmten Dingen verändern oder eine andere, neue, Herangehensweise ausprobiert haben. Nichts bleibt auf ewig so, wie es heute ist. Wir alle müssen uns ständig auf Veränderungen einstellen, denn nichts ist beständiger als der Wandel. Sofern Sie es schaffen, dadurch zum »Love it« zurückzukehren, bleibt alles in Ordnung.

Wenn Sie diesen, manchmal auch anstrengenden Weg zum »Love it« auf Dauer nicht schaffen, brauchen Sie viel Mut und Kraft zum »Leave it«. Es kann mitunter Jahre dauern, bis Sie die Person, die Institution oder einen Ort (der/die demzufolge nicht mehr zu Ihrem Leben gepasst hat) zu verlassen. Das Problem besteht dabei, dass manche weder das »Change it« noch das »Leave it« schaffen. Während wir beim »Love it« im LEBEN sind, ist dieses Vakuum von »Ich ändere nichts und verlasse hier auch niemanden.« Leben rückwärts – NEBEL.

Persönliche Zufriedenheit können Sie daher nur für sich selbst erreichen, indem Sie auf sich achten und ganz bewusst mal schauen, wo Sie stehen. Im Beruf, in der Partnerschaft, an Ihrem Wohnort. Es kann sehr heilsam sein, von Zeit zu Zeit mal »innere Inventur« zu machen und die gegebenen Umstände auf den Prüfstand zu stellen. Dafür können Sie gerne die Selbstreflexionsfragen vom vorherigen Praxistipp nutzen, z. B.: »Warum lebe ich mit meinem Partner/meiner Partnerin zusammen?« »Warum in dieser Stadt?«

Zugegeben, die Antworten können einiges ins Rollen bringen. Da Sie bekanntlich Ihres Glückes Schmied sind, schmieden Sie Ihr Leben.

## 19.5 Ist doch witzig, oder?

Passt es immer humorvoll und lustig zu sein? Kann es auch mal zu viel des Guten werden? Es verhält sich hier wie mit vielen Dingen im Leben – die Dosis begründet erst die Wirkung!

Ein lockerer Spruch während einer Besprechung lockert die Stimmung auf und fördert zudem noch die Kreativität. Wenn jedoch die ganze Zeit gelacht, gescherzt und gealbert wird, passiert es schnell, dass einige KollegInnen genervt sind. Das eigentliche Ziel der Besprechung verlieren Sie aus den Augen und verschwenden jetzt kostbare Zeit, die Gemüter wieder zu beruhigen. Was als Spaß begann, endet nun mit Ärger.

Ein ebenso zentraler Punkt, ob Humor die gewünschte Wirkung erzielt, ist die Qualität der Arbeit. Die gute Laune sollte den guten Leistungen entsprechen.

**Fallbeispiel**

Sie kommen in einer Woche dreimal zu spät zum Dienst. Am Freitag erscheinen sie erneut eine Stunde später als erwartet. Ihre Teamleitung begrüßt Sie und spricht Sie direkt darauf an. Wenn Ihre Reaktion ist: »Ich weiß, dass ich zu spät bin. Es fällt mir auch jeden Tag schwerer zu spät zu kommen, aber heute ist es mir wieder gelungen!«
Sollten Sie so ungeschickt (und vermeintlich humorvoll) reagieren, können Sie sich gleich auf Gespräch unter vier Augen einstellen – zu Recht!

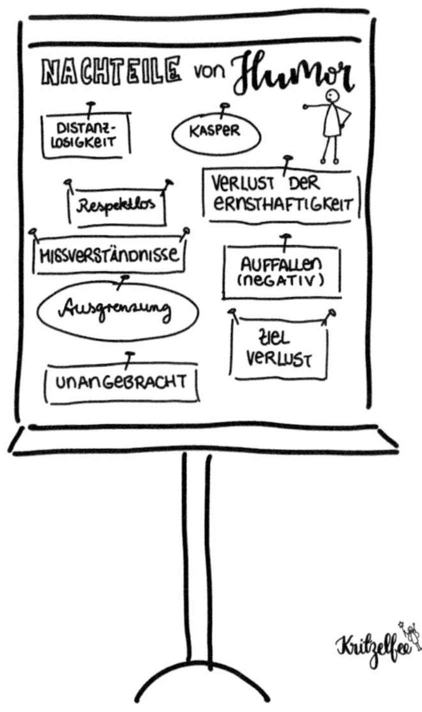


**Abb. 19.6:** Nachteile von Humor.

Es mag witzig gemeint sein. Da Sie aber keine emotionale Basis miteinander haben, erreichen Sie in dieser Situation genau das Gegenteil. Ein ähnliches Phänomen können Sie bei KollegInnen beobachten, die ständig und in jeder Situation einen lustigen Spruch haben, Witze erzählen oder zu Scherzen aufgelegt sind. Was zunächst noch erheitert, kann dann in der Wahrnehmung zum Verlust der Ernsthaftigkeit führen. Sie werden dann schnell in die Schublade Kasper/Clown gesteckt und haben es schwer, diese wieder zu verlassen (► Abb. 19.6).

Hat Humor denn nun so wenig Platz im Alltag? Sicherlich sollten Sie keine Witze über die PatientInnen und deren Diagnosen machen. Hier empfiehlt sich der Grundsatz: die betroffene Person gibt die Messlatte des guten Humors vor!

**Fallbeispiel**

Als ein Patient (von Kopf bis Fuß mit weißem Mullverband versorgt) mit mir vor dem Waschbecken stand, schaute er in den Spiegel und meinte: »Ich sehe ja aus wie Tutanchamun!«

Täglich treiben Sie in einem Kommunikations-Meer aus Hören-und-Verstanden haben, aus Sagen-und-Gehört werden. Es ist voller Strudel, Untiefen, Klippen und Strömungen. Da können Sie leicht Schiffbruch erleiden. Wie können Sie es nun schaffen, diese »Kommunikationsklippen« zu umfahren? Richten Sie Ihr persönliches Kommunikations-Navigationsgerät auf Achtsamkeit, persönliche Zufriedenheit, Empathie und Wertschätzung aus.

Humor kann Menschen zum Strahlen bringen und Räume erleuchten! Wir können weinen vor Lachen und dennoch kann Humor auch mal leise sein. Er ist überall zu finden und wird doch selten gesucht. Seien Sie mutig! Bewahren Sie sich Ihren Spaß an der Arbeit und achten Sie auf Ihr Glück, dann laden Sie den Humor täglich zu sich ein.

## 19.6 Literatur

Ringelnatz, J. (1928) In: Pape W (Hrsg) Sämtliche Gedichte. Diogenes Verlag, Zürich.

Mantz, S. (2016) Kommunizieren in der Pflege. Kohlhammer Verlag, Stuttgart.

Prehm, M. (2018) Pflege deinen Humor. Springer Verlag, Heidelberg.

# AutorInnenverzeichnis

**Daniel Ammann,** M. Sc. in Nursing, MAS Medizininformatik, Dipl. Lehrer der Höheren Fachschulen, Dipl. Experte Anästhesiepflege NDS HF, Direktor Bildungszentrum Gesundheit und Soziales, CH-Chur, daniel.ammann@bgs-chur.ch.

**Dr. Dr. Christof Arn,** Hochschuldidaktiker (agiledidaktik.ch) und Ethiker (ethikprojekte.ch), selbständig. Vorstandsmitglied Hochschule für agile Bildung HfaB (hfab.ch), christof.arn@hfab.ch.

**Margarita Frikel,** Gesundheits- und Krankenpflegerin für Intensivpflege und Anästhesie, Praxisanleiterin (DKG), Berufspädagogin (B. A. im Studium), Leitung der Fachweiterbildung IMC, Lehrerin in der ATA-Ausbildung, Gesundheitsakademie Bodensee-Oberschwaben, Weingarten.

**Kim Isabel Hennig,** Pflegepädagogin B. A., Leitung der Weiterbildung für Pflegeberufe auf dem Gebiet der Psychiatrie am Standort Bad Schussenried, kim.hennig@zfp-zentrum.de.

**Carsten Hermes,** M. Sc., Freiberuflicher Pflegewissenschaftler, Fachkrankenpfleger Anästhesie und Intensivpflege, Betriebswirt (IHK) im Sozial- und Gesundheitswesen, Bonn, info@hermesbonn.de.

**Dr. Anke Jentzsch,** ehemalige Pflegedirektorin Charité, momentan selbstständige Tätigkeit, doktor.jentzsch@gmail.com.

**Raphaela J. Klinger,** B. Sc. Landscape Architecture and Landscape Planning, B.Sc in Health Studies, M.Sc in Advanced Nursing Education; Tätigkeiten: diplomierte Pflegefachfrau im akuten Setting und Pflegepädagogin im Masterlehrgang sowie an der höheren Fachschule für Pflege.

**Ursula Klopfstein-Bichsel,** Dr. med. FMH Rechtsmedizin, Dozentin BFH Departement Gesundheit/ Pflege, ursula.klopfstein@bfh.ch.

**Oliver Kohler,** Gesundheits-und Krankenpfleger, Fachweiterbildung Notfallpflege, Kindernotaufnahme, St. Elisabethenklinikum der Oberschwabenklinik, Ravensburg.

**Jessika Lausen,** Pflegepädagogin B.A. und OTA, Zentrale Praxisanleitung OP am Medizin Campus Bodensee.

**Michaela Metzler,** Leitung Fachweiterbildung Anästhesie und Intensivpflege, Pflegefachkraft für Anästhesie & Intensivpflege, Praxisanleiterin, Berufspädagogin im Studium, Gesundheitsakademie Bodensee-Oberschwaben, michaela.metzler@ga-gesundheitsakademie.de.

**Laraine Redmond Möhle,** XR-Spezialistin für Gesundheitsberufe, Pixelmolkerei AG, Chur, Schweiz, laraine@pixelmolkerei.ch.

**Martina Muschel**, Berufspädagogin für Gesundheits- und Sozialberufe B. A., Berufspädagogin Fachrichtung Pflege M. A., Pflegefachkraft für Anästhesie und Intensivmedizin, Pflegefachkraft Palliative Care, Gesundheitsakademie Bodensee-Oberschwaben, Berufsfachschule für Pflege, martina.muschel@ga-gesundheitsakademie.de.

**Matthias Prehm**, Fachkrankenpfleger Intensivpflege und Anästhesie, Praxisanleiter, Buch- und Drehbuchautor, Inhaber Seminaragentur HumorPille, Großenbrode, office@humorpille.de.

**Dr. rer. medic. German Quernheim**, Pflegewissenschaftler/Pflegepädagoge/Praxisanleiter Personalentwicklung, Coaching, Training, kontakt@german-quernheim.de

**Konstantin Reichl**, Berufspädagoge M. A., Schulleitung der Berufsfachschule für ATA, Berufsfachschule für Anästhesietechnische Assistenz, Gesundheitsakademie Bodensee-Oberschwaben GmbH.

**Georg Johannes Roth**, B. A., MBA, ist Pflegepädagoge, Pflegeexperte für Intensivpflege und Ressortleiter im Leitungsteam der Berufsfachschule am BGS Chur. Als Projekt- und Studiengangsleiter des Lehrgangs Berufsbildungsfachfrau/-mann liegen seine Schwerpunkte in der Berufspädagogik, Erwachsenenbildung, Praxisanleitung und Kommunikation. Er verfügt über langjährige Erfahrung in der Aus-, Fort- und Weiterbildung von Gesundheitsfachpersonen und bildet angehende Praxislehrende in Didaktik und innovativen Lehr-Lernformen in der Praxis aus. Zudem ist er Lehrbeauftragter an Hochschulen – u. a. an der Ostschweizer Fachhochschule St. Gallen – sowie Autor von Fachpublikationen.

**Jörg Schmal**, Gesundheitswissenschaftler M. A., Pflegepädagoge B. A., Gesundheits- und Krankenpfleger, Fachautor, Schulleiter der Berufsfachschule für Pflege Bad Wurzach (Institut für Soziale Berufe).

**Martin Schniertshauer**, Psychologe (M. Sc.), Fachgesundheits- und Krankenpfleger für Intensivpflege und Anästhesie, Notfallsanitäter, mail@martin-schniertshauer.de.

**Juliane Seeger**, BScN in Pflegewissenschaft, dipl. Expertin Intensivpflege NDS, dipl. Lehrerin der höheren Fachhochschulen. Beruflich tätig am Bildungszentrum Gesundheit und Soziales (BGS) in Chur, Schweiz.

**Manuel Stadler**, Gesundheits- und Krankenpflege für Notfallpflege (DKG), Praxisanleiter (DKG), Zentrale interdisziplinäre Notaufnahme Klinik Immenstadt, Klinikverbund Allgäu, manuel.stadler@klinikverbund-allgaeu.de.

**Christian Stalder**, dipl. Sozialpädagoge HF, Schulleiter DAS, dipl. Berufsschullehrer Sek 2, Fachschule Viventa Zürich, ARTISET Höhere Fachschule für Sozialpädagogik hsl Luzern, HfaB Hochschule für agile Bildung Zürich, christian.stalder@wortwerkbank.ch.

**Marco Stauffacher-Birrer**, Master of Arts in Secondary Education, PHZ-Luzern, Diplomierter Berufsfachschullehrer ABU/ EHB Bern, (Lehrperson) BGS Chur (Abteilung Berufsfachschule), marco.stauffacher@bgs-chur.ch.

**Prof. Dr. Elke Steudter**, Pflegewissenschaftlerin, Studiengangsleitung, Careum Hochschule Gesundheit, Zürich, elke.steudter@careum-hochschule.ch.

**Livia Maria Tanner**, B. Sc. in Nursing, dipl. Berufsfachschullehrerin BGS Chur, Erwachsenenbildnerin, Projektleiterin Prävention und Gesundheitsförderung, livia.tanner@bgs-chur.ch.

**Prof. Dr. Jörg A. Wendorff**, Professor für Berufspädagogik, Fakultät Soziale Arbeit, Gesundheit und Pflege, Hochschule Ravensburg-Weingarten, joerg.wendorff@gmx.de.